医学教育改革系列教材

影 像 诊 断 学

YINGXIANG ZHENDUANXUE

主　　编：高培毅

副 主 编：何　文　周　剑

编　　委：(以姓氏拼音为序)

高培毅　首都医科大学附属北京天坛医院

何　文　首都医科大学附属北京天坛医院

黄文燕　首都医科大学附属北京天坛医院

荆利娜　首都医科大学附属北京天坛医院

克德娜　首都医科大学附属北京天坛医院

沈　宓　首都医科大学附属北京天坛医院

隋滨滨　首都医科大学附属北京天坛医院

孙　波　北京市神经外科研究所

隗冬梅　首都医科大学附属北京天坛医院

邬冬芳　首都医科大学附属北京天坛医院

徐霓霓　首都医科大学附属北京天坛医院

薛　静　北京市神经外科研究所

杨　蓉　首都医科大学附属北京天坛医院

杨新健　北京市神经外科研究所

张红霞　首都医科大学附属北京天坛医院

周　剑　首都医科大学附属北京天坛医院

周　楠　首都医科大学附属北京天坛医院

高等教育出版社·北京

内容简介

　　本教材分为四篇，第一篇放射影像学包含 9 章，第一章侧重介绍医学影像学的发展和各种影像技术的原理及应用，第二至八章主要介绍各系统常见疾病的影像学检查方法及主要影像征象；第九章乳腺独立成章，重点介绍乳腺常见疾病的影像表现和诊断报告的规范化书写。第二篇超声影像学包含 4 章，主要介绍超声诊断基础及各系统常见疾病的超声影像表现。第三篇介入放射学包含 3 章，主要介绍介入操作基本方法及临床适用范围。第四篇核医学包含 8 章，着重介绍核医学的基本知识和临床应用。

　　本教材突出专业教育特点，根据临床药学教学需要进行编排，内容注重基本知识和基本技能的介绍，形式新颖，文字精练，图文并茂。本教材适用于全国高等医药院校临床药学和非临床的医学专业使用。

图书在版编目（CIP）数据

　　影像诊断学／高培毅主编． -- 北京：高等教育出版社，2016.8
　　医学教育改革系列教材．临床药学专业用
　　ISBN 978 - 7 - 04 - 043835 - 2

　　Ⅰ．①影…　Ⅱ．①高…　Ⅲ．①影像诊断-医学院校-教材　Ⅳ．①R445

　　中国版本图书馆 CIP 数据核字（2015）第 224032 号

策划编辑　瞿德竑　　责任编辑　瞿德竑　　封面设计　赵　阳　　责任印制　毛斯璐

出版发行	高等教育出版社	咨询电话	400 - 810 - 0598
社　　址	北京市西城区德外大街 4 号	网　　址	http://www.hep.edu.cn
邮政编码	100120		http://www.hep.com.cn
印　　刷	北京中科印刷有限公司	网上订购	http://www.hepmall.com.cn
开　　本	850mm×1168mm　1/16		http://www.hepmall.com
印　　张	24.5		http://www.hepmall.cn
字　　数	600 千字	版　　次	2016 年 8 月第 1 版
插　　页	5	印　　次	2016 年 8 月第 1 次印刷
购书热线	010 - 58581118	定　　价	52.00 元

这是一套专门为临床药学专业五年制本科生临床培养阶段编写的教科书。为了准确描述我组织众多专家编写这套教科书的初衷，有必要提到我国古代四部医学名著，它们是《伤寒杂病论》《金匮要略》《黄帝内经》和《温病条辨》。从著作质量的角度应当提到它们，因为这四部经典著作一直是我国医学和药学书籍开拓性的典范、特色性的典范和严谨性的典范；从历史沿革的角度应当提到它们，因为这四部经典著作一直潜移默化地影响着我国医学和药学教育；从专业渊源的角度应当提到它们，因为这四部经典著作在医药融合、六经辨证和名方加减中孕育了临床药学。正是这四部经典著作让我有足够的理由相信，传统临床药学在传统医学中发展了不止一千年。

为了区别于刚刚说到的四部经典著作反映的传统临床药学，我把下面要讨论的临床药学称为现代临床药学。从表面上看，现代临床药学似乎起因于药品不良反应。例如，20 世纪 50 年代，美国发展现代临床药学是因氯霉素事件而起。又例如，20 世纪 60 年代，英国、法国和瑞典等欧洲国家发展现代临床药学是因反应停事件而起。20 世纪 70 年代，现代临床药学逐渐在日本、新加坡、中国台湾和中国香港等亚洲国家和地区传播。20 世纪 80 年代初，我国北京、上海、南京、长沙、广州、武汉、成都和哈尔滨的 12 家教学医院也曾探索过临床药学。即使从 20 世纪 50 年代算起，现代临床药学比传统临床药学也不止晚了一千年。

很难说，在这一千多年间现代临床药学没有从传统临床药学那里学到点什么。不过，现代临床药学有它自己的基本目标。那就是以患者为中心，制订合理的给药方案、谋取最佳的治疗效果、使药物不良反应趋零、改善患者生活质量。可以肯定，即使在这一千多年间从传统临床药学学到很多，现代临床药学自身的特色也无法掩盖。我想强调，西方人创建现代临床药学时充分考虑了它们的国情，根本没有照搬传统临床药学模式。同样，我国建设现代临床药学也不能照搬西方模式。

目前，教育部批准了不到 10 所医药院校设置临床药学专业，招收大学本科学生。因为各自的办学条件不同，所以各自的办学方略也不同。首都医科大学在临床药学专业招收五年制本科生之前，就确立了要培养懂得临床医学的临床药师的基本目标。要实现这个目标，既不能走药学加生物学的道路，也不能走生物学加药学的道路，更不能走化学加生物学的道路。我想，只能走药学、生物学和临床医学高度融合的道路。显然，贯通这条道路需要一套全新的教材。我校的临床药学五年制本科，采取了 3 + 2 的培养模式。前三年在校本部接受大药学式的基础教育，后两年在医院接受临床医学支撑的医院药学教育。学生接受后两年医院药学教育时，将使用这套全新教材。

在药学、生物学和临床医学高度融合培养合乎国情的临床药师的道路上，充满挑战和探索。为贯通这条道路，撰写一套全新教材同样充满挑战和探索。正是这种挑战和探索，使得目前出版的这套教材不会很完美，修改和完善的空间肯定存在。不过，这种境况丝毫不会影响它们的价值，更不会影响它们攀登我国古代四部医学名著代表的高峰的决心。作为这套全新教材的总主编，我知道作者们贡献的智慧和付出的艰辛；作为这套全新教材的总主编，我欣赏作者们付出所形成的智慧财产的价值；作为这套全新教材的总主编，我相信学生们会喜欢这套全新教材并从中得益。

吕兆丰

2013 年 2 月

于首都医科大学

前　言

医学影像技术的飞速发展及其在临床的广泛应用，使医学影像诊断发生了质的飞跃，从单纯的形态学诊断发展成集形态、功能和代谢改变为一体的综合诊断体系，形成了包括普通 X 线、CT、MRI、超声影像、介入放射和核素显像等多门类的学科，在临床诊治和医学研究中发挥着重要作用。

首都医科大学增设临床药学专业，按照临床药学培养目标要求，决定组织编写临床药学系列教材，供首都医科大学五年制临床药学专业使用。

在《影像诊断学》编写中，我们遵循"三基"（基础理论、基本知识、基本技能）和"五性"（思想性、科学性、先进性、启发性和适用性）的教材编写原则，侧重本教材的针对性和可读性，根据临床药学的教学特点和实际要求，统筹深度和广度，进行重点突出、内容翔实、繁简适度的编写，希望在向学生介绍医学影像知识的同时，培养一种诊断思维和学习方法，便于影像知识的学习、理解和掌握，以满足临床药学教学的需要。

本书依影像技术分为四篇，各章节以疾病为主线，辅以检查方法和临床特征，系统地介绍临床常见疾病的影像表现和诊断标准，以便学生能够掌握临床常见疾病的影像诊断原则和各种影像技术在临床中的应用。在第一篇放射影像学概述一章中，针对临床药学的特点，着重介绍影像对比剂的分类、不良反应、处理原则和临床应用。第二章至第九章分别叙述各个系统常见疾病的影像诊断。第二篇分四章系统地介绍超声影像在临床疾病诊断中的应用。第三篇和第四篇分别对介入放射和核素显像技术在临床中的应用做以概述。各系统内容强调对基本知识和基本技能的掌握，删繁就简，重点突出。文字表达力求精练准确，坚持以图为主，图文并茂，增加教材的可读性和实用性。本书在每章的开始有学习目标、核心概念和引言内容提示，章后有本章小节、复习题和参考文献，以便学生掌握重点学习内容，减轻学习负担。

本书的编写得到首都医科大学领导的高度重视，编写中给予充分的指导。本书的各位编者在编写过程中付出了大量的心血，文字和图片均由各位编者亲历所为，在此一并致谢！

　　编写适合临床药学专业使用的影像诊断学教材对于大部分编者尚属首次，虽然大家为本书的编写倾尽了全力，但教材中仍可能存在缺点和错误，恳请广大师生和读者批评、指正。

高培毅

2016 年 4 月

目　录

第二篇　超声影像学

第三篇　介入放射学

第四篇　核 医 学

第一篇 放射影像学

第一章 | 放射影像学概述

学习目标

1. 能够系统地掌握各种放射检查技术的基本原理、基本概念和临床应用，了解放射影像学的发展方向和工作要求。

2. 能够了解每种影像技术的适用范围和受检人群，并对其进行有效的医学检查。

核心概念

【放射影像学】是以 X 线成像为基础，以计算机发展为依托，集合解剖、病理和影像等多种知识的桥梁学科。放射影像学通过各种成像技术直接观察到人体内部结构和组织器官的病理变化，以达到疾病定位和定性诊断的目的，是特殊的检查和诊断方法。

【X 线穿透性】是 X 线的主要特性之一，是指 X 线能够穿透可见光不能穿透的物体，并在穿透过程中被物质不同程度地吸收（即衰减）。其穿透力与 X 线管电压和被照射物体的密度和厚度有关，是 X 线成像的基础。

【X 线摄影】是 X 线最常用、最基本的检查方法，可使密度和厚度较大的部位或密度差异较小的病变显影，图像对比度和清晰度较好，资料可长期保存。目前数字 X 线摄影已广泛用于疾病的检查。

【CT 值】是测量 CT 图像密度的计量单位，是以水的衰减系数为标准，其他组织的衰减值与之相比的相对密度值。CT 图像反映组织和器官对 X 线的吸收程度，将组织对 X 线的吸收系数换算成 CT 值，可用来说明组织器官密度高低的程度。

【弛豫时间】用射频脉冲对静磁场中的人体进行激发，使人体组织中的氢质子产生磁共振现象，当射频脉冲终止后，自旋质子释放能量并逐渐恢复至激发前状态的过程称为弛豫。在弛豫过程中，质子将吸收的射频脉冲的能量释放并产生 MR 信号，弛豫所用的时间称为弛豫时间。

| 引　言 |

放射影像学是基础医学与临床医学的桥梁，是现代医学发展最快、涉及范围最广的学科之一。随着放射影像设备的更新和技术的进步，放射影像学发生了质的飞跃，已从单纯反映人体解剖和病理改变的经验学科，发展到全方位参与临床诊断和治疗的时代。放射影像学基本知识和基本技术是学习放射影像诊断的起点，只有掌握这些必备的影像知识，才能更好地理解和把握放射影像学的内涵和方向。本章将对放射影像学的基本概念、基本原理、基本原则和相关技术在临床中的应用进行阐述和说明。

第一节　X 线 成 像

1895 年，德国物理学家伦琴（Wilhelm Röntgen）发现了一种具有很高能量、能穿透不同物质、能使荧光物质发光的射线，称之为 X 线。X 线的发现对人类医学产生了重要影响，X 线发现不久即用于人体疾病的检查和诊断，由此形成了放射诊断学。

一、X 线的产生

X 线是由高速运行的电子流撞击靶面突然受阻产生的，X 线的产生应具备以下条件：①自由活动的电子群；②电子群在高电压作用下形成高速运行的电子流；③电子流受靶面阻挡，发生能量转换，99% 以上转换为热能，不足 1% 转换为 X 线。

二、X 线的特性

X 线是一种波长很短的电磁波，具有 5 个主要特性。

1. 穿透性　X 线能够穿透可见光不能穿透的物体，在穿透过程中有一定程度的吸收（即衰减），其穿透力与 X 线管电压和被照射物体的密度和厚度有关。电压越高，其穿透力越强。穿透性是 X 线成像的基础。

2. 荧光作用　X 线能够激发荧光物质，使波长短的 X 线转换为波长较长的可见荧光。荧光作用是 X 线透视检查的基础。

3. 感光作用　X 线照射到胶片上，使胶片上的溴化银感光而产生潜影，经显影、定影处理，感光的溴化银离子被还原为金属银并沉淀于胶片上呈黑色，而未感光的溴化银被冲洗掉显出胶片的透明本色。感光作用是 X 线摄影的基础。

4. 电离作用　X 线通过物质时可使该物质的分子分解为正、负离子，产生电离作用。X 线通过空气时，可使空气产生正、负离子而成为导电体，其生产的正、负离子量同空气中所吸收的 X 线量呈正比。电离作用是放射剂量学的基础。

5. 生物效应　经 X 线照射后，生物体的细胞结构可发生改变，引起细胞损害效应，细胞受损程度依受照 X 线量而定。生物效应是放射治疗的基础。

三、X 线成像原理

X 线能使人体在荧光屏或胶片上形成影像，一方面是基于 X 线的特性，另一方面是基于人体组织结构之间有密度和厚度的差别。由于这些差别的存在，当 X 线透过人体不同组织结构时，它被吸收的程度不同，因而到达荧光屏或胶片上的 X 线量出现差异，从而在荧光屏或 X 线片上形成黑白对比不同的影像。

形成 X 线影像需要三个基本条件：①X 线具有一定的穿透力；②被穿透的组织结构存在密度和厚度的差异；③穿过物质后剩余的 X 线量经过载体显影，最终获得具有层次差异和黑白对比的 X 线影像。

四、X 线检查技术

（一）常规 X 线检查

1. 透视（fluoroscopy）　X 线透视简单易行，可转动体位多方位观察器官的动态活动，但影像的对比度和清晰度较低，不能留下长久的记录。在临床应用中，X 线透视常用于观察胸部疾病、金属异物、气腹及肠梗阻等。

2. 摄影（radiography）　X 线摄影是最常用、最基本的检查方法，受检者接受的 X 线量较少，影像对比度和清晰度较好，资料可长久保存，但检查范围有一定的限制，而且不能动态观察。随着放射技术的进步，体层摄影已从传统的 X 线胶片摄影发展到计算机 X 线摄影（computed radiography，CR）和数字 X 线摄影（digital radiography，DR），广泛用于健康体检和临床疾病的检查。

3. 软 X 线摄影　是用钼靶或钨靶 X 线管、较低的管电压产生能量低和穿透力弱的 X 线进行摄影。软 X 线摄影中软组织的分辨率较高，多用于女性乳腺检查。

（二）造影检查

1. 造影检查　是指将密度高于或低于组织器官的物质引入器官内或其周围间隙，人为产生密度差异而形成影像，被引入的物质称为造影剂或对比剂。

2. 造影检查的注意事项

（1）严格掌握检查的适应证和禁忌证。

（2）做好碘对比剂和麻醉药的过敏试验。

（3）做好受检者的说明工作，争取检查配合。

3. 造影检查应用　硫酸钡造影剂用于食管、上消化道、全消化道钡餐，以及钡灌肠检查；碘对比剂用于组织器官增强和血管成像的检查。

五、X 线的防护

X 线穿透人体将产生一定的生物效应，过量照射会产生放射损害，因此必须重视 X 线的防护，保护工作人员和受检者的健康。放射防护的原则和措施包括：①时间防护：指受检人员尽可能减少在 X 线场所的停留时间，缩短照射时间，减少受照剂量。②距离防护：受检者与 X 线管的距离不能少于

35 cm，X 线工作时，尽可能使工作人员远离 X 线。③屏蔽防护：在 X 线源和人员间放置能吸收 X 线的物质，如铅玻璃、铅围裙等防护用品。④防护措施中应控制照射剂量，严格执行国家有关放射防护卫生标准的法律、法规，控制受检者和工作人员的受照射剂量，定期进行剂量监测和身体检查。

六、X 线诊断的原则和步骤

X 线诊断需要观察所检查范围内器官和组织在荧光屏或 X 线片上的影像，研究其解剖、生理和病理状态，以分析影像为基础，结合临床资料做出诊断。分析 X 线影像要养成良好的读片习惯，按顺序进行，以免遗漏。分析病变影像时应考虑病灶的位置、大小、形态、数目、边缘、密度，以及与邻近组织的关系和功能的改变等，结合临床表现和其他相关检查结果做出综合判断。

第二节　计算机体层成像

计算机体层成像（computed tomography，CT）是由英国计算机工程师 Hounsfield 1969 年设计并于 1972 年公布于世。CT 是将计算机与 X 线摄影相结合，利用 X 线束对人体层面进行扫描获得信息，经过计算机处理获得该层面的重建图像。CT 显示的断层解剖图像，其密度分辨率明显高于普通 X 线图像，能够显示出普通 X 线成像不能显示的解剖结构和病变特征，从而扩大了人体的检查范围，提高了病变的检出率和诊断的准确率，极大地促进了医学影像学的发展，被誉为放射医学的里程碑，Hounsfield 荣获 1979 年度诺贝尔医学奖。

一、CT 基本原理

CT 采用高度准直的 X 线束围绕身体某个部位进行断面扫描，由探测器接收透过该层面的 X 线，在转变为可见光后，由光电转换器转变为电信号，再经模拟/数字转换器转换成数字信号，经过计算机处理成为原始数据。原始数据经过卷曲、虑过处理后，通过反投影成为图像数据。图像数据再经过数字/模拟转换器转换为模拟信号，用黑白不同的灰阶显示出来，即构成临床用的 CT 图像。

二、CT 基本概念

1. 像素和体素　像素（pixel）是二维概念，是构成 CT 图像的最小单位。体素（voxel）是三维概念，是人体某一组织器官能被 CT 扫描的最小体积单位，具有长、宽、高（厚）三个要素。像素和体素是对应的，像素是体素在 CT 图像上的表现。

2. 矩阵和视野　矩阵（matrix）是像素以二维方式纵横成行排列的数字阵列，将受检层面分割成若干个小立方体，这些小立方体即为体素，目前常用的矩阵为 512×512。视野（field of view，FOV）是指 CT 的扫描范围，通常用 cm×cm 表示。当图像面积固定时，矩阵越大，像素越小，CT 图像清晰度越高。

3. 空间分辨率（spatial resolution）　是指 CT 对于物体空间大小的鉴别能力，是在高对比情况下区分人体内相邻最小组织或结构的能力。当扫描野固定时，矩阵越大，像素越小，空间分辨率越高，构成的图像越细致。

4. 密度分辨率（density resolution）　是指能够分辨组织之间最小密度差异的能力，CT 的密度分辨率较普通 X 线高 10~20 倍。

5. CT 值　是测量 CT 图像密度的计量单位，以 Hu（Hounsfield unit，HU）表示，用于测量局部组织器官的密度。CT 值的测量是以水的衰减系数为标准，其他组织的衰减值与之相比的相对密度值。水的 CT 值定为 0 HU；人体中骨皮质密度最高，CT 值为 +1 000 HU；空气密度最低，CT 值为 −1 000 HU；人体中密度不同的各种组织的 CT 值介于 −1 000~+1 000 HU。

6. 窗宽和窗位

（1）窗宽（window width，WW）：是指图像上 16 个灰阶所包括的 CT 值范围，窗宽的幅度直接影响图像的对比度。窗宽增大时，CT 值的范围增大，所显示的组织结构增多，各组织间的灰度差别减小；窗宽变窄时，CT 值的范围变小，每级灰阶代表的 CT 值幅度减小，对比度增强，可分辨密度差接近的组织结构。

（2）窗位（window level，WL）：是指观察某一组织结构时，选择感兴趣区内组织的平均 CT 值为中心值进行观察，这个中心值即称为窗位。

人眼只能分辨有限数量的灰度等级，根据拟显示组织结构 CT 值的变化来确定窗宽和窗位是非常重要的。选择合适的窗宽和窗位，对于显示感兴趣内组织结构的细节有很大帮助，这种调节窗宽和窗位的技术称为窗技术。

三、CT 检查方法

（一）CT 平扫

平扫（plain CT scan，non-contrast scan）是指不用注射对比剂，以组织、器官和病变密度的自然差别进行扫描的方法，通常先进行 CT 平扫。

（二）对比增强扫描

对比增强扫描（contrast enhancement scan，CE）是指经静脉注入碘对比剂后再进行扫描的方法。注入碘对比剂后，正常组织和病变间的密度差别增大，能使平扫未显示或显示不清的病变显示出来，通过病变有无强化和强化方式的不同进行判定，有助于病变的定性诊断。

（三）特殊扫描

1. 薄层扫描（thin slice scan）　是指扫描层厚小于 5 mm 的扫描，薄层扫描可以减少部分容积效应，真实反映病灶及组织器官内部的结构。

2. 靶扫描（target scan）　是指对感兴趣区进行局部放大后扫描，靶扫描增加了单位面积内像素数量，提高了空间分辨率。

3. 高分辨率 CT 扫描（high resolution CT，HRCT）　是指可获得良好空间分辨率 CT 图像的扫描技术，主要用于显示小病灶及病灶的细微变化，如肺间质性病变、结节样病变及内耳和听小骨等。

4. CT 灌注成像　CT 灌注成像（CT perfusion imaging，CTP）是经肘静脉团注碘对比剂后，对受检器官某一选定层面进行动态连续扫描，获得感兴趣区时间 − 密度曲线，通过数学运算，获得局部血流动力学变化的一种功能成像技术。目前主要用于急性缺血性脑卒中的诊断，以及观察脑肿瘤新生毛细血管情况。

四、CT 图像后处理技术

将螺旋 CT 获得的薄层轴位图像，在影像工作站上利用专业软件进行图像处理，可以重建出三维和立体图像，目前，多层螺旋 CT 配有多种重建方法。

1. 多平面重建（multiplanar reformation/reconstruction，MPR）　是在轴位图像上按照需要划定标线，然后沿该线将一系列轴位图像重组，即可获得该标线平面的冠状位、矢状位或任意角度斜位的二维重建图像。曲面重建技术（curved planar reformation，CPR）属于 MPR 的一部分，能显示走行迂曲的血管、脉管等结构。

2. 最大密度投影（maximum intensity projection，MIP）　通过对 CT 扫描获得的容积信息进行数学线束透视投影，每一线束所遇的密度值高于所选阈值的像素被投影在与线束垂直的平面上，重组成二维图像，其投影方向可任意选择。MIP 反映的是组织密度差异，显示的图像较为直观。

3. 表面遮盖显示（surface shaded display，SSD）　通过预先设定密度阈值，将高于该阈值的像素均作为等密度处理，低于该阈值的所有像素均被舍弃，由计算机将 CT 值大于所设定阈值的所有像素连接起来，重组成表面影像。SSD 图像清晰，立体感强。

4. 容积再现（volume rendering，VR）　根据各种成分的比例进行像素分类，并以不同的灰度和色彩显示，使容积显示范围内所有有效像素得以利用。VR 图像精细逼真，立体感强，在显示血管、骨骼结构时三维结构感觉更好。

5. CT 仿真内镜成像（CT virtual endoscopy，CTVE）　是利用计算机软件将容积扫描获得的图像数据进行后处理，重建出空腔器官内表观立体图像，运用伪彩色产生类似纤维内镜所见到的图像。常用于观察含气的空腔脏器。

6. CT 血管造影（CT angiography，CTA）　指静脉团注对比剂后进行螺旋 CT 扫描，将采集到的数据经重建后显示出三维的血管结构。主要用于诊断动脉瘤、大动脉炎、肺动脉血栓等，具有无创、便捷和安全等优点。

CT 的问世使 X 线检查由传统的胶片显像转变为经计算机辅助间接成像，CT 的临床应用极大地推进了医学影像学和神经科学的发展，是医学影像学技术进步的重要标志。随着多排螺旋 CT、双源 CT 及能谱 CT 在临床上的应用，使 CT 由结构成像迈进功能成像的新阶段，CT 影像技术的先进性和优越性必将得到充分体现。

第三节　磁共振成像

磁共振成像（magnetic resonance imaging，MRI）是在核磁共振物理现象基础上，结合计算机技术进步和图像重建数学运算而发展起来的一种新型影像检查技术，是医学影像学的一个飞跃。核磁共振现象由美国哈佛大学 Edward Mills Purcell 和斯坦福大学 Felix Bloch 在 1946 年同期发现，并于 1952 年获诺贝尔物理学奖。1980 年，世界上推出首台 MR 影像商用机，此后磁共振成像迅速发展并广泛应用于临床。

一、磁共振成像的硬件设备

（一）MR 影像设备硬件组成

MR 影像设备由主磁体、梯度系统、射频系统、计算机系统和其他辅助设备组成。

（二）主磁体分类和性能指标

根据磁场产生的方式将主磁体分为永磁型和电磁型，电磁型又可分为常导磁体和超导磁体，目前在临床广泛应用的为超导磁体。主磁体的性能指标包括磁场强度、磁场均匀度、稳定性及主磁体的长度和有效检查孔径等，特斯拉（Tesla，T）是表示磁场强度的法定单位，根据磁场强度的大小，MR 影像仪可分为低场机、中场机、高场机和超高场机。

二、磁共振成像的基本原理

磁共振成像是利用特定频率的射频脉冲（radiofrequency，RF）对静磁场中含有磁性原子核的人体进行激发，使人体组织中的氢质子产生核磁共振现象，当 RF 终止后，用感应线圈采集质子在弛豫过程中产生的 MR 信号，经过对 MR 信号的转换处理、空间编码和图像重建等过程，最后产生 MR 数字图像。MR 图像产生过程包括：①人体在主磁场中磁化产生磁化矢量；②磁共振仪发射 RF 产生核磁共振现象；③关闭 RF 后人体氢质子弛豫；④人体感应出 MR 信号即自由感应衰减（free induction decay，FID）信号；⑤计算机接收、处理 MR 信号并重建出 MR 图像。

三、磁共振成像的基本概念

（一）质子的磁化现象

在自然状态下，质子随机排列。当人体进入主磁场后，质子按照主磁场的磁力线方向排列，平行或反向平行于磁力线的方向，这种现象称为磁化现象。质子沿着 B_0 方向为低能态，反向于 B_0 方向为高能态。两种能态在温度和主磁场不变的情况下处于动态平衡，平衡态时，处于低能态的质子较处于高能态的质子数量稍多，即平行于磁场方向的质子数目多于反向平行排列的质子数，故质子的整体方向与主磁场方向平行，由两者差值产生的磁化矢量称为净磁化矢量，又称为宏观磁化矢量 M。

（二）进动

质子在磁场中并不是静止的，而是像陀螺一样旋转，不仅绕自身磁轴进行自旋，同时也绕主磁场轴进行旋转摆动，这种运动方式即为进动。进动频率即单位时间内质子进动的次数，其取决于主磁场强度的大小，磁场强度越大，进动频率越快。

（三）弛豫和弛豫时间

当 RF 终止后，自旋质子释放能量并逐渐恢复至激发前平衡状态的过程称为弛豫，弛豫所用的时间称为弛豫时间。弛豫的过程即为释放能量和产生 MR 信号的过程。

　　1. 纵向弛豫与纵向弛豫时间　　纵向弛豫（longitudinal relaxation），即纵向磁化的恢复过程。当 RF 终止后，处于激发态的质子将能量传递至周围环境（晶格）中去，转变为晶格的热运动，同时质子恢复至低能态，因此，纵向弛豫又称为自旋－晶格弛豫（spin-lattice-relaxation），也称 T_1 弛豫。所有的质子并不是同一时间从高能态跃迁到低能态，纵向弛豫是一个持续的过程（图 1 - 1 - 1）。某一组织的质子群返回至纵向平衡状态所需要的时间称为纵向弛豫时间（T_1）。T_1 是指纵向磁化矢量从最小值恢复至平衡态的 63% 所经历的弛豫时间，其物理学意义相当于一个弛豫周期，每经过一个 T_1 时间则纵向磁化矢量恢复其剩余值的 63%（图 1 - 1 - 2）。因此，T_1 反映的是组织纵向磁化的恢复速度，不是精确的时间。在给定的磁场强度下，T_1 为组织的固有属性，是将能量传到周围结构的效率，反映不同组织的纵向弛豫率的快慢差别。

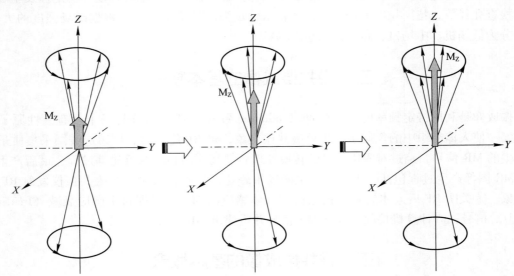

图 1 - 1 - 1　纵向弛豫过程

纵向磁化的恢复

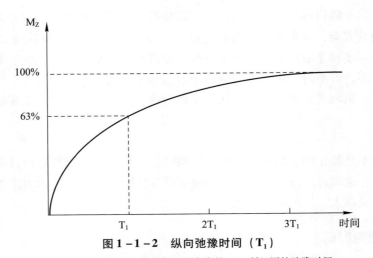

图 1 - 1 - 2　纵向弛豫时间（T_1）

纵向磁化矢量从最小值恢复至平衡态的 63% 所经历的弛豫时间

2. 横向弛豫与横向弛豫时间　横向弛豫（transversal relaxation）是指在垂直于主磁场的横向磁化矢量由初始值逐渐恢复至零的过程，也称 T_2 弛豫。横向弛豫与纵向弛豫同时发生，但横向磁化矢量衰减与纵向磁化矢量的恢复并不同步，由于横向磁化矢量的衰减导致纵向磁化矢量的恢复，横向磁化矢量衰减的过程较纵向磁化矢量的恢复快得多，是一个从最大值恢复至零状态的过程（图 1 − 1 − 3）。自旋系统的质子彼此处在对方磁矩所产生的附加磁场中，由于分子的热运动导致附加磁场的波动，使彼此的进动频率发生改变，称为自旋 − 自旋作用，这种作用导致自旋的相位同步性消失，因此，横向弛豫又称为自旋 − 自旋弛豫（spin-spin-relaxation）。外加磁场的不均匀性和组织内部局部磁场的不均匀性是引起横向弛豫的主要因素。当 RF 终止后，横向磁化矢量衰减至其最大值的 37% 时所经历的时间称为横向弛豫时间（T_2）（图 1 − 1 − 4）。T_2 也是不同组织的弛豫特征值，其反映不同组织横向磁化弛豫率的快慢差别，代表横向磁化的衰减周期，即每经过一个 T_2 时间，横向磁化减少至其剩余值的 37%。

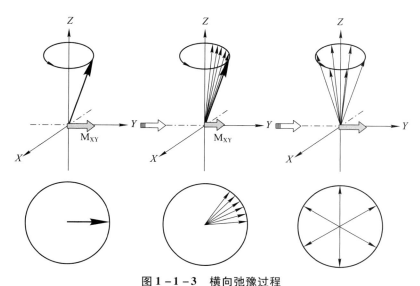

图 1 − 1 − 3　横向弛豫过程

横向磁化矢量逐渐恢复至零的过程

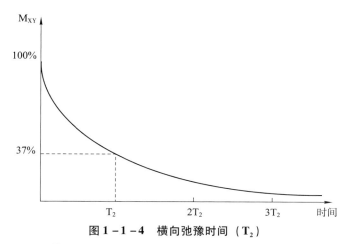

图 1 − 1 − 4　横向弛豫时间（T_2）

横向磁化矢量衰减至其最大值的 37% 时所经历的时间

MR 信号的产生，是某一特定组织（受检组织）在核磁共振弛豫过程中产生且特有的，它受到组织本身的质子密度、T_1 值、T_2 值、运动状态、磁敏感性等因素影响。人体正常和病变组织的 T_1 值、T_2 值是相对恒定的，而且相互之间有一定的差别，这种组织间弛豫时间上的差别是 MRI 的成像基础。

（四）磁共振成像的脉冲序列

MR 脉冲序列（pulse sequence）是指具有一定带宽、一定幅度的射频脉冲组成的脉冲程序。人体组织的对比度与组织间的质子密度差、组织的弛豫时间（T_1 和 T_2）、流动效应及化学位移等因素均有关系，这些因素对信号的强弱影响可由射频脉冲的大小（形状）、梯度脉冲的幅值及宽度、数据的采集时间等来控制。因此，在脉冲序列中既要对射频激发脉冲和梯度脉冲的顺序进行规定，还要对脉冲参数和时序进行设置。MR 成像中选用不同的成像参数可以得到不同类型的图像。

1. 脉冲序列（pulse sequence）　施加射频脉冲后，纵向磁化减少、消失，横向磁化出现。使纵向磁化倾斜 90° 的脉冲称为 90° 脉冲，而倾斜 180° 的脉冲称为 180° 脉冲。脉冲序列决定将从组织获得何种信号。

2. 重复时间（repetition time，T_R）　是指脉冲序列中两次射频脉冲激发的间隔时间，T_R 的长短决定着能否显示出组织间 T_1 的差别。使用短 T_R 时，短 T_1 组织的纵向磁化恢复比长 T_1 组织更为完全，短 T_1 组织的横向磁化矢量也将更大，因此，可获得良好的 T_1 对比。

3. 回波时间（echo time，T_E）　是指从射频脉冲激发开始至产生回波的间隔时间。T_E 间期内横向磁化的衰减降低了图像上的信号强度，对于 T_2 弛豫时间较短的组织特别重要。T_E 决定 T_2 信号对比，使用长 T_E 可获得良好的 T_2 对比。

4. 成像序列

（1）自旋回波序列（spin echo，SE）：是目前临床上 MR 成像中最基本、最常用的脉冲序列，包括单回波 SE 序列和多回波 SE 序列。SE 序列图像对比度不仅与受检组织的 T_1、T_2、质子密度等有关，而且与 T_R、T_E 等成像参数有关，因此，成像时通过对 T_R 和 T_E 值的选择，可获得 T_1、T_2 和质子密度加权像。

1）T_1 加权像（T_1-weighted image，T_1WI）：当选用短 T_R（300～600 ms）和短 T_E（10～25 ms）时得到的 MR 图像为 T_1WI，不同组织在 T_1WI 上显示的对比主要受 T_R 的影响。

2）T_2 加权像（T_2-weighted image，T_2WI）：当选用长 T_R（1 500～2 500 ms）和长 T_E（80～120 ms）时得到的 MR 图像为 T_2WI。由于多数组织的质子密度差别不大，此时的信号强度主要由组织的 T_2 决定。

3）质子密度加权像（proton density weighted image，PDWI）：当选用长 T_R（1 500～2 500 ms）和短 T_E（10～25 ms）时得到的 MR 图像为 PDWI。在选用比组织的 T_1 显著长的 T_R 时，回波信号与组织的 T_1 无关，只与组织的 T_2 和质子密度有关；而再选用比受检组织的 T_2 明显短的 T_E 时，此时回波信号强度仅与组织的质子密度有关，所以称为 PDWI。

（2）其他成像序列：除 SE 序列外，临床上常见的成像序列还包括梯度回波序列（gradient echo，GRE）、反转恢复序列（inversion recovery，IR）等，每种序列又包括多种类型，临床上应根据不同检查部位和目的选择应用。

四、磁共振成像的图像特征

1. 多参数成像　MR 图像反映的是人体某一特定层面所包含的组织特征，通过选取不同的脉冲序列和扫描参数，可获得同一解剖部位的多种图像，如 T_1WI、T_2WI、PDWI 及弥散加权像等，对于疾病的识别和诊断有着重要价值。

2. 多方位成像　MR 成像可获得人体轴位、矢状位、冠状位和任意斜面的图像，有利于显示解剖结构和病变定位。MR 三维成像有两种方法：基于二维图像的整合和直接的三维成像，而直接的三维成像具有层面厚度小、无间隔且可获得任意方向的三维图像的优势。

3. 流空效应　人体血管内快速流动的血液，在 MR 成像过程中虽然受到 RF 脉冲的激发，但 RF 脉冲终止后采集 MR 信号时已经流出成像层面，因此接收不到该部分血流的信号，在 MR 图像上表现为无信号的黑影，这一现象称为流空效应（flow-void effect），血液的流空效应可使血管独立显影。

五、功能磁共振成像的概念及临床应用

功能磁共振成像（functional magnetic resonance imaging，fMRI）是在病变尚未出现形态学变化之前利用功能变化来形成图像、以进行疾病早期诊断或研究某一脑部结构功能的新技术。

1. 弥散加权成像（diffusion weighted imaging，DWI）　DWI 是基于水分子的各向同性，水分子的弥散运动使其在梯度场下引起 MR 信号的改变而产生图像，DWI 信号的强弱与表观弥散系数（ADC）值有关。DWI 在临床中主要用于早期发现脑梗死、颅内囊性病变的鉴别、脑肿瘤鉴别诊断、分析病变周围水肿及脑白质病变的鉴别诊断。

2. 灌注加权成像（perfusion weighted imaging，PWI）　是一种反映微血管分布及毛细血管血流灌注情况的磁共振成像技术，用于评估局部组织活力和功能。常用方法分为对比剂首次通过法和动脉自旋标记法（aterial spin lableing，ASL）两种。PWI 通过获取兴趣区内局部血流量、血容量、对比剂平均通过时间和到达峰值时间来研究病灶或局部组织的微循环状态，在临床中主要用于急性脑缺血性疾病的早期诊断、脑血管异常性疾病、脑肿瘤的血供研究等，以及心肌灌注、肝血流灌注、肾血流灌注。

3. 血氧水平依赖成像（bloodoxygenlevel-dependent，BOLD）　是根据大脑皮质微血管中血氧水平的变化引起局部磁场均匀性的改变，从而引起 MR 信号强度的变化。BOLD 成像可用于大脑功能区的定位，包括视觉、听觉、躯体运动和躯体感觉等，为神经外科手术避开脑功能区提供详细的解剖定位。

六、磁共振成像的适应证和禁忌证

掌握 MRI 检查的适应证可为患者提供个体化的检查方法，既达到疾病诊断的目的，又可以避免患者接受不必要的检查。

（一）MRI 优点

（1）无 X 线辐射损伤，对人体安全、无创。
（2）对神经系统和软组织分辨率高，解剖结构和病理改变显示清楚。
（3）可多参数、多方位成像，有利于显示病变性质和空间定位。
（4）除显示病变形态改变外，可进行功能成像和活体代谢成像。

（二）MRI 适应证

1. 中枢神经系统病变　MRI 是中枢神经系统病变首选的检查方法，在显示颅脑和椎管内的肿瘤、

脑血管病、感染、先天畸形及变性疾病等方面优势明显。

2. 颈部及五官病变　由于 MRI 软组织分辨率较高，可清晰显示腺体、眼、鼻、血管和淋巴结等病变。

3. 胸、腹部和盆腔病变　MRI 是诊断纵隔肿瘤及盆腔肿瘤样病变的首选检查，也是诊断乳腺疾病的重要方法，但对于肺内病变不及螺旋 CT。

4. 骨关节、软组织病变　MRI 适用于骨肿瘤、炎症和软组织等疾病的诊断，对骨髓、骨的无菌性坏死十分敏感，病变的发现早于 X 线和 CT，是股骨头缺血性坏死的首选检查。

5. 心脏大血管病变　常规 MRI、心脏造影和磁共振血管成像的应用使 MRI 在心脏大血管疾病检查中独具优势，可用于各种先天性心脏病、心肌疾病、心脏肿瘤等疾病的诊断，尚可用于冠状动脉成像和心功能评价。

（三）MRI 禁忌证与相对禁忌证

1. MRI 禁忌证
（1）带有心脏起搏器、动脉瘤夹等铁磁性物质的患者。
（2）检查部位存在不可卸除的金属物患者，如义齿、宫内节育环等。
（3）病情危重并带有生命监护系统患者。
（4）癫痫发作状态的患者。
（5）具有幽闭恐惧症的受检者。

2. MRI 相对禁忌证
（1）无法控制或不自主运动的患者。
（2）不能进行良好合作的受检者。
（3）妊娠 3 个月以内的受检者。
（4）高热或是散热障碍的患者。

第四节　影像对比剂

一、X 线对比剂

（一）X 线对比剂的概念

人体组织和器官天然存在着密度和厚度的差别，由此显示出的对比称为天然对比。在人体组织器官密度和厚度差异较小的情况下，人为地导入密度与被检组织和器官高或低的物质形成密度差异，从而产生对比成像的方法称为人工对比法即造影检查，对比物质称为对比剂或造影剂。

（二）X 线对比剂的分类

X 线对比剂根据其对 X 线的吸收程度不同分为以下 2 种。

1. 阴性对比剂　这类对比剂密度低、吸收 X 线少，X 线照片和 CT 图像上显示为密度低或黑色的影像。主要有液体和气体两大类，常用的阴性对比剂为空气、氧气和二氧化碳。

2. 阳性对比剂 这类对比剂密度高、吸收 X 线多，X 线照片和 CT 图像上显示为密度高或白色的影像。常用的阳性对比剂有硫酸钡和碘化合物。

（1）硫酸钡：硫酸钡粉末可以调制成不同浓度的混悬剂用于造影检查，临床上主要用做食管、上消化道、全消化道钡餐及钡灌肠检查。

（2）碘化合物：碘化合物分为两类。一类是碘化油：为无机碘制剂，主要用于瘘管和子宫输卵管造影检查，在介入治疗中作为碘油化疗药物进行血管内栓塞治疗。另一类是水溶性有机碘化合物：按照其在体内是否离解分为离子型和非离子型两种，非离子型对比剂安全性较高，主要用于胆道造影和全身各脏器 CT 增强扫描及血管成像。

（三）碘对比剂的不良反应

碘对比剂的不良反应主要是肾毒性和副作用。对比剂不良反应与对比剂的渗透压、亲水性、蛋白结合力和钠盐含量等因素相关，也与机体的反应性及对比剂的注射量、注射速度和在体内的排泄过程有一定的联系。

1. 对比剂不良反应的分类

（1）特异性反应：受检者个体对碘的过敏反应，一般与给予对比剂的剂量无关，可出现严重的过敏反应甚至死亡，难以预测和防止。

（2）物理和化学反应：主要与对比剂的渗透压、化学毒性、黏稠度和电荷有关，与对比剂给予的剂量有关，可以预测和防止，较特异性反应更常见。

2. 对比剂不良反应的临床表现

（1）一般反应：头痛、恶心、呕吐、面部潮红和荨麻疹等。

（2）轻度反应：喷嚏、流泪、结膜充血和面部水肿等。

（3）中度反应：反复重度呕吐、全身荨麻疹样皮疹、轻度支气管痉挛、轻度喉头水肿和轻度暂时性血压下降等。

（4）重度反应：呼吸困难、意识不清、惊厥、休克、昏迷、重度支气管痉挛、心律失常、血压下降及心脏骤停等。

（四）碘对比剂不良反应的预防和处理

碘对比剂不良反应的预防较为困难，但是选择适当的对比剂、做好对比剂使用前准备可以减少不良反应事件的发生。

1. 碘对比剂不良反应的预防

（1）加强对比剂使用方法、不良反应预防和急救处理的人员培训。

（2）建立对比剂使用中可能发生不良反应的应急预案。

（3）尽量选用非离子型对比剂进行 CT 增强扫描和血管成像。

（4）对比剂使用前按要求做碘过敏试验，对紧张、焦虑的患者做解释。

（5）使用前了解药物过敏史，筛选对比剂不良反应高危人群。

（6）预防性给予肾上腺皮质激素、抗组胺药和镇静药。

（7）准备好完善的急救设备和药品并定期更换。

（8）对比剂使用中发生不良反应时，立即停止注药并采取相应处理措施。

（9）使用对比剂检查结束后，患者留观 30 min 后方可离开检查室。

2. 碘对比剂不良反应的高危因素

（1）既往有碘对比剂过敏史。

（2）有药物过敏史或患过哮喘、荨麻疹等过敏性疾病患者。

（3）甲状腺功能亢进症或甲状腺肿患者。

（4）有严重的心功能、肝功能和肾功能不全。

（5）多发性骨髓瘤、活动性出血、恶病质和糖尿病。

（6）婴幼儿及 70 岁以上老年人。

3. 碘对比剂不良反应的应急处理

（1）轻度反应：暂不加以处理，放慢对比剂注射速度，患者安静休息，并观察发展动态。

（2）中度反应：停止注射对比剂，保留静脉通道，静脉内注射地塞米松或氢化可的松。

（3）重度反应：停止注射对比剂，保留静脉通道；立即通知急诊室或相关科室参加抢救处理；保持呼吸道通畅，吸氧；给予药物急救，如静脉推注地塞米松或氢化可的松等；心搏停止者，立即做胸外心脏按压和人工呼吸，静脉注射肾上腺素等急救药品；有休克和昏迷者要及时补液；病情允许，尽快转至相关科室继续救治。

二、MR 对比剂

（一）MR 对比剂的增强机制

MR 对比剂通过与邻近的质子产生相互作用，影响 T_1、T_2 弛豫时间，从而改变 MR 的信号强度，以提高病变的显示。

（二）MR 对比剂的种类

根据对比剂在体内的分布情况和对组织 T_1 或 T_2 弛豫时间的影响分为 2 类。

1. 细胞外对比剂 钆制剂是目前临床广泛应用的细胞外对比剂，也是常用的顺磁性对比剂，主要通过 T_1 值缩短而使信号增强。代表药物为二乙三胺五乙酸钆（gadolinium diethyl triamine-pentoacetic acid，Gd-DTPA），在体内非特异性分布于细胞外间隙，可在血管内与细胞外间隙间自由通过，组织对比增强效果较好。

2. 细胞内对比剂 以人体某一组织或器官的某些细胞作为靶向来分布，如肝细胞对比剂和单核－巨噬细胞系统对比剂，此类对比剂经静脉注射后，可与相关组织细胞结合，使摄取对比剂的组织与非摄取组织间形成对比。目前常用的是超顺磁性氧化铁（superparamagnetic iron oxide，SPIO），通过缩短 T_2 弛豫时间形成组织间对比。

（三）MR 对比剂的临床应用

目前最常用的对比剂为 Gd-DTPA，主要用于中枢神经系统及胸、腹、盆腔、肌肉骨骼系统病变增强检查，显示病变的范围和血供情况；超顺磁性氧化铁主要作为肝的靶向对比剂用于肝恶性肿瘤的诊断。

本 章 小 结

本章以 X 线成像为起点，系统地阐述了放射影像学的基本知识和各种影像技术的成像原理，详细地介绍了影像对比剂在临床中的应用范围和使用原则。掌握这些基本知识，可为深入学习放射影像诊断知识打下良好的基础，有利于优化影像检查模式，规范放射工作要求。

复 习 题

1. 简述 X 线的成像原理及其主要特性。
2. 简述 X 线检查中放射防护的原则和措施。
3. 何为 CT 的空间分辨率、密度分辨率和 CT 值？
4. 简述 MRI 基本原理及其图像特征。
5. 简述对比剂的临床应用、不良反应和处理原则。

参考文献

[1] 隋帮森，吴恩惠，陈雁冰. 磁共振诊断学. 北京：人民卫生出版社，1994.
[2] 吴恩惠，冯敢生. 医学影像学. 6 版. 北京：人民卫生出版社，2008.
[3] 金征宇. 医学影像学. 2 版. 北京：人民卫生出版社，2010.

（周　剑）

第二章 中枢神经系统及头颈部

学习目标

1. 能够熟悉中枢神经系统及头颈部正常解剖及基本病变，能够熟悉中枢神经系统及头颈部常见疾病的临床特征，包括好发年龄、性别及特征性临床表现。

2. 能够系统掌握中枢神经系统及头颈部常见疾病的影像学表现，尤其是特征性影像学特点。

3. 了解中枢神经系统及头颈部常见病的诊断和鉴别鉴别。

核心概念

【脑水肿】指不同因素，如物理的、化学的、生物性的，影响于脑组织，引起脑组织内水分增多的一种病理性状态，使脑体积增大，重量也增加。

【脑积水】指脑脊液在脑室系统内的过量积聚，引起脑室系统部分或全部扩张，导致颅内压增高，并发生一系列临床症状。

【占位效应】由颅内占位性病变及周围水肿所致，表现局部脑沟、脑池、脑室受压变窄或闭塞，中线结构移向对侧。

【脑疝】指升高的颅内压引起脑组织移位，脑室变形，使部分脑组织嵌入颅脑内的分隔（大脑镰、小脑幕）和颅骨孔道。

【脑梗死】指由于脑部血液供应障碍，缺血、缺氧引起的局限性脑组织的缺血性坏死。

【蛛网膜下腔出血】指由于颅内血管破裂，血液进入蛛网膜下腔。

【渐进性强化】指增强早期为点片状强化，随时间延长，强化范围逐渐增大，最后全部强化。

引　言

近年来，以 CT 和 MRI 为代表的现代医学影像技术飞速发展，其临床应用也日益广泛深入，MRI 为中枢神经系统疾病首选检查方法，而 CT 在显示钙化、出血等方面优于 MRI，这些技术的使用大大提高了中枢神经系统疾病的影像诊断能力，使得影像学检查在中枢神经系统疾病的诊断和治疗效果观察上不可缺少。

头颈部包括眼及眼眶、耳、鼻与鼻窦、鼻咽与喉，常见疾病包括外伤、炎症、肿瘤及先天性疾病等，常用的检查方法有 X 线、CT、MRI 和超声等，本章节将着重介绍头颈部 CT 和 MRI 基本表现。

第一节 中枢神经系统及头颈部的正常影像解剖

一、头颅正常影像解剖

（一）头颅正常 CT 解剖（图 1 - 2 - 1 ～ 图 1 - 2 - 8）

1. 颅骨 颅骨内外板密度最高，在颅底层面可见低密度的颈静脉孔、卵圆孔、破裂孔等。鼻窦及乳突内气体密度最低。

2. 脑实质 脑实质分为端脑、间脑、小脑及脑干。基底核是大脑半球的中央灰质团，包括尾状核和豆状核。内囊位于尾状核、丘脑与豆状核之间。脑实质呈软组织密度，灰质密度略高于白质。

3. 脑室系统及蛛网膜下腔 脑室系统及蛛网膜下腔内含脑脊液，呈均匀水样密度。脑室系统包括双侧脑室、第三脑室、第四脑室。蛛网膜下腔包括脑沟、脑裂和脑池。脑池主要有桥前池、鞍上池、环池、桥小脑角池、枕大池、四叠体池、外侧裂池及大脑纵裂池等。

4. 颅内血管 颈内动脉有两大终支：大脑前动脉、大脑中动脉；椎基底动脉终支为大脑后动脉。颅内静脉窦有上矢状窦、下矢状窦、直窦、横窦、乙状窦及窦汇；颅内静脉不与动脉伴行，分为大脑浅静脉、大脑深静脉。

5. 增强扫描 正常脑实质不强化，血管结构直接强化，垂体、松果体及硬脑膜明显强化。

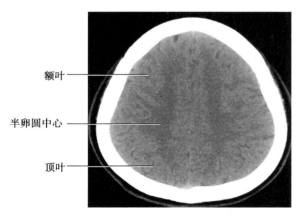

图 1 - 2 - 1 正常头部 CT 轴位图像，半卵圆中心层面

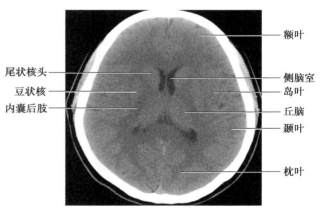

图 1 - 2 - 2 正常头部 CT 轴位图像，基底核层面

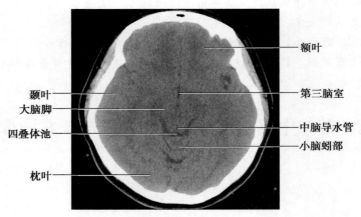

颞叶　　　　　　　　　　　　　额叶

大脑脚　　　　　　　　　　　　第三脑室

四叠体池　　　　　　　　　　　中脑导水管

　　　　　　　　　　　　　　　小脑蚓部

枕叶

图 1-2-3　正常头部 CT 轴位图像，三脑室层面

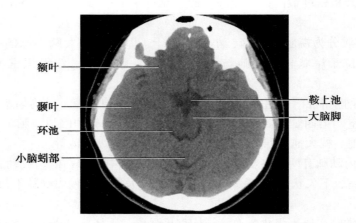

额叶

颞叶　　　　　　　　　　　　　鞍上池

环池　　　　　　　　　　　　　大脑脚

小脑蚓部

图 1-2-4　正常头部 CT 轴位图像，鞍上池层面

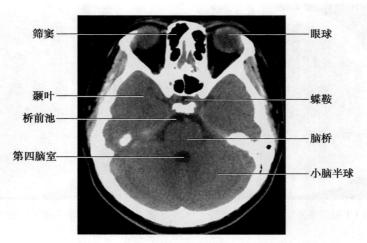

筛窦　　　　　　　　　　　　　眼球

颞叶　　　　　　　　　　　　　蝶鞍

桥前池　　　　　　　　　　　　脑桥

第四脑室　　　　　　　　　　　小脑半球

图 1-2-5　正常头部 CT 轴位图像，四脑室层面

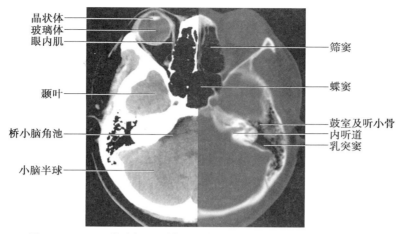

晶状体
玻璃体
眼内肌
颞叶
桥小脑角池
小脑半球

筛窦
蝶窦
鼓室及听小骨
内听道
乳突窦

图 1 - 2 - 6　正常头部 CT 轴位图像，内听道层面（脑窗/骨窗）

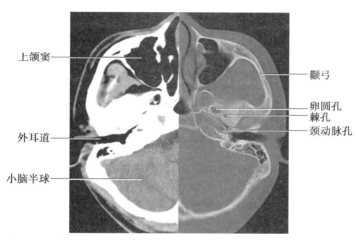

上颌窦
外耳道
小脑半球

颧弓
卵圆孔
棘孔
颈动脉孔

图 1 - 2 - 7　正常头部 CT 轴位图像，桥小脑角层面（脑窗/骨窗）

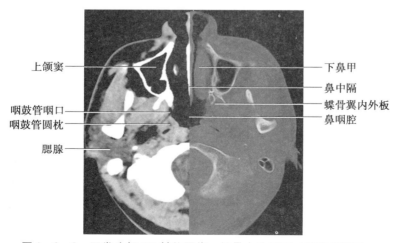

上颌窦
咽鼓管咽口
咽鼓管圆枕
腮腺

下鼻甲
鼻中隔
蝶骨翼内外板
鼻咽腔

图 1 - 2 - 8　正常头部 CT 轴位图像，枕骨大孔层面（脑窗/骨窗）

（二）头颅正常 MR 解剖（图 1 – 2 – 9 ~ 图 1 – 2 – 15）

除 CT 所显示的脑结构外，MR 显示脑干、小脑等后颅窝结构尤佳，可以清晰显示垂体、垂体柄、乳头体、视交叉、中脑导水管、松果体、胼胝体、海绵窦等结构。

正常脑实质 MR 图像上，T_1WI 白质信号略高于灰质，T_2WI 略低于灰质。脑脊液 T_1WI 为低信号，T_2WI 为高信号。脂肪组织 T_1WI 和 T_2WI 均呈高信号。骨皮质、钙化及脑膜组织 T_1WI 和 T_2WI 均呈低信号。流动的血液因其"流空效应"，T_1WI 和 T_2WI 均呈低信号，当血流缓慢或异常时，其信号增高且不均匀。磁共振血管造影（magnetic resonance angiography，MRA）、磁共振静脉造影（magnetic resonance venography，MRV）可以清晰显示颅内血管。

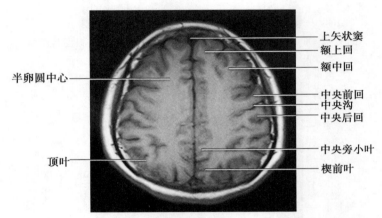

图 1 – 2 – 9　正常头部 MRI T_1WI 轴位，半卵圆中心层面

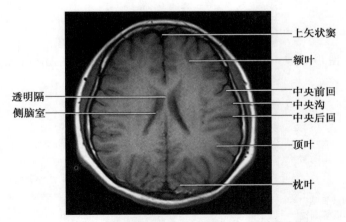

图 1 – 2 – 10　正常头部 MRI T_1WI 轴位，侧脑室层面

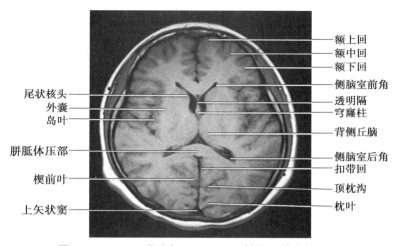

额上回
额中回
额下回
侧脑室前角
透明隔
穹窿柱
背侧丘脑
侧脑室后角
扣带回
顶枕沟
枕叶

尾状核头
外囊
岛叶
胼胝体压部
楔前叶
上矢状窦

图 1 - 2 - 11 正常头部 MRI T₁WI 轴位，基底核层面

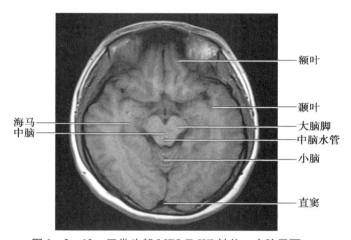

额叶
颞叶
大脑脚
中脑水管
小脑
直窦

海马
中脑

图 1 - 2 - 12 正常头部 MRI T₁WI 轴位，中脑层面

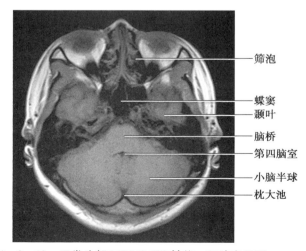

筛泡
蝶窦
颞叶
脑桥
第四脑室
小脑半球
枕大池

图 1 - 2 - 13 正常头部 MRI T₁WI 轴位，四脑室层面

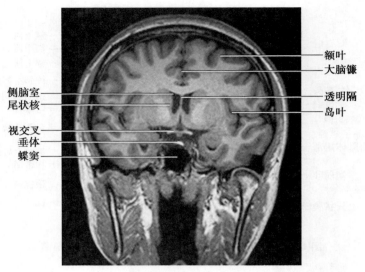

图 1 - 2 - 14 正常头部 MRI T_1WI 冠状位

图中标注：额叶、大脑镰、侧脑室、尾状核、透明隔、岛叶、视交叉、垂体、蝶窦

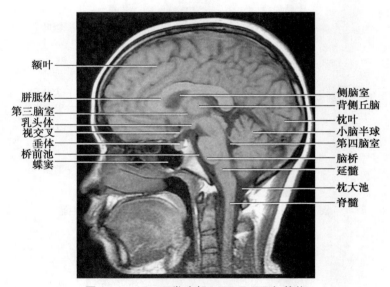

图 1 - 2 - 15 正常头部 MRI T_1WI 矢状位

图中标注：额叶、胼胝体、第三脑室、乳头体、视交叉、垂体、桥前池、蝶窦、侧脑室、背侧丘脑、枕叶、小脑半球、第四脑室、脑桥、延髓、枕大池、脊髓

二、脊髓正常影像解剖

（一）脊髓正常 CT 解剖

硬膜囊平扫呈类圆形软组织密度影，位于椎管内。

（二）脊髓正常 MRI 解剖 （图 1 - 2 - 16 ~ 图 1 - 2 - 21）

脊髓 T_1WI 呈等信号带状影，位于椎管中心，周围环绕低信号的蛛网膜下腔，T_2WI 亦呈等信号带状影，周围环绕高信号的蛛网膜下腔。

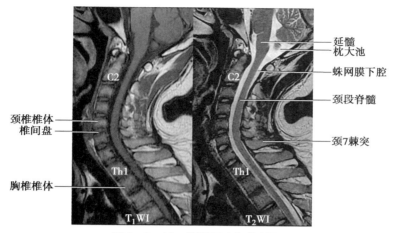

延髓
枕大池
蛛网膜下腔
颈段脊髓
颈7棘突

颈椎椎体
椎间盘
胸椎椎体

图 1 - 2 - 16　颈段正中矢状断面

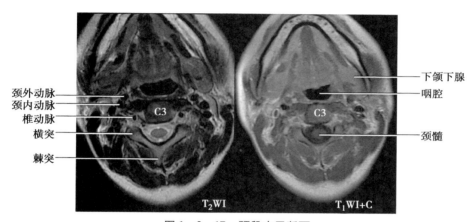

下颌下腺
咽腔
颈髓

颈外动脉
颈内动脉
椎动脉
横突
棘突

图 1 - 2 - 17　颈段水平断面

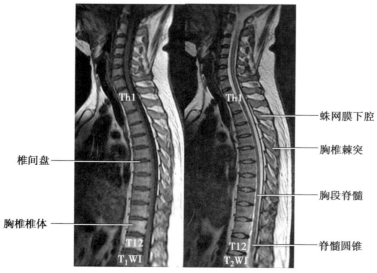

蛛网膜下腔
胸椎棘突
胸段脊髓
脊髓圆锥

椎间盘
胸椎椎体

图 1 - 2 - 18　胸段正中矢状断面

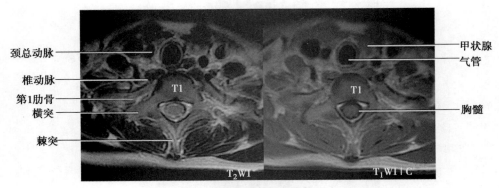

颈总动脉

椎动脉

第1肋骨

横突

棘突

甲状腺

气管

胸髓

图 1-2-19 胸段水平断面

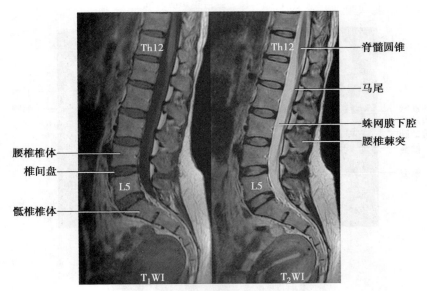

腰椎椎体

椎间盘

骶椎椎体

脊髓圆锥

马尾

蛛网膜下腔

腰椎棘突

图 1-2-20 腰段正中矢状断面

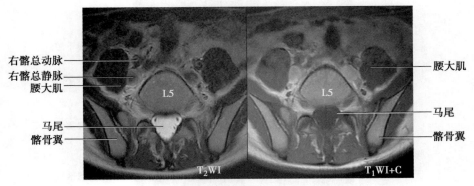

右髂总动脉

右髂总静脉

腰大肌

马尾

髂骨翼

腰大肌

马尾

髂骨翼

图 1-2-21 腰段水平断面

三、头颈部正常影像解剖

（一）头颈部正常 CT 解剖（图 1 – 2 – 22 ～ 图 1 – 2 – 33）

1. 眼与眼眶　眶壁呈骨性高密度影。眼球壁呈环形等密度，称为眼环，其内可见高密度的晶状体及低密度的玻璃体。眼球外上方为等密度泪腺。眼球后方为低密度脂肪间隙，周围可见等密度的眼外肌，中央为等密度的视神经。

2. 耳　外耳道呈边缘光滑管状低密度；鼓室位于外耳道内侧，呈低密度气腔，其内可见高密度听小骨；迷路位于鼓室内侧，自前向后依次为耳蜗、前庭、半规管；内听道位于耳蜗内侧，呈管状低密度，双侧对称；乳突小房呈大小不等气腔。

3. 鼻与鼻窦　鼻腔被鼻中隔分为左右两腔。鼻腔外侧壁有三个鼻甲，分别为上、中、下鼻甲。鼻窦包括额窦、筛窦、上颌窦及蝶窦。鼻腔、鼻窦呈低密度，鼻甲、鼻中隔、窦骨壁呈高密度。

4. 咽与喉　咽部分为鼻咽部、口咽部和喉咽部，CT 显示双侧咽隐窝对称，清晰显示咽鼓管圆枕和咽鼓管咽口、咽旁间隙。

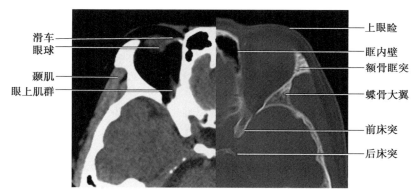

图 1 – 2 – 22　正常头颈部 CT 轴位图像，滑车层面（脑窗/骨窗）

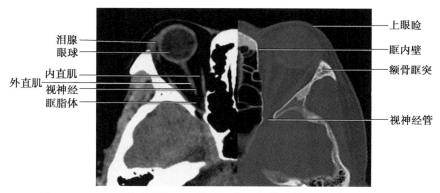

图 1 – 2 – 23　正常头颈部 CT 轴位图像，视神经管层面（脑窗/骨窗）

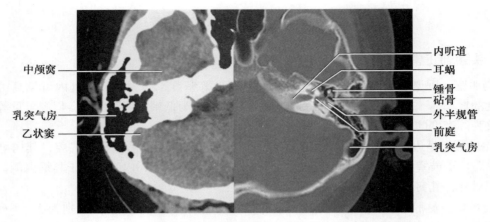

中颅窝　　　　　　　　　　　　　　　　　内听道
乳突气房　　　　　　　　　　　　　　　　耳蜗
乙状窦　　　　　　　　　　　　　　　　　锤骨
　　　　　　　　　　　　　　　　　　　　砧骨
　　　　　　　　　　　　　　　　　　　　外半规管
　　　　　　　　　　　　　　　　　　　　前庭
　　　　　　　　　　　　　　　　　　　　乳突气房

图 1-2-24　正常头颈部 CT 轴位图像，听小骨层面（脑窗/骨窗）

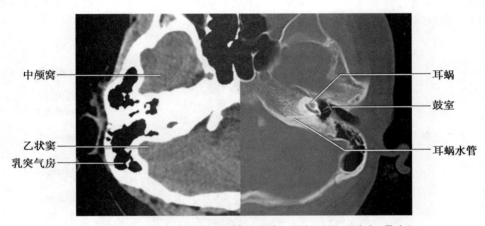

中颅窝　　　　　　　　　　　　　　　　　耳蜗
　　　　　　　　　　　　　　　　　　　　鼓室
乙状窦
乳突气房　　　　　　　　　　　　　　　　耳蜗水管

图 1-2-25　正常头颈部 CT 轴位图像，耳蜗层面（脑窗/骨窗）

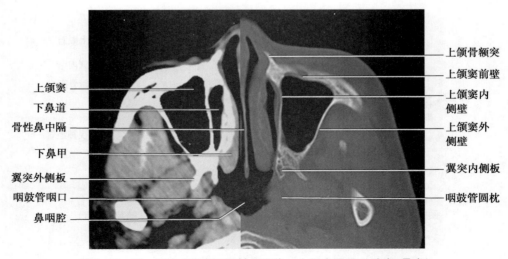

上颌窦　　　　　　　　　　　　　　　　　上颌骨额突
下鼻道　　　　　　　　　　　　　　　　　上颌窦前壁
骨性鼻中隔　　　　　　　　　　　　　　　上颌窦内侧壁
下鼻甲　　　　　　　　　　　　　　　　　上颌窦外侧壁
翼突外侧板　　　　　　　　　　　　　　　翼突内侧板
咽鼓管咽口　　　　　　　　　　　　　　　咽鼓管圆枕
鼻咽腔

图 1-2-26　正常头颈部 CT 轴位图像，上颌窦层面（脑窗/骨窗）

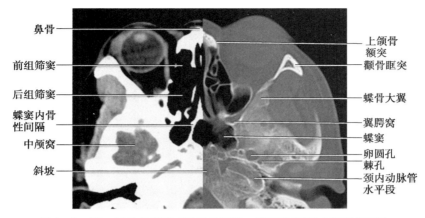

鼻骨
前组筛窦
后组筛窦
蝶窦内骨性间隔
中颅窝
斜坡

上颌骨额突
颧骨眶突
蝶骨大翼
翼腭窝
蝶窦
卵圆孔
棘孔
颈内动脉管水平段

图 1 - 2 - 27 正常头颈部 CT 轴位图像，卵圆孔层面（脑窗/骨窗）

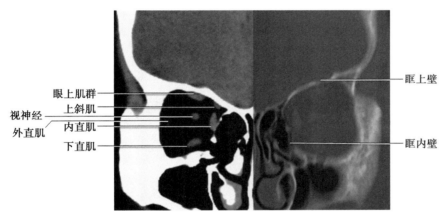

眼上肌群
上斜肌
视神经
内直肌
外直肌
下直肌

眶上壁

眶内壁

图 1 - 2 - 28 正常头颈部 CT 冠状位图像，筛前动脉层面（脑窗/骨窗）

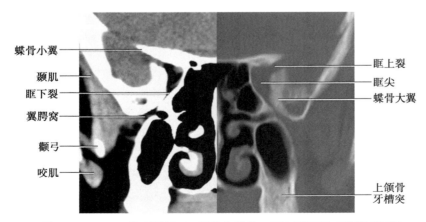

蝶骨小翼
颞肌
眶下裂
翼腭窝
颧弓
咬肌

眶上裂
眶尖
蝶骨大翼

上颌骨牙槽突

图 1 - 2 - 29 正常头颈部 CT 冠状位图像，眶上裂层面（脑窗/骨窗）

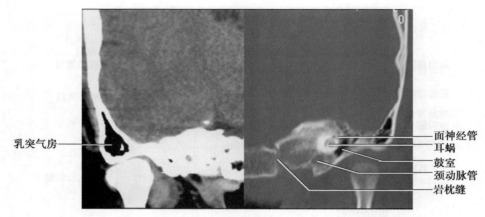

乳突气房

面神经管
耳蜗
鼓室
颈动脉管
岩枕缝

图 1 - 2 - 30　正常头颈部 CT 冠状位图像，耳蜗层面（脑窗/骨窗）

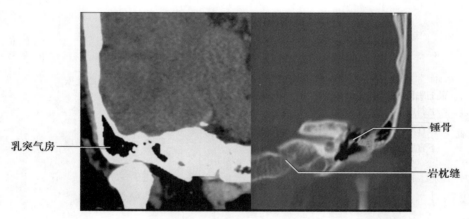

乳突气房

锤骨

岩枕缝

图 1 - 2 - 31　正常头颈部 CT 冠状位图像，鼓膜层面（脑窗/骨窗）

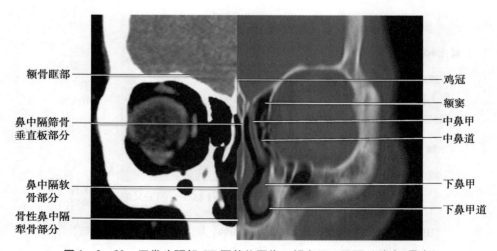

额骨眶部

鼻中隔筛骨
垂直板部分

鼻中隔软
骨部分

骨性鼻中隔
犁骨部分

鸡冠
额窦
中鼻甲
中鼻道

下鼻甲

下鼻甲道

图 1 - 2 - 32　正常头颈部 CT 冠状位图像，额窦开口层面（脑窗/骨窗）

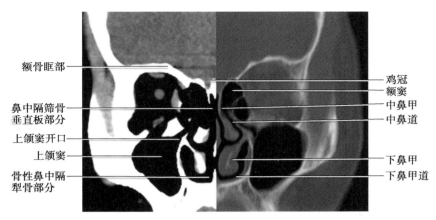

图 1 - 2 - 33 正常头颈部 CT 冠状位图像，上颌窦开口层面（脑窗/骨窗）

（二）头颈部正常 MRI 解剖（图 1 - 2 - 34 ~ 图 1 - 2 - 38）

1. 眼与眼眶 眼球前方和玻璃体呈 T_1WI 低信号、T_2WI 高信号，视神经和眼外肌 T_1WI、T_2WI 均呈等或低信号，眼眶骨皮质呈低信号，含脂肪的骨髓呈高信号。

2. 耳 外耳、中耳、听骨链和乳突小房 T_1WI、T_2WI 均呈低信号，膜迷路及其内外淋巴液 T_1WI 低信号、T_2WI 高信号，乳突和岩锥的骨髓 T_1WI 高信号、T_2WI 等信号。

3. 鼻与鼻窦 鼻窦内气体和骨皮质呈低信号，骨髓呈高或等信号，窦壁黏膜呈线状，T_1WI 呈低或等信号、T_2WI 高信号，窦周脂肪 T_1WI、T_2WI 分别呈高信号和等信号。

4. 鼻咽与喉 咽内气体呈低信号，浅表黏膜 T_1WI 低信号、T_2WI 高信号，咽旁间隙呈高信号，肌肉组织呈较低信号。

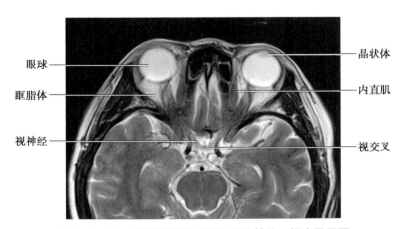

图 1 - 2 - 34 正常头颈部 MRI T_2WI 轴位，视交叉层面

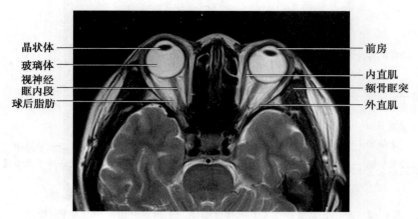

晶状体 —— 前房
玻璃体 —— 内直肌
视神经眶内段 —— 额骨眶突
球后脂肪 —— 外直肌

图 1-2-35 正常头颈部 MRI T₂WI 轴位，视神经层面

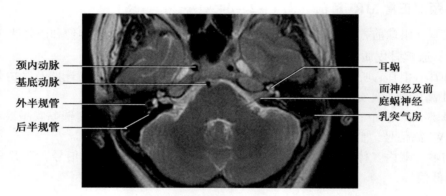

颈内动脉 —— 耳蜗
基底动脉 —— 面神经及前庭蜗神经
外半规管 —— 乳突气房
后半规管

图 1-2-36 正常头颈部 MRI T₂WI 轴位，耳蜗层面

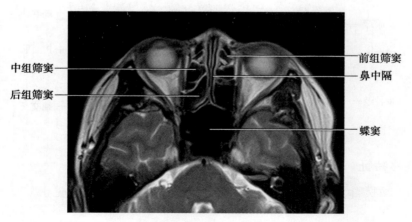

中组筛窦 —— 前组筛窦
后组筛窦 —— 鼻中隔
—— 蝶窦

图 1-2-37 正常头颈部 MRI T₂WI 轴位，筛窦层面

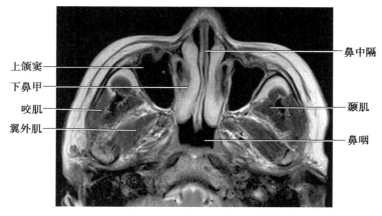

图 1-2-38　正常头颈部 MRI T₂WI 轴位，上颌窦层面

第二节　中枢神经系统及头颈部基本病变的影像表现

一、中枢神经系统基本病变

（一）脑实质 CT 密度异常

高密度病变常见于钙化、颅内出血、富血管肿瘤等；等密度病变常见于亚急性出血、脑肿瘤、脑梗死某一阶段；低密度病变常见于脑肿瘤、囊肿、脑梗死、炎症、脑水肿等；混杂密度病变常见于颅咽管瘤、畸胎瘤等。

（二）脑实质 MRI 信号异常与常见疾病（表 1-2-1）

表 1-2-1　脑实质 MRI 异常信号与常见疾病

T₁WI	T₂WI	常见疾病
低信号	高信号	脑肿瘤、转移瘤、脑梗死、脑软化及脱髓鞘病变
低信号	低信号	动脉瘤、动静脉畸形、肿瘤内血管、钙化及骨化
高信号	高信号	亚急性晚期脑出血、肿瘤内出血、脂肪性病变
高信号	低信号	亚急性早期出血、黑色素瘤
混杂信号	混杂信号	动脉瘤、动静脉畸形并血栓、部分脑肿瘤

（三）病变强化特征

均匀强化常见于脑膜瘤、生殖细胞瘤、髓母细胞瘤等；非均匀强化常见于胶质瘤、血管畸形等；环形强化常见于脑脓肿、转移瘤、结核、胶质瘤等；无强化常见于水肿、炎症、囊肿等。

（四）脑水肿

脑水肿分为血管源性水肿、细胞毒性水肿和间质性水肿。血管源性水肿常见于脑肿瘤、出血、创伤或炎症等；细胞毒性水肿多见于缺血性脑血管病急性期；间质性水肿多见于脑积水，位于脑室周围白质内。DWI 技术是检查细胞毒性水肿最敏感的方法，DWI 呈高信号影，ADC 呈低信号影。

（五）脑积水

脑积水分为交通性脑积水、正常脑压性脑积水和梗阻性脑积水，其中梗阻性脑积水最常见（图 1 - 2 - 39），影像学表现为脑室系统扩张，梗阻性脑积水为梗阻水平以上的脑室系统扩张，梗阻水平以下的脑室系统无扩张，交通性脑积水表现为所有脑室不同程度扩张。

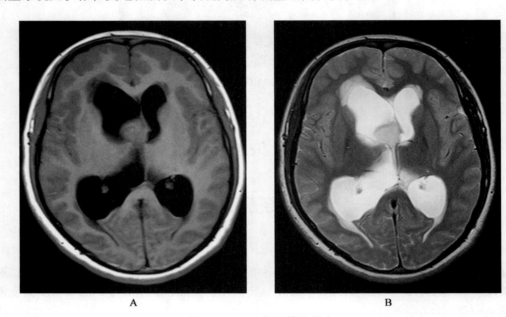

图 1 - 2 - 39　梗阻性脑积水
A. T_1WI，脑室扩大；B. T_2WI，脑室扩大

（六）占位效应

常见于脑肿瘤、出血等，影像学表现有中线结构移位，脑室及脑池移位、变形，脑沟狭窄、闭塞。

（七）脑疝

脑疝指升高的颅内压引起脑组织移位，脑室变形，使部分脑组织嵌入颅脑内的分隔（大脑镰、小脑幕）和颅骨孔道。常见的脑疝类型有扣带回疝，又称大脑镰下疝（图 1 - 2 - 40）；小脑幕疝，又称海马沟回疝；小脑扁桃体疝，又称枕骨大孔疝（图 1 - 2 - 41）。

二、脊髓基本病变

脊髓形态异常包括脊髓增粗，如肿瘤、脊髓损伤急性期、炎症等；脊髓萎缩，如髓外硬膜下肿瘤、脊髓损伤后期；脊髓信号异常常见于肿瘤、炎症、脱髓鞘、血管畸形等；蛛网膜下腔梗阻若双侧变窄，常见于髓内肿瘤，若一侧变窄，另一侧蛛网膜下腔增宽，其内可见充盈缺损，常见于髓外硬膜下肿瘤，若梗阻上下蛛网膜下腔增宽，梗阻端呈偏心的浅杯口状，常见于髓外硬膜外肿瘤。

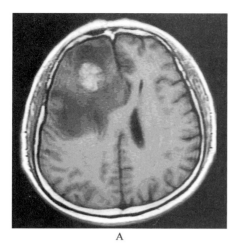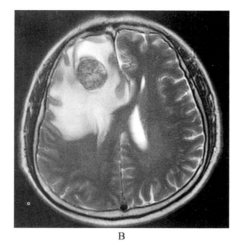

A	B

图 1 – 2 – 40　大脑镰下疝

A. T₁WI；B. T₂WI

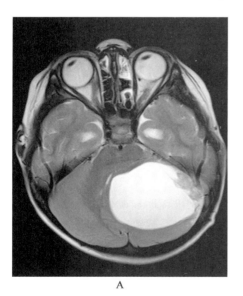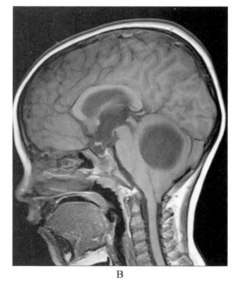

A	B

图 1 – 2 – 41　枕骨大孔疝

A. 水平面；B. 矢状面

三、头颈部基本病变

（一）眼与眼眶

眼球突出常见于眶内肿瘤、炎性假瘤和 Graves 眼病；眼环局限性增厚见于眼球肿瘤或视网膜脱落，弥漫性增厚常见于炎性病变；眼外肌增粗常由炎性假瘤和 Graves 眼病引起，二者区别在于 Graves 眼病仅表现为肌腹增粗，且为双侧多条眼肌受累。

（二）耳

中耳鼓室、乳突窦、乳突小房密度/信号增高，常见于炎症或外伤。

（三）鼻与鼻窦

鼻窦黏膜增厚、鼻窦内气液平面或窦腔内均匀密度增高，常见于炎症，鼻腔和鼻窦内软组织肿块伴骨质破坏或向周围侵袭，常提示恶性肿瘤。

（四）鼻咽与喉

鼻咽部软组织增厚和肿块常见于良恶性肿瘤，以鼻咽癌多见，鼻咽顶壁骨质破坏常见于鼻咽癌或脊索瘤。

第三节 中枢神经系统及头颈部疾病

一、血管性疾病

（一）脑梗死

1. 概述　脑梗死是指由于脑部血液供应障碍，缺血、缺氧引起的局限性脑组织的缺血性坏死。好发于中老年人，男女发病无明显差异。根据发病时间，脑梗死分为超急性期（0~6 h）、急性期（6~24 h）、亚急性期（24 h 至 2 周）和慢性期（>2 周）。

2. CT 表现

（1）超急性脑梗死：

1）CT 平扫：灰白质分界消失、脑沟裂变浅，脑实质密度无明显改变；患侧壳核与岛叶之间的界限模糊，呈阳性改变，即岛带征（图 1 - 2 - 42），以及大脑中动脉致密征，指患侧大脑中动脉水平段密度增高，为血管栓塞或血栓形成所致（图 1 - 2 - 43）。

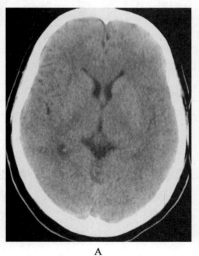 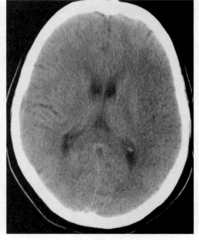

A　　　　　　　　　　　　　　　B

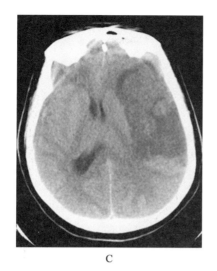
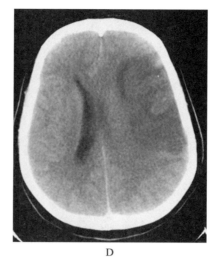

图 1 - 2 - 42　岛带征、左侧额颞顶皮质超急性期脑梗死
A、B. 发病 4 h CT 平扫检查，见左侧"岛带征"阳性，左侧外侧裂脑沟变浅；
C、D. 3 d 后复查 CT 片，梗死区呈低密度改变

2）CT 灌注：参数包括脑血流量（cerebral blood flow，CBF）、脑血容量（cerebral blood volume，CBV）、平均通过时间（mean transit time，MTT）、达峰时间（time to peak，TTP），观察责任病灶血流动力学改变，评估缺血半暗带（彩图 1 - 2 - 1）。

3）CTA：评价病灶侧血管狭窄或闭塞状态，结合是否存在缺血半暗带，综合判断患者是否适合静脉溶栓治疗。

（2）急性脑梗死：受累脑血管分布区逐渐出现密度减低区，边界模糊，脑回肿胀，有占位效应。

（3）亚急性脑梗死：受累脑血管分布区楔形密度减低区，早期脑回肿胀，有占位效应，后期逐渐减轻，增强后出现斑片状或脑回样强化。

（4）慢性脑梗死：受累脑血管分布区低密度软化灶形成，边界清晰，邻近脑沟增宽，同侧侧脑室扩大；病灶无强化。

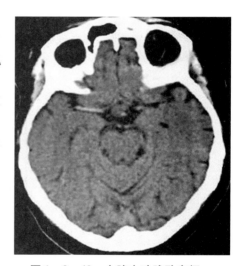

图 1 - 2 - 43　大脑中动脉致密征
右侧大脑中动脉水平段呈条形密度增高

3. MRI 表现

（1）超急性期脑梗死：

1）新鲜梗死区：DWI 和 ADC 参数图分别表现为高信号区和低信号区，上述区域在 T_2WI 图像显示正常（图 1 - 2 - 44）。

2）缺血半暗带：PWI 异常区域大于 DWI 异常区域的部分称为缺血半暗带，在临床应用中，可以利用 MTT/DWI 不匹配区域 >20% 作为评价缺血半暗带标准，具体指病变最大层面 MTT（升高区）异常区域面积大于 DWI（高信号区）异常区域面积的 20%。

3）T_2WI：病变大血管"流空"影消失。

4）FLAIR：病变大血管呈高信号影。

5）T_2^*GRE：可见磁化伪影（blooming susceptibility）。

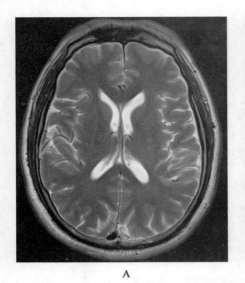
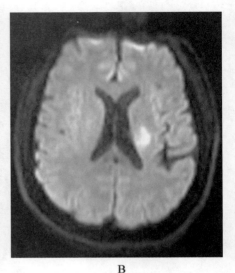

A　　　　　　　　　　　　　B

C

图 1 – 2 – 44　超急性期脑梗死

A. T_2WI 示脑实质未见明显异常；B. DWI（$b = 1\,000$）示左侧基底核高信号影；

C. ADC 示 DWI 相应区域呈低信号影

6）T_1WI 增强：动脉强化影（2 h 可出现，持续 1 周）。

7）磁共振血管造影术（MRA）：显示血管狭窄或闭塞。

（2）急性期脑梗死（图 1 – 2 – 45）：

1）超急性期的血管异常改变持续存在。

2）T_2WI：受累皮质呈脑回样高信号影，脑沟消失（90% 在 24 h 内出现）。

3）T_1WI：皮质下低信号影。

4）T_2^* GRE：淤血（petechial bleed）造成的脑回样磁化影。

5）脑实质内无强化影。

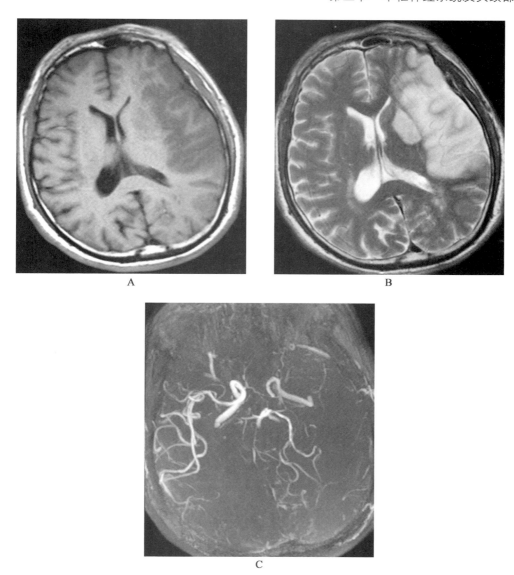

图 1 - 2 - 45 急性期脑梗死

A. T₁WI 示左侧 MCA 分布区异常长 T₁ 信号影，脑组织肿胀，脑沟闭塞，同侧侧脑室体部可见受压变小，
中线结构右移；B. T₂WI 示上述区域异常长 T₂ 信号影；C. MRA 示左侧大脑中动脉（MCA）和右侧大脑后动脉（PCA）闭塞

（3）亚急性期脑梗死：

1）T₂WI 和 FLAIR：受累皮质呈脑回样高信号影，脑沟消失。

2）T₁WI：淤血造成的脑回样高信号影。

3）T₁WI 增强：异常动脉强化（1~3 d 达高峰，1 周后下降），异常脑膜强化（2~6 d 达高峰，1 周后下降），脑实质强化（血管再通所致，可在 2~3 d 出现，6 d 时最常见，可持续存在 6~8 周）（图 1 - 2 - 46）。

（4）慢性期脑梗死：

1）T₂WI：胶质增生和沃勒变性造成的高信号改变（图 1 - 2 - 47）。

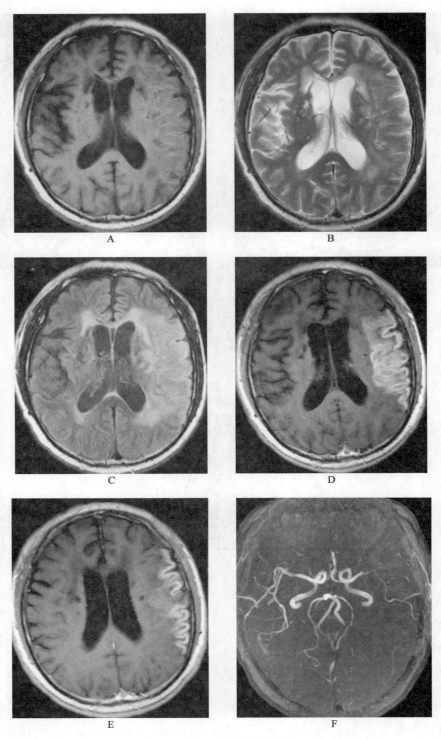

图 1 - 2 - 46　亚急性期脑梗死

A ~ C. T_1WI、T_2WI 和 FLAIR 图像示左侧 MCA 分布区异常稍长 T_1、稍长 T_2 信号影，脑组织肿胀，
脑沟闭塞；T_1WI 见左侧肿胀皮质表面脑回样线样稍高信号影，为脑表面淤血所致；D、E. 增强 T_1WI 图像
示病灶区呈脑回样异常强化；F. MRA 示左侧 MCA 水平段明显狭窄，左侧 PCA 可见节段性狭窄

2）T₁WI：软化灶所致的低信号改变。

3）T₁WI 和 T₂WI：病变区脑萎缩。

4）T₂*GRE：淤血、含铁血黄素导致的低信号改变。

4. 鉴别诊断　肿瘤、脑炎、静脉梗死、囊肿等。

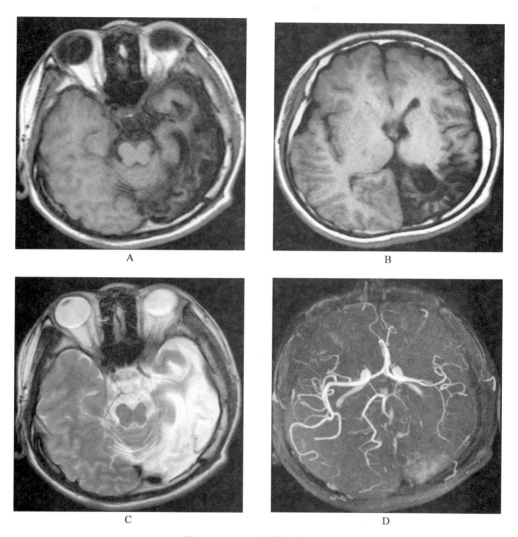

图 1-2-47　慢性期脑梗死

A ~ C. MRI 示左侧颞枕陈旧性梗死灶，邻近脑室和脑沟可见明显扩张，中线结构左移；同侧大脑脚体积明显缩小，
提示沃勒变性；D. MRA 示左侧 PCA 环池段闭塞，左侧 PCA 远端纤细

（二）脑出血

1. 概述　脑出血指脑实质内出血，可由高血压、肿瘤、外伤及动脉瘤等原因造成。好发年龄为
55 ~ 65 岁间，男女无差异。其中高血压是最常见的病因，基底核区为好发部位。

2. CT 表现

（1）急性期表现为脑实质内圆形或椭圆形高密度影（80 ~ 100 HU），边界清晰，密度均匀，周围伴有水肿及占位效应（图 1 - 2 - 48），有时血肿可破入脑室或蛛网膜下腔。

（2）第 2 周开始血肿向心性缩小，边缘模糊；第 4 周后血肿变为等密度或低密度。

（3）2 个月后血肿完全吸收，形成囊腔，水肿及占位效应消失，并出现局限性脑萎缩。

3. MRI 表现　不同时期脑出血的 MRI 表现和血红蛋白演变过程见表 1 - 2 - 2，图 1 - 2 - 48 ~ 图 1 - 2 - 55。

4. 鉴别诊断　需要与其他原因造成脑内出血相鉴别，如肿瘤、动静脉畸形、动脉瘤等。

表 1 - 2 - 2　不同时期脑出血的血红蛋白演变和 MRI 表现

时期	血红蛋白演变及细胞膜完整性改变	T_1WI	T_2WI
超急性期（<24 h）	氧合血红蛋白、细胞膜完整	等/低信号（黑色）	高信号（白色）
急性期（1~2 d）	脱氧血红蛋白、细胞膜完整	等信号	低信号
亚急性早期（3~7 d）	中心脱氧血红蛋白、边缘高铁血红蛋白、细胞膜完整	中心等信号、边缘高信号	低信号
亚急性晚期（7~14 d）	高铁血红蛋白、细胞膜不完整	高信号	高信号
慢性期（2 周至 2 个月）	高铁血红蛋白、细胞膜不完整、边缘含铁血黄素沉积	高信号	高信号、边缘为低信号环
残腔期（>2 个月）	中间为囊腔、边缘含铁血黄素沉积	等/低信号	高信号、边缘为低信号环

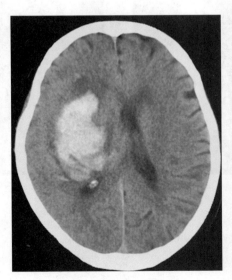

图 1 - 2 - 48　急性期脑出血

轴位 CT 平扫示右侧基底核可见不规则团状高密度影，边界清，
周围可见低密度水肿，右侧脑室受压变形，中线结构略左移

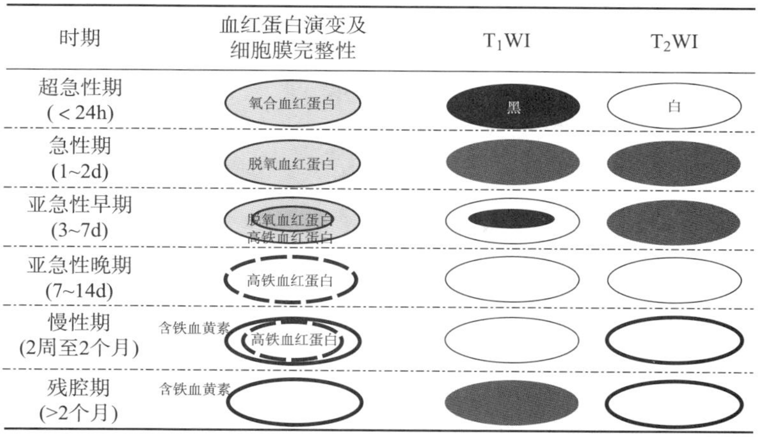

时期	血红蛋白演变及细胞膜完整性	T₁WI	T₂WI
超急性期（<24h）	氧合血红蛋白	黑	白
急性期（1~2d）	脱氧血红蛋白		
亚急性早期（3~7d）	脱氧血红蛋白 高铁血红蛋白		
亚急性晚期（7~14d）	高铁血红蛋白		
慢性期（2周至2个月）	含铁血黄素 高铁血红蛋白		
残腔期（>2个月）	含铁血黄素		

图 1 - 2 - 49　不同时期脑出血的血红蛋白演变示意图和 MRI 表现

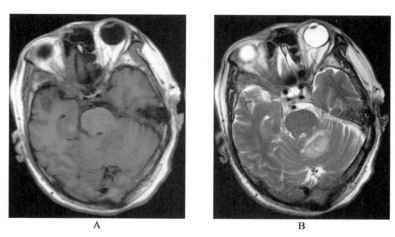

图 1 - 2 - 50　超急性期脑出血 MRI 表现
A. T₁WI 示左侧小脑半球不规则等信号影；B. T₂WI 示病灶呈高信号

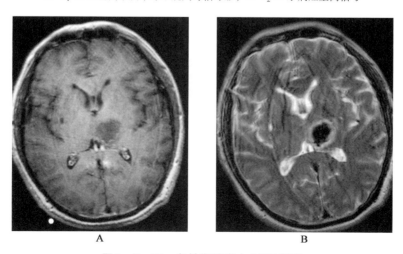

图 1 - 2 - 51　急性期脑出血 MRI 表现
A. T₁WI 示左侧丘脑类圆形低信号影；B. T₂WI 示病灶呈低信号，边缘可见薄层长 T₂ 信号水肿带

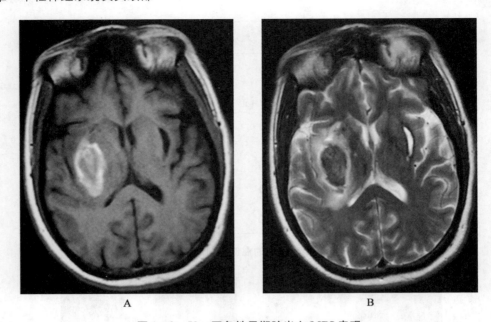

图 1 - 2 - 52 亚急性早期脑出血 MRI 表现

A. T_1WI 示右侧外囊、基底核区类椭圆形异常信号影，中心呈等信号，边缘呈高信号；

B. T_2WI 示病灶呈低信号，边缘可见长 T_2 信号水肿带。左侧外囊、基底核区病灶为残腔期脑出血软化灶形成

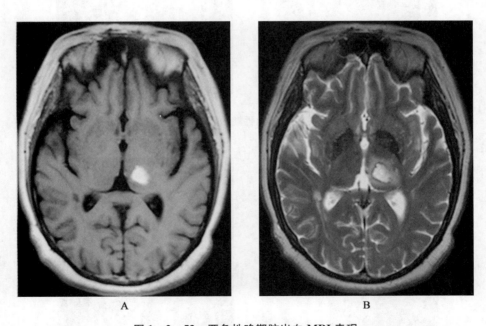

图 1 - 2 - 53 亚急性晚期脑出血 MRI 表现

A. T_1WI 示左侧丘脑类圆形高信号影；B. T_2WI 示病灶呈高信号，边缘可见长 T_2 信号水肿带

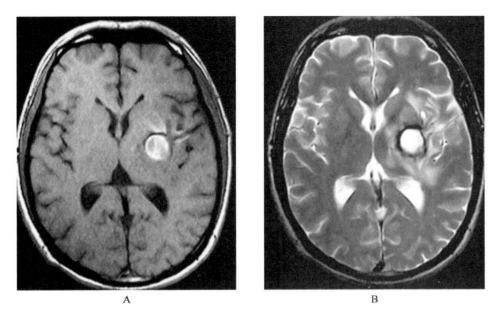

图 1 − 2 − 54　慢性期脑出血 MRI 表现

A. T_1WI 示左侧基底核区圆形高信号影；B. T_2WI 示病灶呈高信号，T_2WI 边缘可见含铁血黄素沉积所致的低信号环

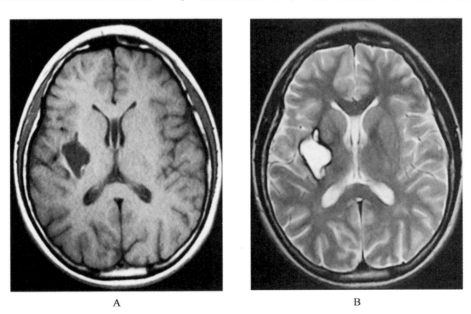

图 1 − 2 − 55　残腔期脑出血 MRI 表现

A. T_1WI 示右侧外囊、基底核区低信号影，与脑室内脑脊液信号类似；

B. T_2WI 示病灶呈高信号，T_2WI 边缘可见含铁血黄素沉积所致的低信号环

（三）蛛网膜下腔出血

1. 概述　蛛网膜下腔出血是由于颅内血管破裂，血液进入蛛网膜下腔所致。分为自发性和外伤性两种。自发性中以颅内动脉瘤、高血压、动脉粥样硬化及动静脉畸形最多见。临床以剧烈头痛、脑

膜刺激征及血性脑脊液为典型征象。

2. CT 表现

（1）发病 24 h 内 CT 平扫显示脑沟、脑池内高密度影，常出现在动脉瘤附近，出血量大时呈铸形（图 1 - 2 - 56）。

（2）CTA 成像可见确定动脉瘤或动静脉畸形位置、大小、形态等。

3. MRI 表现

（1）T$_1$WI：脑脊液"变脏"，即脑脊液信号等同于脑实质。

（2）T$_2$WI：脑脊液呈高信号。

（3）FLAIR：脑脊液呈高信号。

（4）T$_2$ * GRE：由于含铁血黄素沉积呈低信号。

（5）MRA 可以发现动脉瘤、血管畸形等原发病变。

4. 鉴别诊断　急性期 CT 可见明确诊断，同时 CT 可以发现蛛网膜下腔出血的部分原因。

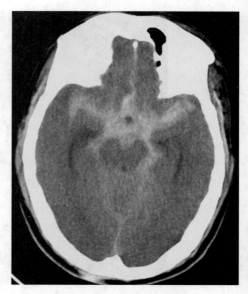

图 1 - 2 - 56　蛛网膜下腔出血

轴位 CT 平扫示鞍上池、环池、
双侧裂池、纵裂池密度增高

（四）颅内动脉瘤

1. 概述　颅内动脉瘤是局部动脉管壁变薄造成的动脉局限性扩大，分为囊状动脉瘤和梭形动脉瘤，前者常见。约 20% 为多发，常见部位为 Willis 环，其中前循环约占 90%。临床上以头痛、脑神经病变及偏头痛等症状多见。

2. CT 表现

（1）无血栓性动脉瘤：圆形、分叶状脑外占位，边界清晰，密度略高于正常脑组织，增强后呈均一强化（图 1 - 2 - 57、彩图 1 - 2 - 2）。

（2）部分/完全血栓性动脉瘤：与脑组织相比，密度中度增高，钙化常见，增强后部分血栓性动脉瘤瘤腔及外层囊壁强化，完全血栓性动脉瘤瘤壁环形强化。

（3）若动脉瘤破裂，血液进入鞍上池，则形成蛛网膜下腔出血。

（4）CTA 可以显示动脉瘤以蒂（或瘤颈）与载体动脉相连。

3. MRI 表现

（1）T$_1$WI：无血栓性动脉瘤信号多样，可以看到血管流空，也可以呈等或混杂信号，部分/完全血栓性动脉瘤在不同出血时期信号也不同，常为混杂信号。

（2）T$_2$WI：典型的低信号，可见层状的更低信号影边缘。

（3）FLAIR：蛛网膜下腔出血可见脑池、脑沟信号增高。

（4）T1 C +：无血栓性动脉瘤相位伪影明显，血流缓慢时可见强化。

（5）3D TOF：可显示 ≥3 mm 的动脉瘤。

4. 鉴别诊断　鞍区附近动脉瘤有时需要与鞍上肿瘤如垂体瘤、颅咽管瘤及脑膜瘤鉴别，后交通动脉瘤需要与动脉圆锥鉴别。

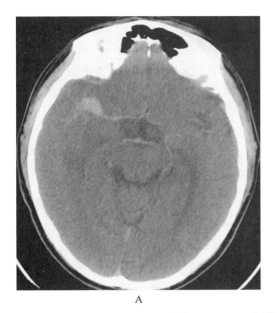 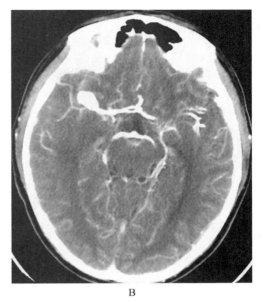

图 1 - 2 - 57 右侧大脑中动脉动脉瘤

A. 轴位 CT 平扫示右侧裂内可见类椭圆形略高密度影；B. 增强后病灶明显均匀强化，与右侧大脑中动脉相连

（五）脑动静脉畸形

1. 概述　脑动静脉畸形是脑动脉和静脉相交通的一种最常见的先天性血管畸形。绝大多数病变为单发，好发年龄为 20 ~ 40 岁，可发生于脑实质任何地方，幕上多见。临床上有头痛、癫痫及局部神经功能障碍等症状。

2. CT 表现

（1）小的动静脉畸形可以显示正常。

（2）较大的病变呈边界不清的混杂密度，其内可见等/高密度的蜿蜒血管影、高密度钙化及低密度软化灶（图 1 - 2 - 58）。

（3）增强后可以显示扩张迂曲的动脉及引流静脉。

3. MRI 表现

（1）T_1WI：根据血流速度、血流方向、是否出血及出血时期不同病变信号亦不同，典型者可见蜂窝状血管流空信号。

（2）T_2WI：可见血管流空影和不同时期出血。

（3）动静脉畸形常取代正常脑组织，不是推移脑组织，因此通常无占位效应，邻近脑实质萎缩常见。

（4）T1 C + ：常明显强化。

（5）MRA/MRV：仅能大体显示血流，有助于发现引流静脉。

4. 鉴别诊断　脑动静脉畸形影像学表现典型，诊断不难，有血栓形成时需要与有钙化的肿瘤、少突胶质细胞瘤等疾病鉴别。

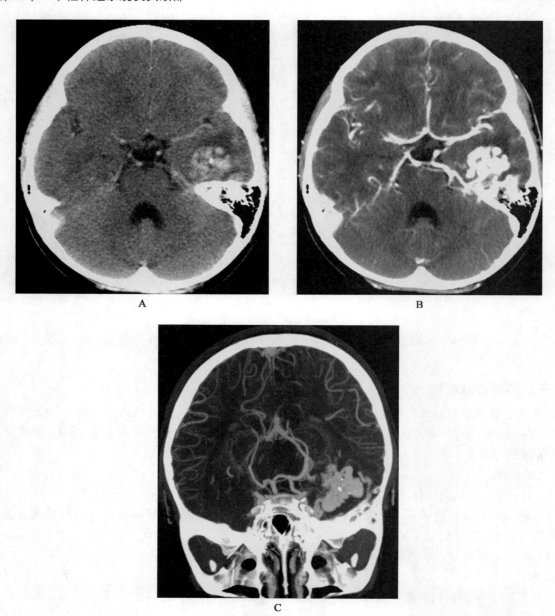

图1-2-58   脑动静脉畸形

A. 左颞叶可见高低混杂密度影，边界不清，内见点状钙化，无占位效应，周围可见水肿；
B. 增强后病灶不规则明显强化；C. CTA显示病灶迂曲血管团影及引流静脉

二、颅内肿瘤

（一）星形细胞肿瘤

1. 概述   星形细胞肿瘤是最常见的颅内原发性肿瘤，约占60%。成年人常见于幕上，儿童则多见于幕下、下丘脑/视交叉。世界卫生组织（world health organization，WHO）按肿瘤细胞分化程度将其分为Ⅰ～Ⅳ：Ⅰ级分化良好，呈良性；Ⅲ～Ⅳ级分化不良，呈恶性；Ⅱ级属于良恶交界性。肿瘤好发于脑白质，可沿胼胝体侵及对侧，也可发生于皮质或皮质下区。

2. CT 表现

（1）Ⅰ～Ⅱ级肿瘤多表现为等密度或低密度灶，少数为混合密度灶，边缘多不规整，水肿轻微或无水肿，占位效应与病变范围有关；增强扫描常无强化。

（2）Ⅲ～Ⅳ级肿瘤多为混杂密度，肿瘤的高密度为出血或钙化，低密度为坏死或囊变，病变边界不清，瘤周水肿及占位效应明显，呈不规则或环状强化，环壁上可见壁结节。

3. MRI 表现

（1）Ⅰ～Ⅱ级肿瘤多表现为 T_1WI 低信号影，T_2WI 高信号影，信号可均匀或不均匀，瘤周水肿较轻；增强扫描一般无强化或仅有轻度强化；囊性星形细胞肿瘤则可见肿瘤实性部分明显强化（图 1-2-59）。

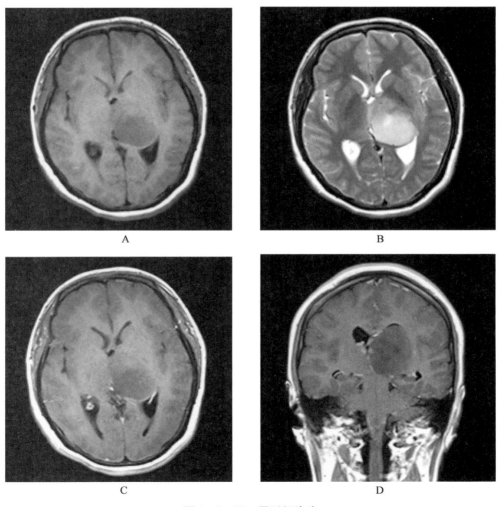

A   B

C   D

图 1-2-59 星形细胞瘤

A. T_1WI 示左侧丘脑类圆形异常信号影，边界欠清，信号尚均匀，呈低信号；

B. T_2WI 示肿物呈高信号；C、D. 增强 MR 扫描示肿物未见明显强化

（2）Ⅲ～Ⅳ级肿瘤多在 T_1WI 表现为以低信号为主的混杂信号，T_2WI 为不均匀高信号，可有囊变、出血、坏死。周围可出现中到重度水肿，占位效应显著。增强扫描呈斑块状、结节状、花环样等强化。Ⅳ级肿瘤常沿白质束扩展，通过胼胝体、前联合和后联合扩展到双侧大脑半球，呈蝴蝶形状为其典型表现（图1-2-60）。

4. 鉴别诊断 脑梗死、脑炎、脑脓肿、淋巴瘤、转移瘤。

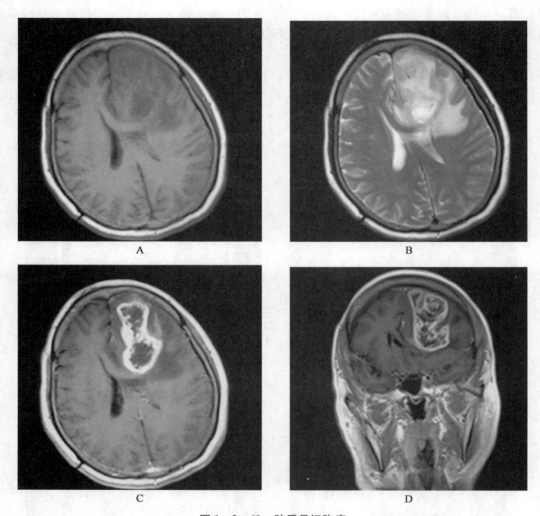

图1-2-60 胶质母细胞瘤

A. T_1WI 示左额叶不规则混杂信号影，呈等低信号；B. T_2WI 示肿物呈等高信号，肿物边界不清，周围水肿明显，左侧脑室明显受压，局部脑沟回失去正常形态；C、D. 增强 MR 扫描示肿物呈不规则花环样强化，其内可见囊变、坏死

（二）脑膜瘤

1. **概述** 脑膜瘤最常见的脑外原发肿瘤，占颅内肿瘤的15%～20%，好发年龄为40～60岁，女性多见。脑膜瘤起自蛛网膜帽细胞，分为三类：典型良性脑膜瘤（93%）、不典型脑膜瘤（5%）、恶性脑膜瘤（1%～2%）。发病部位以幕上最常见，依次为矢状窦旁及大脑凸面、蝶骨翼、嗅沟及鞍旁；幕下者多见于桥小脑角区。

2. CT 表现

（1）脑膜瘤多呈圆形或分叶状、边缘清楚锐利的略高或等密度影，其内沙粒样钙化常见，囊变、坏死、出血少见，邻近脑实质受压移位。

（2）病灶周围可见血管源性水肿，多与肿瘤所在位置有关。脑膜瘤还可引起邻近骨质改变，骨质增生常见（图 1 - 2 - 61），而骨质侵蚀罕见。

（3）增强后肿瘤明显均匀强化，可见脑膜尾征。

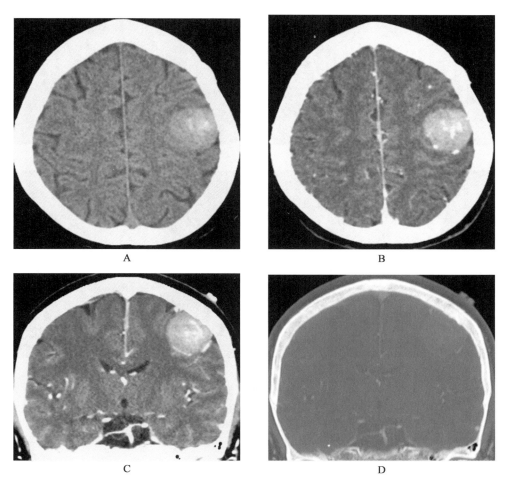

图 1 - 2 - 61　左额凸面脑膜瘤

A. 左额凸面可见类圆形略高密度影，边界清，内见钙化，邻近脑实质受压，邻近蛛网膜下腔增宽；
B. 增强后病灶明显欠均匀强化；C. 冠状位示病灶呈宽基底；D. 骨窗示病灶邻近颅骨内板略厚、欠规整

3. MRI 表现

（1）脑外肿瘤征象：宽基底、邻近蛛网膜下腔增宽、邻近脑实质受压移位。

（2）脑膜瘤多呈质地均匀、边缘清楚的等 T_1 等 T_2 信号影（图 1 - 2 - 62），少数表现为稍长 T_1 稍长 T_2 信号；当肿瘤质地坚硬时可表现稍长 T_1 和短 T_2 信号强度。

（3）T_2WI 常见肿瘤边缘有一低信号边缘带，多为肿瘤纤维包膜或肿瘤血管所致。脑膜瘤周围的水肿区大小不一，多数情况下为轻到中度的水肿。T_1WI 可见到邻近骨板增生。

（4）增强后脑膜瘤多呈中度或明显强化。邻近脑膜也多有强化，即脑膜尾征，但非特异性征象。

4. 鉴别诊断　脑外海绵状血管瘤、脑膜浆细胞瘤、硬脑膜转移瘤及颅骨骨瘤。

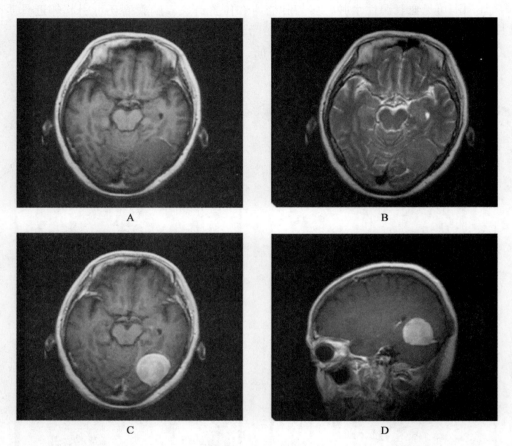

图 1 - 2 - 62　脑膜瘤

A. T_1WI 示左枕部类圆形异常信号影，边界清晰，信号均匀，与小脑幕关系密切；B. T_2WI 示肿物呈等信号，周围皮质受压内移；C、D. 增强 MR 扫描示肿物呈明显均匀强化，周围可见线样 "脑膜尾征"

（三）听神经瘤

1. 概述　听神经鞘瘤是颅内神经鞘瘤最常见的一种，也是后颅窝最常见的良性脑外肿瘤，起源于前庭神经的施万（Schwann）细胞，又称神经膜细胞。听神经鞘瘤多在成年发病，高峰年龄为 30 ~ 60 岁。病理上分为 Antoni A 型和 Antoni B 型，后者细胞成分少，结构疏松，囊变多见。

2. CT 表现

（1）病变位于脑外，以内听道为中心生长，CT 骨窗示同侧内听道扩大。

（2）听神经鞘瘤呈等或略高密度影，边界清晰，囊变、坏死、出血较常见（图 1 - 2 - 63），钙化罕见，可引起邻近骨结构破坏。

（3）增强后病变明显均匀强化，若有囊变，囊变区域不强化，可显示病侧听神经增粗并明显强化。

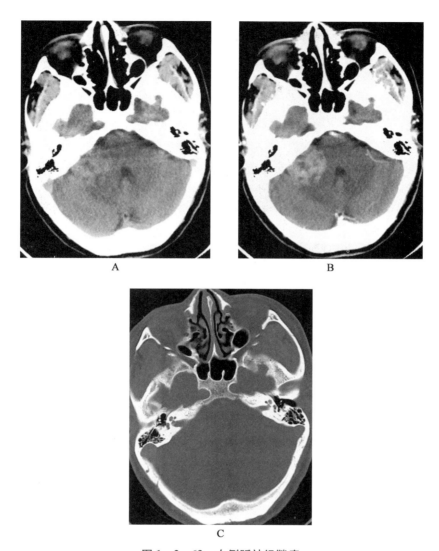

图 1-2-63　右侧听神经鞘瘤

A. 右侧小脑脑桥角（CPA）区可见团块状等密度影，边界尚清，密度欠均匀，右侧桥臂受压移位，
第四脑室受压略变形；B. 增强后病灶明显不均匀强化；C. 骨窗示右侧内听道扩大

3. MRI 表现

（1）位于脑外，常累及同侧听神经。肿瘤较大时，脑干、小脑和第四脑室可受压变形，并可出现梗阻性脑积水。

（2）神经鞘瘤多为长 T_1 和长 T_2 信号影，形态不规则，边缘清楚，肿瘤旁一般无水肿（图 1-2-64）由于囊变坏死和出血较常见，因此肿瘤信号常常不均匀，钙化罕见。

（3）增强后肿瘤实性部分呈中度强化。

4. 鉴别诊断　脑膜瘤、三叉神经鞘瘤。

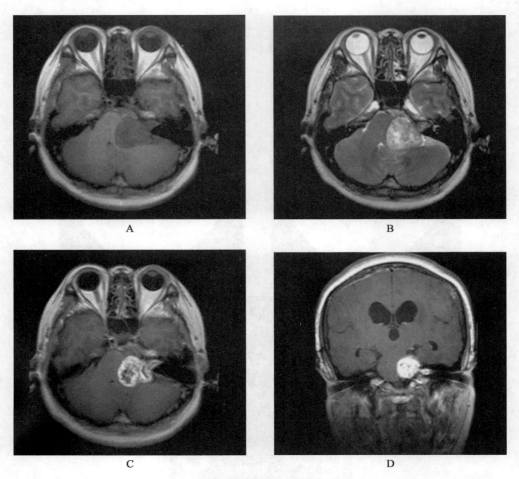

图 1 - 2 - 64　神经鞘瘤

A. T_1WI 示左侧 CPA 区不规则混杂信号影，边界清楚，呈低信号；B. T_2WI 示肿物呈高信号，左侧内听道明显扩大，
脑桥、左侧小脑半球及第四脑室明显受压；C、D. 增强 MR 扫描示肿物呈明显不均匀强化

（四）垂体瘤

1. 概述　垂体瘤是鞍区最常见的良性肿瘤，约占颅内肿瘤的 10%，成年人多见，性别无明显差异。根据其大小分为微腺瘤（≤10 mm）和大腺瘤（＞10 mm）。根据有无分泌功能，可分为功能性（75%）和无功能性（25%）。功能性腺瘤包括泌乳素腺瘤、生长激素腺瘤、促肾上腺皮质激素腺瘤、促性腺激素腺瘤等，其中泌乳素腺瘤最常见。临床表现为一系列内分泌紊乱所致的特征性表现，如闭经、泌乳、巨人症、肢端肥大症、Cushing 综合征、垂体功能减退症及压迫症状。

2. CT 表现

（1）微腺瘤：多无异常表现，有时仅表现为垂体上缘膨隆、垂体柄偏移等。

（2）大腺瘤：大多数为等密度或略高密度，圆形、分叶形或不规则形，囊变坏死常见，向上突入鞍上池，可侵犯一侧或双侧海绵窦，鞍底下陷，视交叉受压上抬。冠状位示肿瘤呈哑铃状，增强扫描肿瘤大多均匀强化或周边强化（图 1 - 2 - 65）。

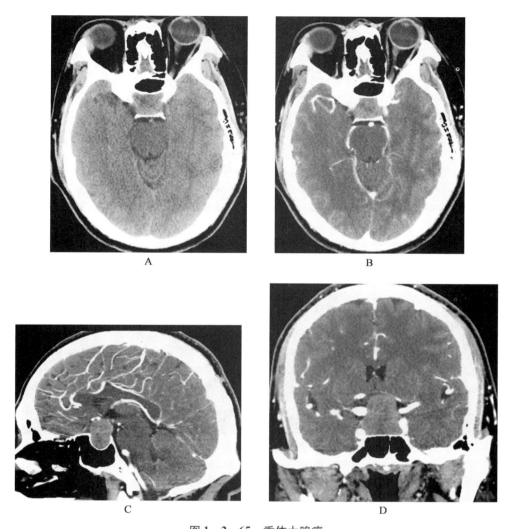

图 1 - 2 - 65 垂体大腺瘤

A. 蝶鞍扩大，鞍内见等密度影，边界清，密度欠均匀；B. 增强后病灶欠均匀强化；C. 矢状位示病变
向鞍上生长，呈哑铃状，鞍底下陷；D. 冠状位示视交叉受压上抬

3. MRI 表现

（1）微腺瘤：T_1WI 呈等或稍低信号，T_2WI 呈等或稍高信号。冠状位示垂体上缘膨隆，垂体柄偏移是垂体微腺瘤的重要间接征象。常规增强扫描肿瘤相对正常垂体呈低信号，MR 动态扫描肿瘤显示延迟强化（图 1 - 2 - 66），诊断常需结合内分泌检查结果。

（2）大腺瘤：肿瘤与正常垂体结构分不清，表现为鞍内圆形、椭圆形或分叶形实性肿块影，边缘光滑锐利，有时突破鞍隔向上生长呈哑铃形（图 1 - 2 - 67）。肿瘤越大，发生出血、坏死的概率越高，钙化罕见。肿瘤常累及双侧海绵窦，并引起视交叉受压上抬，蝶鞍扩大，蝶鞍底部下陷。增强扫描常表现为早期明显强化，合并囊变、坏死时强化不均匀。

4. 鉴别诊断 非肿瘤性囊肿（如 Rathke 囊肿）、颅咽管瘤、垂体增生。

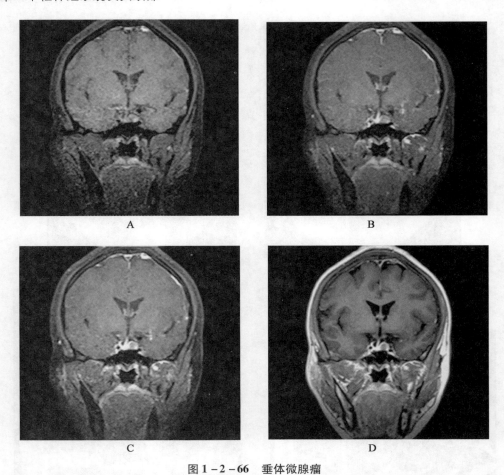

图 1 – 2 – 66 垂体微腺瘤

A ~ C. MR 动态扫描示不同时相垂体强化情况，可见垂体左侧圆形延迟强化区，边界清晰，
垂体柄明显右偏；D. 常规增强 MR 扫描示肿物相对正常垂体呈低信号

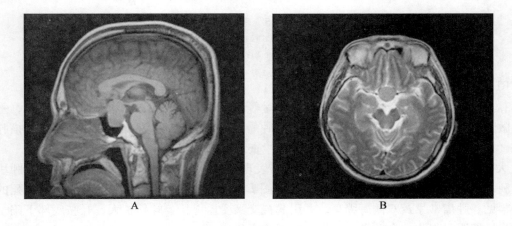

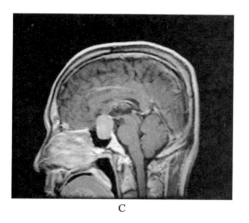
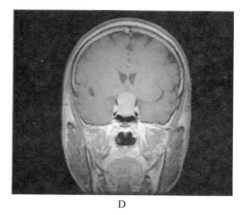

C D

图 1 – 2 – 67 垂体大腺瘤

A. 矢状位 T_1WI 示蝶鞍扩大，鞍底下陷，蝶鞍内可见团块样等信号影；B. 轴位 T_2WI 示肿物呈等信号，
边界清楚，信号均匀；C、D. 矢状位增强扫描示肿物呈均匀明显强化，冠状位增强扫描示肿物呈"雪人征"

（五）转移瘤

1. **概述** 脑转移瘤指原发病灶位于中枢神经系统以外，并通过血行转移或邻近组织的直接侵袭至中枢神经系统的肿瘤，最常见的原发肿瘤为肺癌，其次有乳腺癌、结肠癌、肾癌、前列腺癌等。70% ~ 80% 脑转移瘤为多发，以幕上多见，常发生于灰白质交界区，中老年人较常见。

2. **CT 表现**

（1）类圆形等密度或略低密度病灶，位于灰白质交界区，单发或多发（图 1 – 2 – 68），病变周围水肿明显。

（2）增强扫描显示病灶呈明显点状、结节状或环形强化。

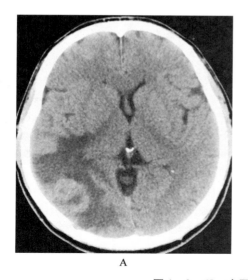
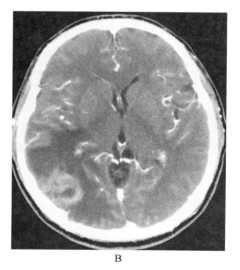

A B

图 1 – 2 – 68 右颞枕交界处转移瘤

A. 右侧右颞枕交界处可见团块状略高密度影，密度不均匀，内见囊变坏死，病灶周围可见大片水肿，
右侧脑室略受压，中线结构略左移；B. 增强后病灶明显不均匀强化，内见囊性未强化区

3. MRI 表现

（1）转移瘤表现多样，可单发，也可多发。

（2）T_1 加权像见脑内多发散在小环形或结节样等或稍低信号影，T_2 加权像病灶表现为不规则形高信号。

（3）病灶多位于皮质或皮质下，可有囊变、坏死及出血，钙化罕见；瘤旁水肿可十分明显（图 1 - 2 - 69）。

（4）增强扫描可见轻到中度环形或结节样强化。

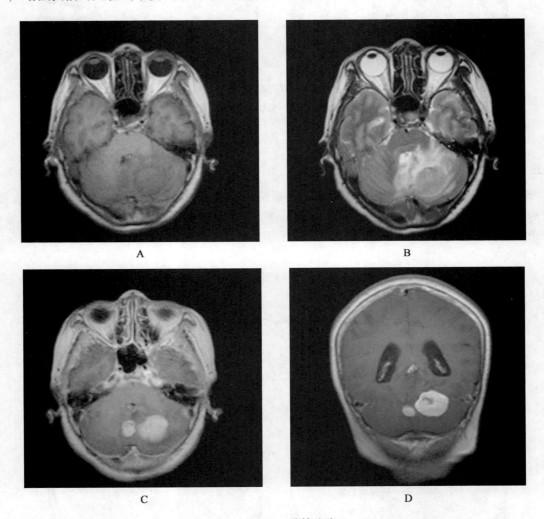

A   B

C   D

图 1 - 2 - 69   脑转移瘤

A. T_1WI 示左侧小脑半球及小脑蚓部多发类圆形异常信号影，边界尚清，信号尚均匀，呈等低信号；
B. T_2WI 示肿物呈等信号，周围水肿明显；C、D. 增强 MR 扫描呈明显均匀强化

4. 鉴别诊断   需要与多发脑脓肿、脑囊虫病相鉴别，单发大的转移瘤需要与囊性星形细胞瘤、恶性淋巴瘤鉴别（表 1 - 2 - 3）。

表1-2-3 颅内单发环形强化病灶的鉴别诊断

鉴别点	转移瘤	胶质母细胞瘤	脑脓肿
部位	幕上大脑半球皮质或皮质下	额叶深部白质	额顶叶灰白质交界区多见
年龄	40~70岁	50岁以后	30~40岁
密度/信号	不均匀，可有囊变、坏死及出血	不均匀，可有囊变、坏死及出血	不均匀
周围水肿	显著	较明显	可有
钙化	罕见	罕见	罕见
增强扫描	轻到中度环形强化，环壁厚且不规则，外壁比较圆滑	显著不规则环形强化，环壁厚薄不均，无张力	环形强化、壁薄、厚度均匀，内壁光滑，有张力
弥散加权成像	DWI呈低信号，ADC高于脑实质	DWI呈低信号，ADC高于脑实质	DWI呈高信号，ADC低于脑实质

三、外 伤

（一）颅骨骨折

1. 概述 大多数严重头外伤病人常发生颅骨骨折，骨折部位常见软组织肿胀，颅底骨折可见"熊猫眼"、耳后淤血斑及脑脊液鼻漏等。颅骨骨折形态上多为线状、凹陷或分离骨折，其中线状骨折最常见。

2. CT表现

（1）线状骨折：最常见，边缘锐利的透亮线，伴邻近软组织肿胀（图1-2-70）。

（2）凹陷骨折：颅骨内外板或仅内板骨折，向颅内凹陷，呈星形或环形，切线位可见确定骨片凹陷深度（图1-2-71）。

（3）分离骨折：源自颅缝分离，若撕裂下方的血管可引起硬膜外血肿。

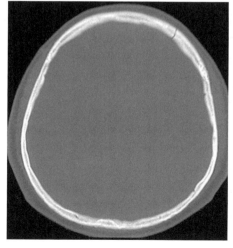

图1-2-70 颅骨线状骨折
CT骨窗示左额骨透亮线影

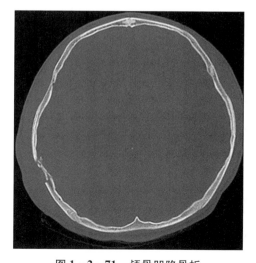

图1-2-71 颅骨凹陷骨折
CT骨窗示右颞骨骨质不连续，骨折片向内凹陷

3. MRI 表现   可显示颅内损伤

4. 鉴别诊断   颅缝、血管沟、蛛网膜颗粒。

（二）硬膜外血肿

1. 概述   硬膜外血肿是指血液积聚于颅骨内板与硬脑膜的潜在腔隙内。95%的硬膜外血肿与骨折有关，分为两型：动脉性硬膜外血肿和静脉性硬膜外血肿。小硬膜外血肿（厚度<5 mm）很常见，大的硬膜外血肿属于神经外科急症。

2. CT 表现

（1）大多数为单侧，幕上多见，大小不一。

（2）多呈梭形或双凸状，不跨越颅缝，可跨越大脑镰及小脑幕，邻近脑实质及蛛网膜下腔受压（图1-2-72）。

（3）急性硬膜外血肿：多呈高密度或高低混杂密度，混杂密度提示血肿快速扩张，其内漩涡状低密度提示活动性出血。

（4）CT 增强扫描：急性期血肿无强化，慢性期由于新生血管及肉芽组织形成可见边缘强化。

3. MRI 表现

（1）幕上多见，一般为单侧。

（2）梭形或双凸透镜形，可跨越硬膜反折处（如大脑镰和小脑幕），但不跨越颅缝。

（3）血肿不同时期的 MR 信号表现不一样（图1-2-73）。

4. 鉴别诊断   硬膜下血肿、肿瘤等。

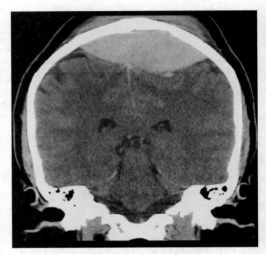

图1-2-72   急性硬膜外血肿

冠状位 CT 示双顶梭形高密度影，病变跨越大脑镰，邻近脑实质明显受压，邻近头皮软组织肿胀

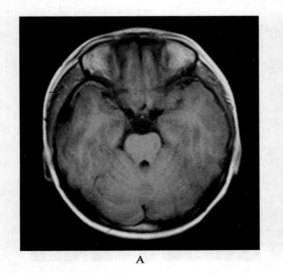

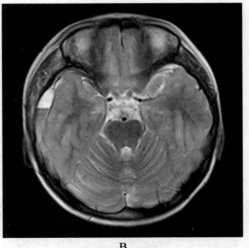

A   B

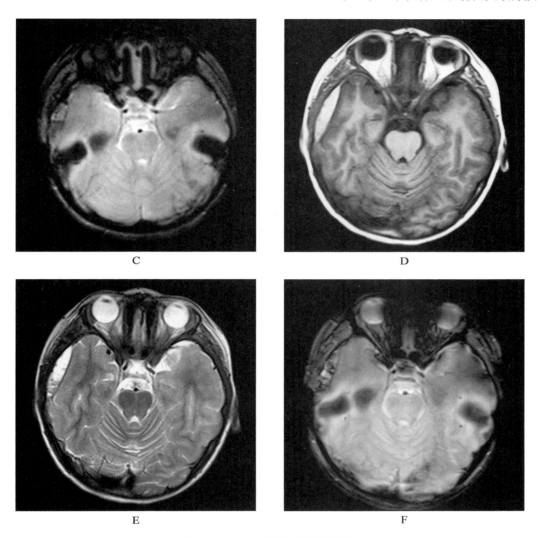

图 1 - 2 - 73　硬膜出血演变过程

A ～ C. MR 示右颞梭形异常信号影，可见液平，其下部为出血，T_1WI 呈等信号，T_2WI 呈稍低信号，GRE 呈低信号；

D ～ F. 为同一病人 10 d 后复查 MRI，示右颞梭形异常信号影，信号尚均匀，T_1WI 及 T_2WI 均呈高信号，GRE 呈混杂低信号

（三）硬膜下血肿

1. 概述　由外伤性桥静脉撕裂所致，与硬膜外血肿不同的是，它与颅骨骨折没有一致性联系，症状不一，轻者没有症状，重者可能有意识丧失。

2. CT 表现

（1）多见于幕上，位于脑表面，呈新月形，较大者有占位效应。

（2）跨越颅缝，不跨越硬膜反折（大脑镰、小脑幕）。

（3）急性硬膜下血肿：典型者为均匀高密度影，部分为高低混杂密度提示有活动性出血、蛛网膜撕裂（图 1 - 2 - 74）。

（4）亚急性硬膜下血肿：病灶呈等密度，从 CT 检出困难；增强后可见硬膜强化，强化的皮层血

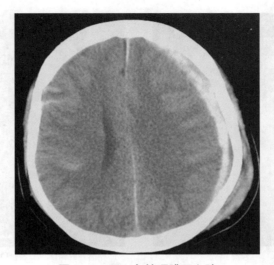

图 1 - 2 - 74　急性硬膜下血肿

轴位 CT 示左额顶骨板下弧形高密度影，密度不均匀，邻近脑实质略受压，中线结构略右移，
可见蛛网膜下腔出血，邻近头皮软组织肿胀

管内移。

（5）慢性硬膜下血肿：病灶呈低密度影，混杂密度提示再出血，有时见钙化。

3．MRI 表现

（1）单侧或双侧均可，新月形或弧形，病变范围广泛。

（2）急性期，血肿呈 T_1WI 等、低信号，T_2WI 低信号。

（3）亚急性期，T_1WI 及 T_2WI 均呈高信号，此期显示体积较小及头顶部血肿优于 CT 检查（图
1 - 2 - 75）。

（4）慢性期，残腔期，T_1WI 低信号，T_2WI 高信号，T_2WI 并在边缘可见含铁血黄素沉积所致的
低信号影。

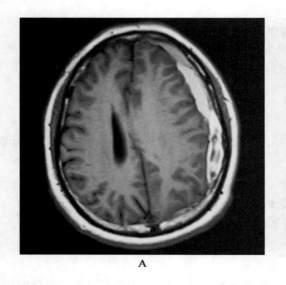

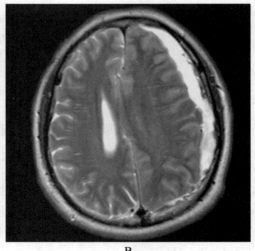

A　　　　　　　　　　　　　　　　　　　　B

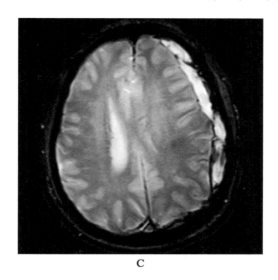

C

图 1 − 2 − 75 亚急性期硬膜下出血

A. T_1WI 示左额顶新月形高信号影，信号不均匀；B. T_2WI 示病灶呈高信号；C. GRE 示病灶呈线样低信号

4. 鉴别诊断 应与硬膜外血肿鉴别（表 1 − 2 − 4）。

表 1 − 2 − 4 硬膜外血肿与硬膜下血肿的鉴别诊断

鉴别点	硬膜外血肿	硬膜下血肿
位置	幕上多见，一般为单侧	单侧或双侧均可
形状	梭形或双凸透镜形	新月形或弧形
范围	局限	广泛
是否跨越硬膜反折处（如大脑镰和小脑幕）	是	否
是否跨越硬膜附着点（如颅缝）	否	是

（四）脑挫裂伤

1. 概述 脑挫裂伤是指颅脑外伤所致脑组织的器质性损伤，是原发性闭合性颅脑外伤，常发生于着力点及其附近及对冲部位，常累及双侧，多发生于脑组织表浅部位。

2. CT 表现

（1）早期：局部脑实质肿胀，可见斑片状低密度影，边缘模糊，内见点状高密度出血灶。

（2）24 ~ 48 h：出现新的低密度灶及出血灶，病灶水肿范围扩大，占位效应加重，点状出血灶可发展为血肿（图 1 − 2 − 76）。

（3）慢性期：病灶逐渐变为等密度，最后为低密度；局部脑实质体积减小，出现脑萎缩征象。

（4）继发性损伤多见，例如脑疝、占位效应、蛛网膜下腔出血及脑内血肿。

3. MRI 表现

（1）T_1WI：急性期出血和水肿均存在信号混杂，慢性期呈局灶性或弥漫性脑萎缩。

（2）FLAIR：能最佳显示急性期高信号的皮质水肿，也可显示蛛网膜下腔出血时脑沟内高信号影，慢性期可见低信号软化灶，含铁血黄素沉积呈低信号，沃勒变性、脱髓鞘及胶质瘢痕呈高信号。

（3）T$_2$ * GRE：急性期出血呈低信号，慢性期含铁血黄素呈低信号。

4. 鉴别诊断　结合外伤史及 CT 表现可明确诊断。

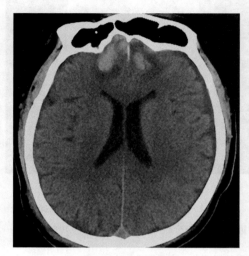

图 1 - 2 - 76　脑挫裂伤

轴位 CT 示双额叶内见团片状高密度影，环绕病灶可见低密度水肿影，邻近前纵裂密度增高

四、先天性畸形

（一）小脑扁桃体下疝

1. **概述**　小脑扁桃体下疝畸形（Arnold-Chiari 畸形）为先天性后脑畸形，依据影像学特征将其分为 Chiari Ⅰ ~ Ⅳ型。

2. **CT 表现**

（1）轴位显示后颅窝小、枕骨大孔拥挤，矢状位重建可观察到小脑扁桃体下移。

（2）当伴有颅颈交界区的骨骼发育异常时 CT 显示清晰。

3. **MRI 表现**

（1）Chiari Ⅰ型：最常见，主要见于大龄儿童及成年人。主要为小脑下蚓部及扁桃体变尖，并向下移位超过枕骨大孔水平（以枕骨大孔连线为基准）以下 5 mm，3 ~ 5 mm 为可疑，常同时伴有颅颈交界区的骨骼发育异常，如颅底扁平、颅底凹陷或寰枕融合等。

（2）Chiari Ⅱ型：新生儿中常见，临床症状重，此类畸形并发症多，往往未成年即死亡。影像表现包括：小脑蚓部、扁桃体及第四脑室、延髓同时向下移位疝入颈部椎管，脑干延长，脑桥下移，伴有脑膜膨出者常见，可合并颈枕部骨骼异常、脑积水及脊髓空洞（图 1 - 2 - 77）。

（3）Chiari Ⅲ型：为发生于新生儿及婴儿的症状最严重的一类，为Ⅱ型伴有颈枕部的脑或脊髓膨出，常合并脑积水。

（4）Chiari Ⅳ型：罕见类型，为严重的小脑发育不全或缺如。

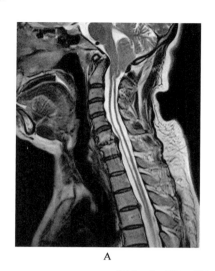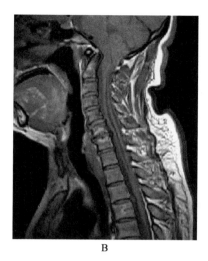

A   B

图 1 - 2 - 77 Chiari 畸形伴脊髓空洞

A. T$_2$WI 矢状位示枢椎齿状突过长，压迫延髓，小脑扁桃体、延髓下部疝入枕骨大孔内，脑桥位置下移，
脊髓内见条形 T$_2$WI 高信号脊髓空洞影像；B. T$_1$WI 矢状位示病灶呈低信号

（二）胼胝体发育不全

1. 概述　胼胝体发育不全是较常见的颅脑发育畸形，包括胼胝体缺如或部分缺如，部分缺如以体部常见。

2. CT 表现

（1）双侧脑室扩大分离，室间孔扩大，第三脑室上升介于双侧脑室之间。

（2）常伴发其他畸形，如脑裂畸形、巨脑回等。

3. MRI 表现

（1）双侧脑室扩大分离，平行分布，室间孔不同程度扩大和分离，第三脑室上升，介于双侧脑室之间。

（2）矢状位观察胼胝体不存在或不完整，少数显示胼胝体体积小且薄（图 1 - 2 - 78）。

（3）胼胝体发育不良常伴发的畸形：包括脑裂畸形、巨脑回畸形、纵裂囊肿及胼胝体脂肪瘤。

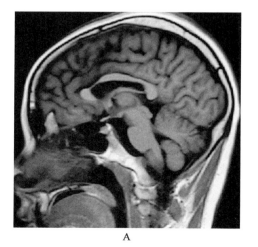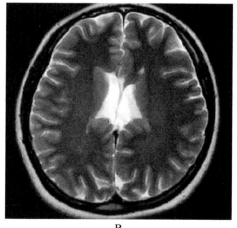

A   B

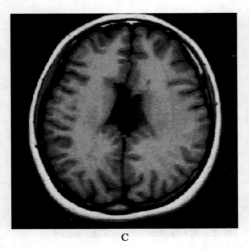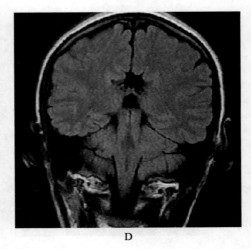

图 1 – 2 – 78　胼胝体发育不全

A. T₁WI 矢状位示胼胝体体部前部局部明显变薄；B、C. T₂WI、T₁WI 轴位示局部双侧脑室变形，
脑回分布异常；D. 冠状位 FLAIR 相示局部双侧半球间无连接

五、感染与脱髓鞘疾病

（一）脑脓肿

1. 概述　脑实质局灶性的化脓性感染，化脓性脑炎未得到及时救治，可发展为脑脓肿。常为细菌性，真菌和寄生虫所致少见。脑脓肿在任何年龄均可发病，以青壮年最常见。

2. CT 表现

（1）脓肿中心为稍低密度影，周围等密度影环绕，最外为水肿影。

（2）增强后，脓肿壁呈环形强化。

3. MRI 表现

（1）多位于幕上灰白质交界处，常表现为囊性占位。

（2）T₁WI 脓液表现为低信号，T₂WI 呈高信号，DWI 弥散受限；T₁WI 示囊壁为等或稍低信号，T₂WI 示囊壁为低信号。

（3）增强后，脑脓肿呈环形强化，环壁薄且厚度均匀，内壁光滑有张力（图 1 – 2 – 79）。

4. 鉴别诊断　单发病灶需与转移瘤和胶质母细胞瘤鉴别。

（二）多发性硬化

1. 概述　多发性硬化是最常见的中枢神经系统脱髓鞘性疾病，病因不清，推测可能是由于遗传性敏感个体的免疫反应介导的脱髓鞘性疾病，多发生于 20 ~ 40 岁成年人，女性多见。最常见的症状是运动、感觉及视力障碍等。

2. CT 表现　病变呈等低密度；轻中度强化，实性或环形强化。

3. MRI 表现

（1）发病最早期可见 T₂WI 图像上沙砾样高信号影。

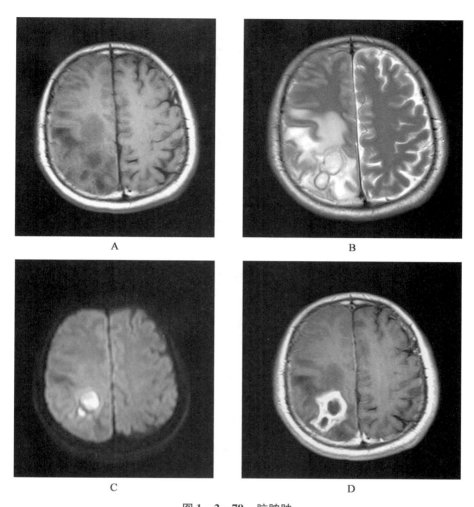

图 1 − 2 − 79　脑脓肿

A. T_1WI 示右顶叶多发囊实性异常信号影，囊液为低信号，囊壁为等信号；B. T_2WI 示囊液为高信号，
囊壁为低信号，周围水肿明显；C. DWI 示囊液为呈高信号；D. 增强 MR 扫描示囊壁呈明显强化

（2）多发的斑片状垂直分布于侧脑室周围、静脉周围或灰白质交界区的异常信号，典型者形成特征性的"直角脱髓鞘征"。

（3）急性期 T_1WI 稍低信号，T_2WI 稍高信号影，慢性期 T_1WI 呈中央低信号，周边稍高信号影，随病程发展出现脑室增大、脑沟裂增宽等脑萎缩征象。

（4）部分患者可同时累及幕下及脊髓，脊髓病灶呈多发的条形、斑片状异常信号。

（5）增强后，部分急性期或严重的病灶可出现结节形或环形强化，稳定期病灶不强化（图 1 − 2 − 80）。

4. 鉴别诊断　多发性硬化主要与脑梗死及皮质下动脉硬化性脱髓鞘鉴别，患者的年龄，病程进展过程及血管成像有助于鉴别诊断。

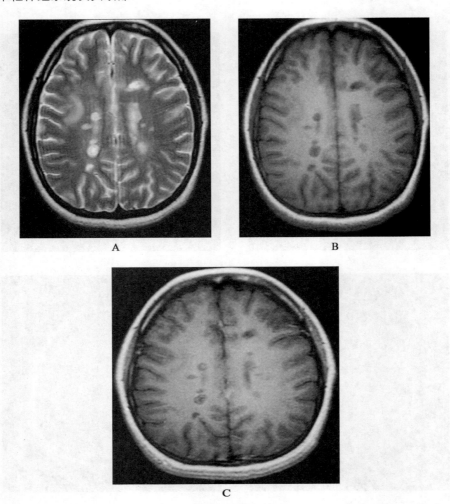

图1-2-80 多发性硬化

A. T$_2$WI 显示双侧脑室旁见多发斑片状高信号；B. T$_1$WI 示上述病变呈低信号，与侧脑室呈直角分布，
各个病灶的信号强度不同；C. 增强 MR 扫描示部分病灶内见少许点状、线状轻度强化

六、脊 髓 疾 病

（一）室管膜瘤

1. 概述 室管膜瘤是最常见的髓内肿瘤，占全部髓内肿瘤的 60% 左右。大多数为良性，起源于
脊髓中央管的室管膜上皮细胞或终丝等部位的室管膜瘤残留物。多见于 30~50 岁患者，女性略多，
好发于腰骶段、圆锥及终丝等部位。

2. CT 表现

（1）脊髓不规则膨大，密度均匀性减低。

（2）增强后肿瘤轻度强化或不强化。

3. MRI 表现

（1）脊髓增粗，病灶局部脊髓周围蛛网膜下腔变窄。

（2）病变呈 T_1WI 稍低信号、T_2WI 稍高信号，周围水肿呈 T_1WI 低信号、T_2WI 高信号，病灶内可出现囊变、坏死及出血。

（3）增强后，肿瘤实质部分呈明显强化，边界显示清楚。

（4）病变上下方可出现脊髓空洞表现（图 1 – 2 – 81）。

4. 鉴别诊断　急性脊髓炎、星形细胞瘤、血管网状细胞瘤。

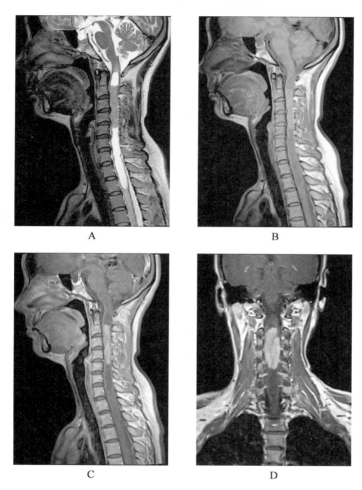

图 1 – 2 – 81　室管膜瘤

A. T_2WI 矢状位示颈 2 ~ 4 椎体水平脊髓内长条形不均匀等信号肿物，其上、下方见条形高信号脊髓空洞影；

B. T_1WI 矢状位示脊髓内长条形不均匀等信号肿物，其上、下见条形低信号脊髓空洞影；

C、D. 矢状位及冠状位增强扫描示肿瘤不均匀中度强化，边界显示较清

（二）星形细胞瘤

1. 概述　星形细胞瘤发病率仅次于室管膜瘤，起源于脊髓内的星形胶质细胞，呈浸润性生长，与正常组织分界不清。脊髓内星形细胞瘤可见于任何年龄，无明显性别差异。

2. CT 表现

（1）肿瘤边界不清，呈低密度或等密度。

（2）脊髓不规则增粗，常累及多个脊髓节段，邻近蛛网膜下腔变窄。

（3）增强后肿瘤呈轻度不均匀强化。

3. MRI 表现

（1）T_1WI 矢状面图像上，脊髓明显增粗，范围较大的异常低信号，常累及几个椎体层面，外形很不规则，信号多不均匀，边缘欠清晰，病变区正常脊髓结构消失。严重者，肿瘤可累及整个脊髓（图1-2-82）。

（2）T_2WI 多为高信号，信号较均匀，病变的横径几乎等于相应脊髓的横径。这种异常高信号为肿瘤实质、肿瘤内部的囊变和坏死区、瘤旁水肿，以及肿瘤所引起的脊髓空洞积水等。

（3）增强扫描，肿瘤实质部分明显增强，增强部分边缘略显模糊。肿瘤囊变部分腔壁可见薄层增强，而肿瘤上下两端继发性脊髓空洞积水的腔壁不增强。延迟扫描则见肿瘤实性部分增强有逐渐加重的倾向。

4. 鉴别诊断 急性脊髓炎、多发性硬化、室管膜瘤等。

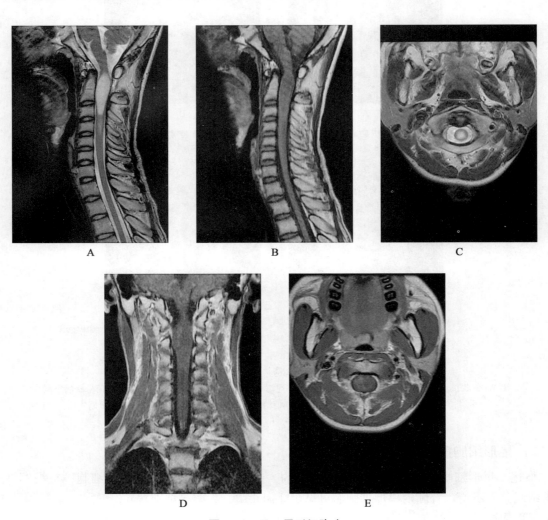

图1-2-82 星形细胞瘤

A. T_2WI 矢状位示颈2~3椎体水平脊髓内梭形均匀稍高信号肿物；B. T_1WI 示肿瘤呈稍低信号；C. 横轴位示
肿瘤边界不清；D、E. 冠状位及横轴位增强扫描示肿瘤呈不均匀轻度斑片状强化，边界显示不清

（三）神经鞘瘤

1. 概述　神经鞘瘤为最常见的髓外硬膜下肿瘤，少数可发生于硬膜外或同时累及硬膜内外；起源于神经鞘膜的施万细胞，多数为良性，单发多见，少数家族性疾病可出现多发；肿瘤好发于30～60岁患者，男性略多于女性。

2. CT表现

（1）肿瘤呈圆形或长圆形肿块，密度稍高，相应脊髓受压移位。

（2）肿瘤可向椎间孔方向生长，引起邻近椎弓根骨质破坏。

（3）增强后呈中度均匀强化。

3. MRI表现

（1）局限于硬膜下者呈长圆形，跨硬膜内外者典型的呈哑铃形，生长方向多为沿神经走行方向（图1-2-83）。

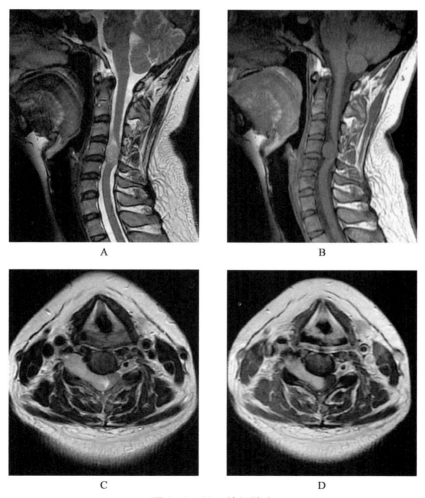

A   B

C   D

图1-2-83　神经鞘瘤

A. T_2WI矢状位示颈4椎体水平椎管内脊髓右侧椎间孔内外见均匀稍高信号肿物；B. T_1WI矢状位示病灶呈稍低信号；
C. T_2WI横轴位示病灶边界清楚，呈典型的哑铃形；D. T_1WI横轴位示肿瘤呈均匀中度强化

（2）病灶上下方蛛网膜下腔增宽，局部脊髓受压移位。

（3）病灶多呈 T_1WI 稍低信号，T_2WI 稍高信号，少数呈等信号，边界清楚，可出现囊变、坏死导致信号不均匀。

（4）增强后，病灶实质部分呈明显强化，囊变坏死时强化不均匀。

4. 鉴别诊断：脊膜瘤、神经纤维瘤。

（四）脊膜瘤

1. 概述   脊膜瘤为位于髓外硬膜下肿瘤，多数良性，起源于蛛网膜绒毛细胞，多数与硬脊膜以宽基底紧密贴附，好发于胸段椎管的脊髓背侧，好发于青中年，女性多于男性。

2. CT 表现

（1）稍高密度的圆形或椭圆形的肿块，有时可见钙化，包膜完整。

（2）邻近骨质增生性改变。

（3）增强后肿块呈中度强化。

3. MRI 表现

（1）典型的髓外硬膜下肿瘤征象，圆形或长圆形，包膜完整，边界清楚，极少数肿瘤可侵及硬膜外组织。

（2）病灶上下方蛛网膜下腔增宽，局部脊髓受压移位。

（3）多数病灶呈 T_1WI、T_2WI 等信号，少数可出现点状钙化而致信号不均匀，极少数者病灶整体呈团状钙化，呈 T_2WI 低信号。

（4）增强后，肿瘤实质部分呈显著均匀强化，有时可见病灶附着处及邻近的硬脊膜稍增厚并线状强化，出现脑膜尾征（图 1-2-84）。

4. 鉴别诊断   神经鞘瘤等。

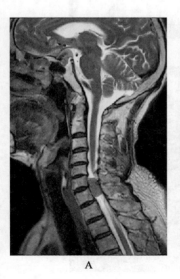
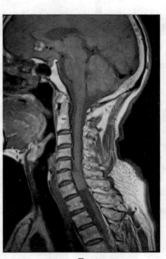
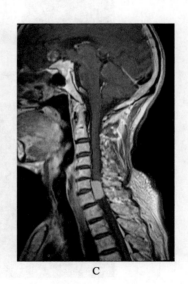

A   B   C

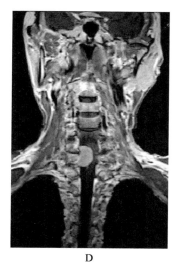 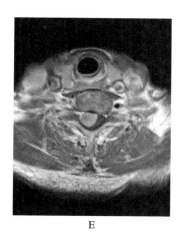

D E

图 1 - 2 - 84 脊膜瘤

A、B. T_2WI、T_1WI 矢状位示颈 6 ~ 7 椎体水平椎管内髓外见圆形等信号肿物，边界清楚，其上、下方蛛网膜下腔增宽；
C、D. 矢状位及冠状位增强扫描示病变呈中度均匀强化，可见脑膜尾征；E. 横轴位示脊髓受压变形

七、眼肌及眼眶内疾病

（一）眼与眶内异物

1. 概述 眼与眶内异物分为金属异物和非金属异物，金属异物包括钢、铁、铜、铅及其他合金等；非金属异物包括玻璃、塑料、橡胶、砂石、骨片和木片等。眼与眶内异物可产生眼球破裂、晶状体脱位、出血及血肿形成、视神经及眼外肌创伤、眼眶骨折等较多并发症。

2. X 线表现 可显示不透 X 线异物，细小金属异物或半透 X 线异物不能显示，不能确定异物的具体位置。

3. CT 表现

（1）能显示大多数异物及异物引起的眼内改变和眶壁骨折，能确定异物位置。

（2）金属异物：异常高密度影，CT 值在 2 000 HU 以上，周围有明显放射状金属伪影。

（3）非金属异物：① 高密度非金属异物：砂石、玻璃和骨片等，CT 值多在 300 HU 以上，无明显伪影。② 低密度非金属异物：木质异物表现为明显低密度，CT 值为 - 199 ~ - 50 HU，有时与气体很难区分，塑料类异物 CT 值为 0 ~ 20 HU。

4. MRI 表现

（1）金属异物：伪影较多。

（2）非金属异物：T_1WI、T_2WI 均呈低信号，眼球后眶内异物在 T_1WI 显示较清楚，眼球内异物在 T_2WI 显示较好。

（3）较好显示颅内并发症，如脑挫裂伤等。

5. 鉴别诊断 有外伤史，诊断明确。

（二）炎性假瘤

1. 概述　炎性假瘤又称为特发性眼眶炎症，是一种免疫反应性疾病，可分为急性、亚急性和慢性，可单侧或双侧交替发生，根据炎症累及范围可将其分为 7 类，可同时存在。此病对激素治疗有效，但容易复发。

2. CT 表现

（1）眶隔前炎型：隔前眼睑组织肿胀增厚。

（2）肌炎型：典型表现为眼外肌肌腹和肌腱同时增粗，单侧上直肌和内直肌受累常见。

（3）巩膜周围炎型：眼球壁增厚，巩膜与视神经结合部的 Tendon 间隙内为软组织肿块影。

（4）视神经束膜炎型：视神经增粗，边缘模糊。

（5）泪腺炎型：泪腺增大，一般为单侧，也可为双侧。

（6）弥漫型：可累及眶隔前软组织、肌锥内外、眼外肌、泪腺及视神经等。

1）患侧眶内低密度脂肪被软组织密度取代。

2）眼外肌增粗，眼外肌与肌锥内软组织影无明确分界。

3）泪腺增大。

4）视神经可不受累，而被眶内脂肪浸润影包绕，增强后浸润影强化而视神经不强化。

3. MRI 表现　病变 T_1WI 呈中低信号，T_2WI 呈中高信号，增强后呈中度强化。

4. 鉴别诊断　淋巴增生性病变，Graves 眼病等。

（三）海绵状血管瘤

1. 概述　海绵状血管瘤为成年人眶内最常见的良性肿瘤，发展缓慢，大多发生于 20 ~ 40 岁，临床表现为缓慢进行性眼球突出。

2. CT 表现

（1）大多位于肌锥内间隙，少数位于肌锥外间隙。

（2）圆形或椭圆形，边界清楚。

（3）病变呈等密度，密度均匀，增强后呈"渐进性强化"。

3. MRI 表现

（1）病变 T_1WI 等或略低信号影，与眼外肌信号相似，T_2WI 呈高信号影，与玻璃体信号相似。

（2）渐进性强化：增强早期为点片状强化，随时间延长，强化范围逐渐增大，最后全部强化。

4. 鉴别诊断　神经鞘瘤、淋巴瘤等。

（四）甲状腺相关性眼病

1. 概述　甲状腺相关性眼病又称为 Graves 眼病，为自身免疫性炎症，青中年好发，常见于 30 ~ 50 岁，女性多于男性，儿童罕见，常伴有甲状腺功能亢进症，但甲状腺功能正常或低下的也可发生。

2. CT 诊断

（1）CT 一般可以明确诊断，冠状面对显示眼外肌是必要的。

（2）90% 表现为双侧眼外肌增粗，70% 呈对称性改变（图 1 - 2 - 85）。

（3）眼外肌增粗主要为肌腹增粗，而肌腱不增粗，增粗的眼外肌呈等密度，可有片状低密度。

3. MRI 诊断　T_1WI 和 T_2WI 一般均呈低信号，增强后中度至明显强化。

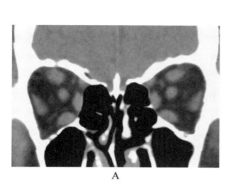
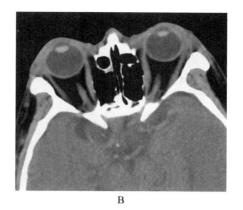

图 1 - 2 - 85　甲状腺相关性眼病

A. 双侧眼外肌增粗，呈对称性，以下直肌、内直肌、上直肌为著；B. 双侧眼球、球后脂肪正常

4. 鉴别诊断　炎性假瘤等。

八、耳 部 疾 病

（一）中耳乳突炎

1. 概述　中耳乳突炎有急、慢性之分，多为化脓性感染，慢性者多为急性中耳乳突炎治疗不彻底迁延所致，常合并胆脂瘤。中耳乳突炎是最常见的耳部感染性疾病，表现为耳部疼痛，耳道分泌物及传导性聋。

2. CT 表现

（1）乳突气房透明度低或不含气、乳突气房软组织密度影（图 1 - 2 - 86），听小骨及乳突窦周围骨质吸收或硬化。

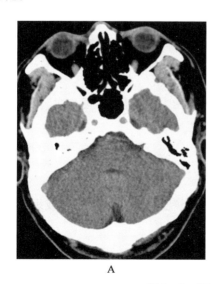
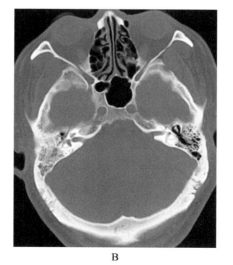

图 1 - 2 - 86　右侧中耳乳突炎

A. 右侧乳突硬化，其内含气减少；B. 骨窗示右侧乳突、鼓室内可见低密度，右侧听小骨显示正常

（2）如果 CT 显示鼓室内条状软组织密度影，并有钙化提示鼓室硬化症，是慢性中耳炎静止期的一种表现。

（3）如果显示鼓室或上鼓室软组织肿块，伴骨质侵蚀及听小骨破坏，并有强化提示肉芽组织，无强化者提示胆脂瘤形成。

3. MRI 表现

（1）炎症部分表现为鼓室、乳突气房及乳突窦 T_1WI 呈低信号，T_2WI 呈高信号。

（2）肉芽组织和胆脂瘤 T_1WI 呈略低信号，T_2WI 呈高信号。

4. 鉴别诊断 中耳癌等疾病。

（二）颞骨骨折

1. 概述 颞骨骨折分纵行骨折、横行骨折和斜行骨折，纵行骨折最常见。颞骨骨折最常见的症状和体征是鼓室积血。

2. CT 表现

（1）HRCT 横断面和冠状面是首选方法。

（2）纵行骨折指骨折线与颞骨长轴平行，横行骨折指骨折线与颞骨长轴垂直。

（3）可伴有听小骨脱位、骨折，面神经管骨折亦常见。

（4）可伴有鼓室和乳突内出血，呈高密度影。

3. MRI 表现 可显示少量鼓室积血和颅内并发症。

4. 鉴别诊断 颞骨骨折需与正常骨缝、裂隙和小管鉴别，熟悉正常解剖是鉴别的基础。

九、鼻与鼻窦疾病

（一）鼻窦炎

1. 概述 鼻窦炎分为急性和慢性，急性化脓性鼻窦炎主要症状为鼻塞、脓涕、头痛；慢性化脓性鼻窦炎以脓涕为主要表现。发病部位以上颌窦最常见，其次为筛窦、额窦，蝶窦最少见。

2. CT 表现

（1）鼻窦黏膜增厚、窦腔积液、窦壁骨质增生硬化及邻近结构改变（图 1-2-87）。

（2）窦腔内出现气液平面提示急性鼻窦炎。

（3）慢性鼻窦炎表现为黏膜增厚和窦腔内软组织密度影，长期慢性炎症可导致窦壁骨质增生肥厚和窦腔容积减小。

（4）增强后黏膜明显强化，窦腔内潴留液不强化。

3. MRI 表现

（1）增厚的黏膜呈等 T_1 长 T_2 信号影。

（2）窦腔内分泌物或潴留液成分不同，信号多样，可表现为长 T_1 长 T_2 信号或短 T_1 长 T_2 信号等。

4. 鉴别诊断 真菌性鼻窦炎、鼻息肉等。

（二）鼻窦囊肿

1. 概述 鼻窦囊肿常见的有鼻窦黏液囊肿和黏膜下囊肿，黏液囊肿多发生于筛窦；黏膜下囊肿多见于上颌窦。早期可无症状，囊肿增大后可出现压迫症状，如头痛等。

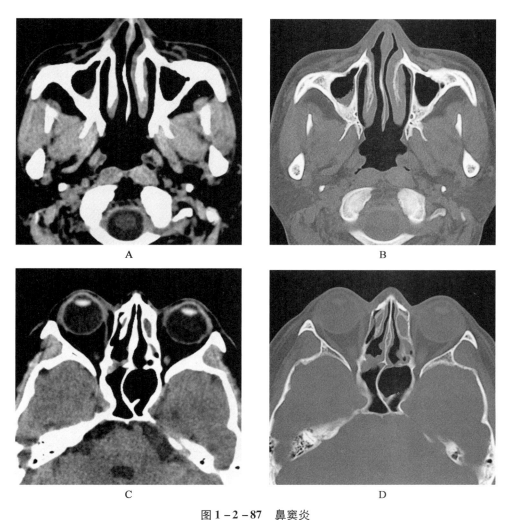

图 1 - 2 - 87 鼻窦炎

A、B. 右侧上颌窦炎：右侧上颌窦近后壁可见低密度影；C、D. 双侧筛窦炎：双侧筛窦内可见低密度影

2. CT 表现

（1）黏液囊肿：鼻窦腔膨大，窦壁变薄外凸，窦腔内均匀低密度，增强后囊壁可有线状强化，囊液无强化。

（2）黏膜下囊肿：窦腔内均匀低密度，边缘光滑锐利，增强后无明显强化。

3. MRI 表现

（1）由于囊肿内蛋白和水含量不同，信号会有很大差别。

（2）通常 T_1WI 等或低信号、T_2WI 高信号，边缘光滑，包膜薄且均匀。

4. 鉴别诊断 鼻窦炎、鼻窦良性肿瘤等。

十、鼻咽与喉疾病

(一) 鼻咽癌

1. 概述 鼻咽癌是发生于鼻咽部上皮细胞的恶性肿瘤，大多数鼻咽癌起自咽隐窝，我国南部和我国香港地区的发病率最高。鼻咽癌最常发生于中年人，男性多见。临床上有回缩性血涕、鼻出血、颈部淋巴结肿大等症状。

2. CT 表现

（1）咽隐窝闭塞、消失、隆起，鼻咽顶、后、侧壁肿块突向鼻咽腔内，增强后呈轻、中度强化（图 1 - 2 - 88）。

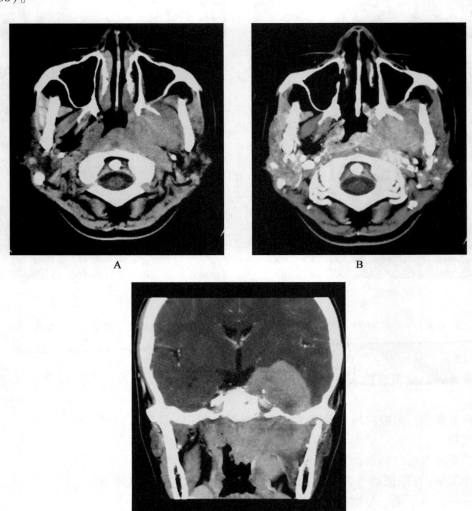

图 1 - 2 - 88 鼻咽癌

A. 左侧咽隐窝闭塞，鼻咽左侧壁肿胀，可见软组织肿块影，边界不清，左侧咽旁间隙移位变小；B. 增强后病灶明显不均匀强化，病灶侵犯左侧翼内肌；C. 冠状位示病灶向上生长，破坏颅底骨质，侵入颅内形成肿块，向下生长侵犯口咽

（2）咽旁间隙受累时，脂肪密度消失，肌肉增粗或出现软组织肿块，向外累及翼腭窝、颞下窝。

（3）肿瘤向前可侵犯鼻腔、鼻窦，向上可破坏颅底。

（4）可见颈深淋巴结肿大。

3. MRI 表现

（1）肿瘤呈长 T_1 长 T_2 信号，增强后中等强化。

（2）咽旁间隙受累时，脂肪高信号消失。

（3）放射治疗后 MRI 可以判断肿瘤复发与术后瘢痕，前者呈长 T_1 长 T_2，有强化，后者呈长 T_1 短 T_2 信号，无强化。

4. 鉴别诊断　咽囊囊肿、鼻咽腺样体增殖、鼻咽部恶性淋巴瘤等。

（二）喉癌

1. 概述　喉癌源于喉黏膜，多发生于声门区。好发于 50 ~ 60 岁年龄段，男性发病率远高于女性。临床表现有喉异物感、喉痛、声音嘶哑、呼吸困难、喉部肿块及颈部淋巴结肿大等。

2. CT 表现

（1）肿瘤呈软组织密度，突向喉腔，梨状窝受压变小、甚至消失（图 1 – 2 – 89），增强后病变呈轻、中度强化，并可显示颈部间隙内肿大的淋巴结。

（2）肿瘤通过前联合侵犯对侧或咽旁间隙，破坏邻近软骨，侵犯喉外肌群。

（3）喉软骨受侵显示不规则破坏，亦可有软骨硬化表现。

3. MRI 表现

（1）肿瘤呈 T_1WI 低信号，T_2WI 中等信号，增强后不同程度强化。

（2）咽旁间隙受累时，脂肪高信号消失。

4. 鉴别诊断　需要与喉水肿、喉息肉、喉结核、乳头状瘤等鉴别。

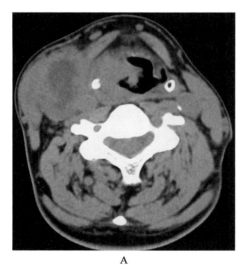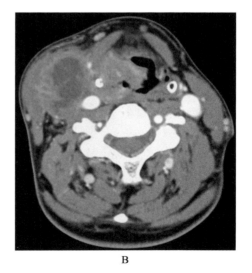

| A | B |

图 1 – 2 – 89　喉癌

A. 喉腔右侧壁明显不规则增厚，喉腔正常结构消失，明显不对称狭窄，右侧胸锁乳突肌与颈动脉鞘间可见团块状软组织密度影，边界尚清，密度不均；B. 增强后喉腔右侧壁病灶明显不均匀强化，右侧胸锁乳突肌与颈动脉鞘间病灶环形强化，内见坏死区

本 章 小 结

本章从脑血管病、脑肿瘤、脑外伤、先天畸形、感染与脱髓鞘疾病及脊髓病变，以及眼、眼眶、耳、鼻与鼻窦、鼻咽与喉等几大方面简明扼要地介绍了中枢神经系统及头颈部常见疾病的临床概述及影像学特点，简单提及了疾病的鉴别诊断。

复 习 题

1. 脑水肿分为几类？每类常见于何种疾病？
2. 脑梗死分为几期？每期有什么影像学表现？
3. 蛛网膜下腔出血的 CT 表现。
4. Chiari 畸形分为几型？各型有什么影像学表现？
5. 脑外肿瘤有哪些征象？
6. 垂体瘤影像学表现有哪些？
7. 颅骨骨折分几型？
8. 脊髓内常见肿瘤有哪些？
9. 鼻咽癌的影像学表现有哪些？

参考文献

［1］吴恩惠. 医学影像学 .6 版 . 北京：人民卫生出版社，2008.

［2］马大庆. 影像诊断学 .2 版 . 北京：北京大学医学出版社，2009.

［3］Osborn AG，Salzman KL，Barkovich AJ. Diagnostic imaging：brain. Salt Lake City：Amirsys，2004.

［4］Weissleder R，Wittenberg J，Harisinghani MG，et al. Primer of diagnostic imaging. 3rd ed. Philadelphia：Mosby，2003.

［5］鲜军舫. 头颈部影像诊断必读 . 北京：人民军医出版社，2007.

［6］金征宇. 医学影像学 . 北京：人民卫生出版社，2005.

第三章　呼吸系统

学习目标

1. 通过了解呼吸系统的常用检查技术，能够初步掌握各种检查技术的适用范围及特点，其在不同疾病诊断中的作用与限度，以便可以恰当运用各种检查技术实现呼吸系统疾病检诊的最优化。

2. 通过学习呼吸系统的正常及异常病变的各种影像表现，能够初步掌握胸部 X 线平片、胸部 CT 及 MR 图像的观察与分析方法，并能辨别正常表现与异常表现，了解异常表现的病理基础及其在诊断中的意义。

3. 通过学习呼吸系统常见疾病的影像表现，能够通过胸部 X 线平片、胸部 CT 或 MR 图像来诊断呼吸系统常见疾病的典型征象，并初步与一些疾病鉴别。

核心概念

【伴随阴影】指胸膜在肺尖的反折处及胸膜外肋骨下的软组织沿第 1、2 肋骨下缘形成的 1~2 mm 宽、边缘清晰的线条状阴影。

【支气管血管束】指支气管和其伴随的肺动脉及周围包绕的结缔组织，其边缘光滑清楚，自肺门至外围部逐渐分支、变细。

【肺小叶】又称次级肺小叶，是肺组织的微小解剖结构单位，是指小叶中心支气管远端的肺组织。肺小叶由小叶核心、小叶实质和小叶间隔组成。

【支气管充气征】指当肺实变扩展至肺门附近，在肺泡病变的对比下，较大的含气的支气管分支影像可以显示。

【肺纹理】指在充满气体的肺野里，自肺门向肺野外围呈放射状分布的树枝状阴影，由肺动脉、肺静脉和支气管形成，主要由肺动脉的分支构成，支气管、淋巴管及少量间质组织也参与肺纹理的形成。

【阻塞性肺不张】指支气管完全闭塞、腔外压迫或肺内瘢痕组织收缩致肺泡内气体在 18～24 h 内被循环的血液所吸收，相应的肺组织萎陷，肺体积缩小，形成阻塞性肺不张，阻塞远端的肺组织可并发阻塞性肺炎或支气管扩张。

【反"S"征】 指右上叶中央型肺癌时，右上叶肺不张的下缘凸向内上方，与右肺门肿块下缘相连形成倒置的"S"形，称为反"S"征。

| 引　言 |

呼吸系统疾病常见且种类繁多，影像检查是呼吸系统疾病的主要检查和诊断方法。胸部具有良好的自然对比，X 线检查和 CT 检查在胸部的应用很普遍。MRI 检查由于软组织分辨力高和具有流空效应，常用于纵隔肿瘤的定位和定性诊断。肺内空气对超声波的反射强烈，使超声检查受到限制，仅用于检查胸腔积液和导引胸膜下肺内病变的穿刺活检。

第一节　呼吸系统常用的影像学检查方法

一、X 线 检 查

（一）胸部摄片

胸部摄片是呼吸系统最常用的检查方法，能够显示大多数的呼吸系统的疾病，分为传统摄片和数字 X 线摄片，且包含多种投照体位。

1. 正位（后前位）（postero-anterior view）　前胸壁贴近胶片或成像板，X 线自背部射入，是胸部最常见的投照体位。
2. 侧位（lateral view）　患侧侧胸壁靠近胶片或成像板，与正位片结合观察病变的部位和形态。
3. 前弓位　主要用于观察肺尖病变及与锁骨、肋骨重叠的病变，现已很少应用。
4. 卧位或坐位（前后位）　适用于卧床体弱患者或婴幼儿。

（二）透视

1. 优点　操作简单，费用低廉，可以动态多方位观察病变、膈肌的活动及心脏大血管的搏动状态等。
2. 缺点　空间及密度分辨率低于胸片，不能留下记录，辐射剂量大。目前在临床工作中已逐步淘汰。

（三）特殊检查

1. 体层摄影（tomography）　既往用于观察肺内病灶及气管支气管，随着 CT 的普及应用，目前已基本淘汰。
2. 高千伏摄影　应用电压不低于 120 kV，5～7 mAs 的摄影，由于 X 线穿透力强，可减少胸壁软组织、肋骨等对肺内病变的干扰，使肺纹理显示更清楚。

（四）造影检查

1. 支气管造影（bronchography）检查　既往用于观察支气管病变，高分辨 CT 扫描已基本取代此项检查。

2. 血管造影　主要有肺动脉及支气管动脉造影。由于多层螺旋 CT 增强扫描的应用，现已很少应用。

二、CT　检　查

胸部 CT 是呼吸系统疾病常用的检查方法，可以进一步确定及诊断胸部 X 线平片上发现的病变，也可用于肺部血管病变和胸部先天异常的诊断。CT 扫描不仅可对临床怀疑有胸部病变但胸片未能发现异常者进行进一步检查，还可对肺部肿瘤进行分期及随访。

扫描范围：从肺尖（apex）至肋膈角（costophrenic angle）连续扫描。

扫描层厚：5 ~ 10 mm。

肺窗的窗宽：1 000 ~ 2 000 HU，窗位：−500 ~ −800 HU。

纵隔窗的窗宽：300 ~ 500 HU，窗位：30 ~ 50 HU。

骨窗的窗宽：1 000 ~ 2 000 HU，窗位：150 ~ 1 000 HU。

（一）普通扫描（平扫）

不使用对比剂的常规扫描。扫描范围通常从肺尖至肺底，肺窗观察肺组织，纵隔窗观察纵隔，骨窗观察胸壁骨质。

（二）增强扫描

从静脉快速注射对比剂后进行胸部增强扫描（enhancement scan）。主要用于鉴别：肺门血管影及纵隔淋巴结，肺内结节病灶的鉴别诊断，肺血管病变的诊断等。

（三）高分辨率 CT 扫描

高分辨率 CT 扫描（high resolution CT，HRCT）为扫描层厚 1 ~ 2 mm 及高分辨力算法重建图像的检查技术。能够清晰显示肺内的细微结构，用于观察诊断弥漫性病变（间质病变、肺泡病变、结节病变）、支气管扩张、肺结节或肿块。

（四）多层螺旋 CT 扫描

为 X 线管一次旋转过程中同时获得多个层面图像容积数据的成像系统，可明显缩短胸部扫描的时间。应用多种后处理技术，能够多平面、多角度、立体显示肺内病灶的轮廓及周围结构的关系，进行肺结节分析、支气管树成像、肺含气量测定及支气管仿真内镜检查等。

三、MRI　检　查

在呼吸系统疾病影像检查中 MRI 作为 X 线、CT 检查的补充，主要用于纵隔病变、血管病变、肺部肿瘤和胸壁病变的诊断。横轴位为检查的基本方位，根据病变需要加做矢状位及冠状位扫描；常规选用体部线圈，FOV 50 cm，为减少运动伪影，可采用呼吸触发相位编码技术、心电门控技术、流动补偿技术、快速自旋回波（FSE）及平面回波等技术，常应用自旋回波（SE）T_1WI 和 FSE T_2WI；MRI 软组织分辨力高，不需要对比剂即能将实质性肿块与血管区分开，因此鉴别肿块性质优于 X 线、CT。

第二节　正常胸部 X 线表现

正常胸部 X 线影像是胸廓内、外各种组织、器官相互重叠的综合投影，熟悉胸片上各种影像的正常及变异的 X 线表现是胸部影像诊断的基础。正常胸部 X 线片见图 1-3-1。

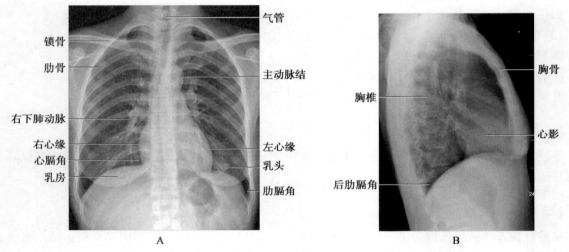

图 1-3-1　正常胸部 X 线表现

A. 胸部正位；B. 胸部侧位

一、胸　廓

胸廓（thoracic cage）的影像包括软组织和骨骼。正常胸廓应两侧对称。

（一）软组织（soft tissues）

1. 胸锁乳突肌　在锁骨内 1/3 部上方形成带状致密阴影，向外上方走行，位于两侧肺尖的内侧，边缘清晰，密度均匀，当颈部偏斜时，两侧影像可不对称，易被误认为肺尖病变。

2. 锁骨上皮肤皱褶　表现为位于锁骨上缘，并与锁骨平行，宽约 3~5 mm 的均匀软组织密度影，系锁骨上皮肤及皮下组织的投影。

3. 胸大肌　可表现为两侧肺野中外带斜向腋窝的扇形密度增高阴影，阴影的外下方比内上方密度高，易在男性 X 线胸片中显示，两侧胸大肌影可不对称。

4. 女性乳房与乳头 女性乳房影在两肺下野形成下缘清晰、上缘密度逐渐减低的半圆形的高密度阴影，其下缘向外与腋部皮肤延续，两侧可不对称。乳头影一般位于两肺下野，呈两侧对称的小圆形致密阴影，一般位于第 5 前肋间，但乳头影也可不对称或单侧出现，需与肺内结节病灶鉴别。

5. 伴随阴影 胸膜在肺尖的反折处及胸膜外肋骨下的软组织沿第 1、2 肋骨下缘形成的 1～2 mm 宽、边缘清晰的线条状阴影。

（二）骨骼

1. 肋骨

（1）肋骨影：一般两侧对称，12 对，起自胸椎两侧，后段呈水平向外走行，前段则自外上向内下倾斜走行形成肋弓，同一肋骨前后端不在同一水平，一般第 6 肋骨前端相当于第 10 肋骨后端的高度。后肋较厚而圆，显影清晰；前肋扁薄，轮廓相对模糊，密度较淡。

（2）肋软骨（costal cartilage）：第 1～10 肋骨前端有肋软骨与胸骨相连，肋软骨未钙化时不显影，故胸片上肋骨前端呈游离状。通常于 20 岁后第 1 肋软骨首先出现钙化，随着年龄的增长，其他肋软骨自下而上依次发生钙化，X 线表现为与肋骨皮质相连的斑点状及斑片状高密度影，不要误为肺内病变。

（3）肋骨常见先天性变异有：①颈肋（cervical rib）：为位于第 7 颈椎一侧或两侧的短小肋骨（图 1-3-2）。②叉状肋（bifid rib）：肋骨的前端呈叉状或铲状（图 1-3-3）。③肋骨联合（fused rib）：为相邻肋骨的局部融合或形成假关节，肋间隙变窄，常发生于第 5、6 后肋。

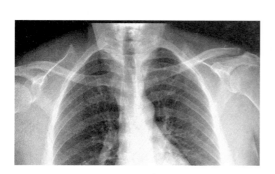

图 1-3-2 右侧颈肋

颈肋为第 7 颈椎右侧的短小肋骨

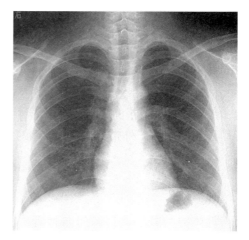

图 1-3-3 右侧第 4 叉状肋

叉状肋为右侧第 4 肋骨前端呈叉状

2. 锁骨 位于两肺上部，与第 1 肋骨前端相交，内侧缘与胸骨柄构成胸锁关节。正位 X 线胸片上两侧胸锁关节距离中线应相等，否则视为投照位置不正。在锁骨内端下缘有半圆形凹陷，为菱形韧带附着处，称为"菱形窝"。

3. 肩胛骨 在标准后前位胸片上肩胛骨投影于肺野上部外侧。若投照时上肢内旋不足，可使肩胛骨内侧不同程度与肺野重叠，呈平行带状影，易被误认为是肺及胸膜病变。

4. 胸骨 在正位 X 线胸片上大部分胸骨与纵隔阴影重叠，仅有胸骨柄两侧边缘可突出于上纵隔，若投照时体位不正，一侧胸骨可显示较多，易被误认为肺内病变或纵隔淋巴结肿大。

5. 胸椎　在标准后前位 X 线胸片上胸椎位于纵隔阴影内，透过含气的气管阴影可显示第 1~4 胸椎，在心脏大血管后方的胸椎仅隐约可见。胸椎横突可突出于纵隔阴影之外，勿误认为增大的淋巴结。

二、气管和支气管

（一）气管

在后前位 X 线胸片上，气管（trachea）位于上纵隔中部，起自喉部环状软骨下缘，相当于第 6~7 颈椎水平，向下至第 5~6 胸椎平面分为左、右主支气管。

（二）隆突

左、右主支气管下壁连接处形成隆突（carina），分叉角度为 60°~85°。

（三）支气管及其分支

右侧主支气管可视为气管的直接延续，与体轴中线成 20°~30°，左侧主支气管与体轴中线约成 40°~55°。两侧主支气管分别分为肺叶支气管，继而分出肺段支气管，经多次分支，最后分支为终末细支气管。

三、肺

（一）肺野

肺野（lung fields）指 X 线胸片上充满气体的两侧肺所形成的均匀一致的透明区域。为了方便病变的定位，沿第 2、4 前肋下缘水平划线将每侧肺划分为上、中、下野，从肺门向外至一侧肺野的最外部纵行均分为内、中、外带。肺尖区为第 1 肋骨下缘以上的部分。锁骨下区为锁骨以下至第 2 前肋下缘（图 1-3-4）。

（二）肺纹理

在充满气体的肺野里，自肺门向肺野外围呈放射状分布的树枝状阴影称为肺纹理（lung markings），由肺动脉、肺静脉和支气管形成，主要由肺动脉的分支构成，支气管、淋巴管及少量间质组织也参与肺纹理的形成。肺纹理的多少及粗细程度受多种因素的影响，故对胸部疾病的诊断价值需结合其他影像和临床表现综合分析。

（三）肺门

肺门（hila）由肺动脉、肺静脉、支气管及淋巴组织构成，主要成分是肺动脉和肺静脉。在后前位 X 线胸片

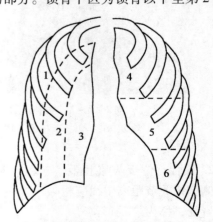

图 1-3-4　肺分野、分带示意图
1. 外带；2. 中带；3. 内带；4. 上肺野；
5. 中肺野；6. 下肺野

上，肺门位于两肺中野内带，左肺门比右肺门通常高约 1～2 cm。右肺门的上部由右上肺动脉及肺静脉分支构成，下部由右下肺动脉构成，右肺门上下部的夹角称为右肺门角。左肺门由左肺动脉及上肺静脉的分支构成，上部由左肺动脉弓形成，呈边缘光滑的半圆形影，易被误为肿块，下部由左下肺动脉及其分支构成，大部分为心影所掩盖。在侧位胸片上，右肺门多位于前方，左肺门位于后方。

（四）肺叶与肺段

1. 肺叶（pulmonary lobe）　由叶间胸膜分隔而成。横裂和斜裂将右肺分为上、中、下三个肺叶，斜裂将左肺分为上、下叶。肺叶相当大的部分是前后重叠的。

（1）右肺上叶位于右肺的上、中肺野，上缘达肺尖，以水平叶间裂为下界，后缘为斜裂上部。

（2）右肺中叶位于右肺的前下部，其上缘为水平叶间裂，内界为右心缘，后下缘为斜裂下部，前部与前胸壁相连。

（3）右肺下叶位于右肺的后下部，前缘为斜裂，前上方为上叶，前下方为中叶。

（4）左肺上叶位于左肺的前上方，相当于右肺上叶和中叶所占据的范围。

（5）左肺下叶位于左肺的后下方，相当于右肺下叶所占据的范围。

2. 副叶　正常人肺内可有额外的肺叶，称为副叶，属于肺分叶的先天变异，是额外的胸膜裂伸入肺段之间形成。奇叶和下副叶是常见的副叶。

（1）奇叶：位于右肺上叶的内上部与纵隔间，外缘为奇副裂。

（2）下副叶：又称心后叶，位于下叶内基底段的内侧，右肺多见，其外缘为下副裂。

3. 肺段（pulmonary segment）　肺叶由 2～5 个肺段组成，每个肺段有单独的段支气管。肺段通常呈圆锥状，基底部位于肺野的外围，尖端指向肺门。每个肺段的名称与其相应的支气管一致。正常的肺段之间无清楚的边界。右肺有 10 个肺段，左肺有 8 个肺段。肺段由多数的肺小叶组成，肺小叶是肺组织的最小单位。

四、胸　　膜

胸膜（pleura）分为包裹肺及叶间的脏胸膜和与胸壁、纵隔及横膈相贴的壁胸膜，两层胸膜之间为潜在的胸膜腔。正常胸膜菲薄一般不显影，在胸膜反折处且 X 线与胸膜走行方向平行时才显示为线状致密影。叶间裂是肺叶之间的胸膜在 X 线胸片上形成的线样阴影。斜裂胸膜的线形阴影在侧位 X 线胸片显示清楚，从后上向前下方走行。水平叶间裂又称横裂，位于右肺上叶与中叶之间，在正位 X 线胸片上显示为由肺外缘至肺门外侧接近水平走行，约平第 4 前肋水平的横行细线状阴影，在侧位 X 线胸片上位于肺门前方。

五、纵　　隔

（一）纵隔

纵隔（mediastinum）位于胸廓中央两肺之间，自胸廓上口向下至膈，前壁自胸骨后缘，后壁至胸椎之前，两侧由纵隔胸膜所围绕而形成的区域。其中包含心脏、大血管、气管、主支气管、食管、淋巴组织、胸腺、神经及脂肪等结构和组织。正常纵隔的宽度受体位和呼吸的影响。X 线胸片上除气管及主支气管因含气而易于分辨外，其余结构均为软组织密度，只能观察其形态及其与肺部邻接的轮

廓。纵隔的分区在判断纵隔病变的来源和性质上有
重要意义。

（二）纵隔分区

纵隔的分区方法有多种，现介绍九分区法。为
便于纵隔病变的描述和诊断，在侧位 X 线胸片上根
据解剖标志将纵隔分为前、中、后及上、中、下九
个区（图 1 - 3 - 5）。

前纵隔位于胸骨之后，气管、升主动脉和心脏
之前的狭长三角形区域。中纵隔相当于心脏、主动
脉弓、气管和肺门所占据区域。食管前壁为中、后
纵隔的分界线，食管前壁及心脏后缘以后为后纵隔。
以胸骨柄、体之交点至第 4 胸椎椎体下缘连线及肺
门下缘水平线至第 8 胸椎椎体下缘连线将纵隔分为上、中、下纵隔。

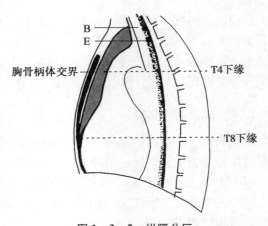

图 1 - 3 - 5　纵隔分区
B：气管；E：食管；灰色：前纵隔；白色：中、后纵隔

六、横　膈

横膈（diaphragm）由薄层肌腱组织构成，分为左、右两叶，介于胸、腹腔之间。左、右膈呈圆
顶状，轮廓光滑清晰，两侧均有肌束附着于肋骨、胸骨及腰椎。横膈上有多个连接胸腹腔结构的裂
孔，主动脉裂孔有主动脉、奇静脉、胸导管和内脏神经通过；食管裂孔有食管及迷走神经通过；腔静
脉裂孔有腔静脉通过。胸腹膜裂孔及胸骨旁裂孔为横膈的薄弱区，是膈疝的好发部位。

（一）膈顶

横膈的最高点在膈的中点偏内侧，称为膈顶。膈的圆顶偏内侧及前方，所以呈内高外低、前高后
低形态。一般右膈顶在第 5 至第 6 前肋间水平，右膈高于左膈 1 ~ 2 cm。

（二）膈角

在正位 X 线胸片上，膈内侧与心脏形成心膈角（cardiophrenic angle），外侧逐渐向下倾斜，膈外
侧与胸壁形成清晰锐利的肋膈角（costophrenic angle）；在 X 线侧位片上，膈与前胸壁形成前肋膈角，
圆顶后部明显向后、下倾斜，与后胸壁形成后肋膈角。后肋膈角为胸腔的最低位置。

在平静呼吸状态下，横膈的运动幅度为 1.0 ~ 2.5 cm，深呼吸时可达 3 ~ 6 cm，横膈运动两侧大致
对称。

正常变异时膈的形态、位置、运动均可以有所改变。正常人有的在膈的前内侧出现向上的局限性
半圆形隆起，称为局限性膈膨出，此为部分膈肌较薄弱或膈肌的张力不均所致，不要误为病态；有时
在深吸气状态下，横膈可呈波浪状，称为"波浪膈"，这是由于膈肌附着于不同的肋骨前端，在吸气
时受肋骨的牵引所致，不要误以为胸膜粘连。

第三节 正常胸部 CT 表现

胸部的各种组织密度差异很大，其 CT 值的范围很广，故在观察胸部 CT 时，至少需采用两种不同的窗宽和窗位，分别观察肺野与纵隔，有时还需要采用骨窗，以观察胸部骨骼的改变。胸部 CT 图像是胸部不同层面的断层图像，不存在重叠现象，从而能在良好的解剖影像背景上清晰显示各组织器官结构及病变。

一、胸 壁

胸壁的软组织和骨骼需在纵隔窗显示，使用骨窗可进一步检查骨骼病变。

（一）软组织

胸壁的最外部可显示女性乳房的结构。前胸壁的前外侧有胸大肌和胸小肌，肌间可见薄层脂肪影。后胸壁肌肉较复杂，有背阔肌、斜方肌、菱形肌和胸椎棘突周围肌群等。胸壁最深的肌肉是肋间肌。腋窝部脂肪丰富，其内淋巴结肿大易于发现。

（二）骨骼

CT 可显示骨骼的解剖形态及骨的结构。胸骨和胸锁关节位于胸壁前部，胸骨柄呈前凸后凹的梯形，其两侧缘的凹陷为锁骨切迹，与锁骨头形成胸锁关节。胸骨体呈长方形，剑突位于胸骨体下端，成年人多呈小三角形高密度影。胸椎位于胸壁后部中央，可分辨出椎体、椎板、椎弓、横突和棘突等。中老年人椎体多可见程度不同的骨质增生。肋骨从椎体两侧发出，由后上向前下斜行，通常一个 CT 横断面同时可见多根肋骨的部分断面，位置较高的肋骨靠前部。在肺尖层面第 1 肋软骨及胸骨的关节可能突向肺野内，不要误认为肺内病灶。肩胛骨位于后胸壁两侧，呈长

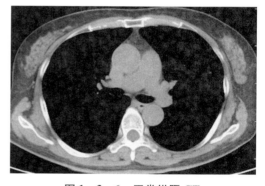

图 1-3-6 正常纵隔 CT

形斜条状结构，前方可见喙突，后方可见肩峰及肩关节盂的一部分（图 1-3-6）。螺旋 CT 三维重建可立体显示胸部骨骼，而且可从任意方向观察，便于对胸部骨骼的整体及毗邻关系的理解。

二、胸 膜

叶间裂位于肺叶的边缘，故在常规胸部 CT 扫描中，斜裂表现为从纵隔至侧胸壁的横行透明带影或略带弧形的少血管带，在上部 CT 层面其位置靠后，在下部的 CT 层面位置逐渐靠前；水平叶间裂因其与扫描平面平行，可表现为三角形或椭圆形无血管透明区。当叶间裂走行与扫描平面接近垂直或略倾斜时，可显示为细线状影。薄层或 HRCT 扫描，叶间裂清楚显示呈软组织密度线状阴影（图 1-3-7）。

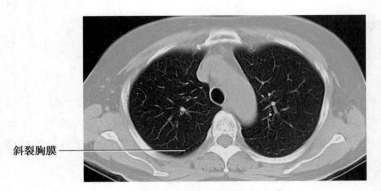

图 1 - 3 - 7　斜裂胸膜

平扫 CT 肺窗示右侧斜裂胸膜呈细线状影

　　叶间裂是 CT 上肺叶划分的标志，左侧斜裂先出现，其前方为上叶，后方为下叶；右侧斜裂在中间段支气管以上层面，其前方为上叶，后方为下叶；右侧水平裂在中间段支气管以下层面，其前方为中叶，后方为下叶。

三、支气管、肺动脉和肺静脉

（一）支气管

　　由于气管前方及两侧通常有较低密度的纵隔脂肪包绕，在纵隔窗上，气管与周围大血管结构分界多较清楚，能够显示气管、主支气管及部分肺段支气管，其 CT 表现与管径大小及走行方向有关。一些支气管呈水平或近似水平方向走行的支气管，在 CT 上显示其长轴形态，表现为长管状透亮影；一些呈斜行及头足方向走行的支气管，在 CT 上表现为椭圆形或圆形透亮影（图 1 - 3 - 8）。

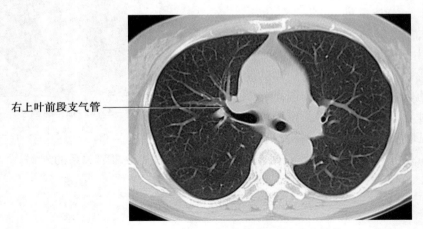

图 1 - 3 - 8　右上叶前段支气管

（二）肺动脉

　　肺动脉及其分支常伴行于同名支气管，多位于支气管的前、外或上方，从纵隔走行至肺外围。在 CT 上呈分支或小结节状高密度影，这取决于血管的管径大小及走行方向。肺动脉的管径与伴行的支气管管径相近。

（三）肺静脉

肺静脉位于肺段或亚段之间，多不与支气管并行，下肺静脉干呈水平方向至左心房，CT 上显示其长轴影像。肺静脉变异较多，识别较困难。

（四）支气管血管束

支气管和其伴随的肺动脉及周围包绕的结缔组织称为支气管血管束，其边缘光滑清楚，自肺门至外围部逐渐分支、变细。

四、肺叶、肺段、肺小叶

（一）肺叶

叶间裂是识别肺叶的标志，胸部 CT 的肺叶定位较 X 线胸片准确。

（二）肺段

肺段的基本形态为尖端指向肺门的锥体状。CT 图像上不能显示肺段间的界限，但可根据肺段支气管及血管的走行大致定位。

（三）肺小叶

肺小叶又称次级肺小叶（secondary pulmonary lobule），是肺组织的微小解剖结构单位，是指小叶中心支气管远端的肺组织。肺小叶由小叶核心、小叶实质和小叶间隔组成。肺小叶形态：HRCT 显示肺小叶呈不规则的多边形或截头锥体形，尖端指向肺门，底朝向脏胸膜。成年人肺小叶的每侧边长为 10 ~ 25 mm。

1. 小叶间隔　小叶间隔包绕肺小叶，由疏松结缔组织组成，内有小叶静脉及淋巴管走行。HRCT 上表现为与胸膜垂直的长约 10 ~ 25 mm 的均匀细线状致密影。

2. 小叶核心　小叶核心位于肺小叶中央，可呈分支状或逗点状，由小叶中心细支气管和小叶中央动脉及其包绕的纤维结缔组织构成。小叶核心距离小叶间隔及胸膜 5 ~ 10 mm。

3. 小叶实质　小叶实质位于小叶核心与小叶间隔之间，包含有肺泡、小血管和细支气管的分支，呈低密度影像，但比空气的 CT 值略高。

五、肺　　门

正常肺门的 CT 影像主要由肺动脉及肺静脉构成，肺门可分为上、下部。两侧肺门上部由上叶支气管、肺动脉上干、肺静脉上干的肺上静脉构成；右肺门下部由中叶支气管、右下叶支气管、右叶间动脉、右中叶肺动脉和静脉、右下叶的肺段支气管和肺动脉构成；左肺门下部由左舌叶支气管的起始部、左下叶的肺段支气管起始部和相应的肺动脉及肺静脉构成。

六、横　膈

横膈为圆顶状的肌性结构，呈软组织密度影像。膈前部附着于剑突与两侧肋软骨上，多呈软组织密度的波浪状或弧线影。横膈后下部与脊柱前纵韧带相连续形成膈肌脚，简称膈脚。老年人的膈脚可为不规则形；较粗大或分叶状的膈脚类似淋巴结。胸部 CT 显示为位于椎体两旁，主动脉前方的凹面向前的软组织密度线状影（图 1 - 3 - 9）。膈肌脚前方是腹腔，后方是胸腔。

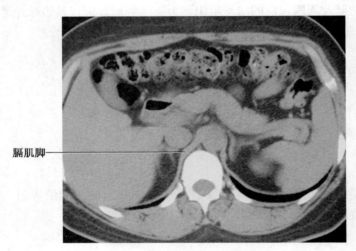

膈肌脚

图 1 - 3 - 9　正常膈肌脚

七、纵　隔

纵隔结构主要通过纵隔窗来观察。前纵隔主要有胸腺组织、淋巴组织、脂肪组织和结缔组织；中纵隔结构最多，包括气管与支气管、大血管及其分支、膈神经及喉返神经、迷走神经、淋巴结、心脏等；后纵隔内有食管、降主动脉、胸导管、奇静脉、半奇静脉及淋巴结。

（一）纵隔

胸部 CT 的纵隔窗能够显示纵隔内的胸腺、心脏、大血管、食管、支气管、淋巴结等结构。增强扫描可清楚显示大血管，有助于区别淋巴结与血管断面。

（二）纵隔淋巴结

纵隔淋巴结 CT 表现为圆形、卵圆形软组织密度影，正常时其短径 ≤10 mm，若 ≥15 mm 应视为异常。

（三）胸腺

胸腺（thymus）位于上纵隔血管前间隙内，为箭头状，尖端指向胸骨，边缘光滑或呈波浪状。10 岁以下儿童胸腺外缘常隆起，10 岁以上者胸腺外缘常凹陷。胸腺的密度取决于其内的脂肪含量，青少年的胸腺密度与肌肉相似，随着年龄的增长，胸腺逐渐萎缩，老年胸腺为脂肪密度，仅存一些细纤维索条状结构。

第四节　正常胸部 MRI 表现

一、胸　壁

胸壁肌肉在 T_1WI 和 T_2WI 上均呈较低信号；肌腱、韧带、筋膜在 T_1WI 和 T_2WI 均呈低信号；脂肪 T_1WI 呈高信号，T_2WI 呈较高信号；肋骨、胸骨、脊柱骨皮质在 T_1WI 和 T_2WI 均呈低信号，中央松质骨含有脂肪，为较高信号。

二、纵　隔

胸腺呈均匀信号，T_1WI 信号略低于脂肪，随着年龄增长，尤其在 30 岁以后这种差别缩小，T_2WI 信号与脂肪相似，不随年龄变化而变化。

气管与主支气管腔内无信号，其管壁较薄，也通常不可见，但可以由周围脂肪高信号衬托而勾画出其形态及走行；胸段食管显示较好，其壁信号与肌肉类似。

淋巴结多易于显示，通常表现为 T_1WI 和 T_2WI 上小圆形或椭圆形等信号影。

心脏与大血管详见相应章节。

三、肺

正常肺野基本呈黑影，肺纹理显示不及 CT，仅能在肺门附近看到少数分支状影像，这些可能代表支气管和血管壁。

四、横　膈

后膈脚在轴位显示清晰，呈一较纤细、向后凹陷的曲线状低信号影，前方绕过主动脉，止于第 1 腰椎椎体外侧缘。

第五节　胸部基本病变的影像表现

胸部病变可以表现为不同形态、大小、数目及密度的异常，这些异常的影像表现是胸部疾病的大体病理改变在影像学上的反映。一种疾病在不同的时期可表现为不同的影像表现，而不同疾病又可以发生相同或类似的影像表现，因此认识基本病变的影像表现是进行诊断和鉴别诊断的基础。

一、气管和支气管病变

气管和支气管常见病变有肿瘤、异物、结核及先天异常等。支气管的改变主要是支气管的阻塞，可以是肿瘤和淋巴结肿大所引起的气管支气管外压性改变，也可由不同病因造成支气管的腔内阻塞，阻塞的程度可为部分阻塞和完全阻塞。

（一）管腔内病变

X 线平片发现气管支气管管腔内的病变困难，但能够显示肺内继发的阻塞性改变，包括阻塞性肺气肿、阻塞性肺炎及肺不张等，有时可显示气管外形及位置的改变。CT 检查则可了解气管和支气管病变的范围与深度。CT 可直接显示管腔内的结节和异物。

（二）管腔狭窄和梗阻

肿瘤及支气管结核所引起的支气管狭窄的范围可局限或较为广泛（图 1 – 3 – 10）。

（三）管壁增厚

恶性肿瘤使支气管的管壁局限性或环形增厚，常合并腔内结节、管腔狭窄及管腔外肿块（图 1 – 3 – 11）。

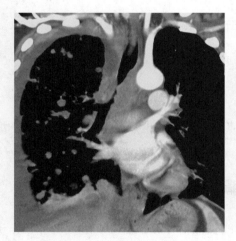
图 1 – 3 – 10　右主支气管狭窄
增强 CT 纵隔窗冠状重建示右主支气管腔内可见软组织密度影，管腔重度狭窄

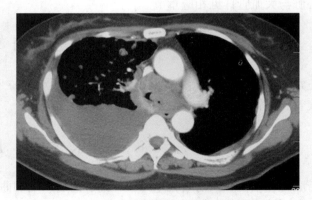
图 1 – 3 – 11　右主支气管腔内结节及管腔外肿块
增强 CT 纵隔窗示右主支气管管壁增厚，并可见突向腔内的结节影

（四）管腔增宽

管腔增宽是指支气管腔的持久性扩张，多见于支气管扩张症。

（五）软骨钙化

老年人的气管、主支气管软骨可发生生理性钙化。

二、肺部病变

（一）肺气肿

肺气肿（emphysema）系指肺组织被气体过度膨胀的一种状态，可分为局限性阻塞性肺气肿和慢性弥漫性阻塞性肺气肿。局限性阻塞性肺气肿是因支气管部分性阻塞后，空气能被吸入而不能完全呼出，使得该支气管阻塞远侧所分布的肺泡过度充气而逐渐膨胀，从而形成阻塞性肺气肿；慢性弥漫性阻塞性肺气肿是由于终末细支气管慢性炎症及狭窄，形成活瓣性呼气性阻塞，终末细支气管以远的含气腔隙过度充气、异常扩大，并可伴有不可逆性肺泡壁的破坏及融合而形成。

1. 局限性阻塞性肺气肿的 X 线及 CT 表现

（1）肺野局部透亮度增加。

（2）局部肺纹理稀疏。

（3）患侧横膈下降。

（4）纵隔向健侧移位。

2. 慢性弥漫性阻塞性肺气肿的 X 线及 CT 表现

（1）双侧肺野透明度增加，肺纹理稀疏减少，常有肺大疱出现（图 1 - 3 - 12）。

（2）胸廓前后径及横径增大，肋间隙增宽。

（3）横膈低平且活动度减弱。

（4）心影狭长呈垂位心形。

（5）严重者主肺动脉增粗，可出现肺动脉高压及肺心病。

3. 肺气肿病理分型 肺气肿在病理上分为小叶中心型肺气肿、全小叶型肺气肿、间隔旁肺气肿和瘢痕旁肺气肿 4 型（图 1 - 3 - 13）。CT 检查可显示各型肺气肿。

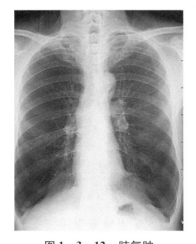

图 1 - 3 - 12 肺气肿

正位 X 线胸片示肺气肿表现为肺野透明度增加，
肺纹理稀疏，肋间隙增宽，横膈低平且心影狭长

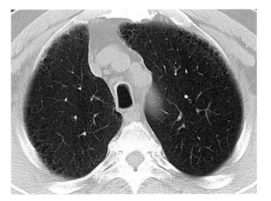

图 1 - 3 - 13 间隔旁型肺气肿

平扫 CT 肺窗示胸膜下薄壁气囊

（二）阻塞性肺不张

支气管完全闭塞、腔外压迫或肺内瘢痕组织收缩致肺泡内气体在 18～24 h 内被循环的血液所吸收，相应的肺组织萎陷，肺体积缩小，形成阻塞性肺不张（obstructive atelectasis），阻塞远侧的肺组织可并发阻塞性肺炎或支气管扩张。阻塞可以发生在主支气管、叶或段支气管及细支气管，而导致一侧性、肺叶及肺段的肺不张和小叶的肺不张，其影像表现与阻塞的部位和时间有关，也与不张的肺内有无已经存在的病变有关。

1. 一侧全肺不张　阻塞发生在主支气管。

（1）X 线表现：①患侧肺野均匀致密；②患侧胸廓塌陷，肋间隙变窄；③纵隔向患侧移位，患侧横膈升高；④健侧有代偿性肺气肿表现。

（2）CT 表现：①可见患侧肺缩小，呈均匀软组织密度结构；②增强扫描可见不张的肺组织明显强化，常可发现主支气管阻塞的部位和原因。

2. 肺叶、肺段不张　阻塞发生在叶或段支气管。

（1）X 线表现：①不张的肺叶或肺段体积缩小，密度均匀增高；②相邻叶间裂呈向心性移位，血管、支气管聚拢；③纵隔及肺门不同程度向患部移位；④邻近的肺野可出现代偿性肺气肿。

由于肺叶的形态、大小不同，不同的肺叶不张有不同的 X 线表现。各肺叶肺不张的 X 线形态如图 1－3－14 所示。

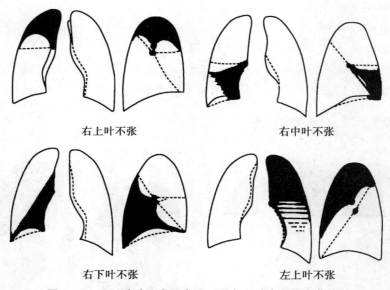

右上叶不张　　　　　右中叶不张

右下叶不张　　　　　左上叶不张

图 1－3－14　肺叶不张示意图（黑色区域表示病变范围）

（2）CT 表现：①右肺上叶不张表现为上纵隔右边的三角形或窄带状软组织密度影，尖端指向肺门，边缘清楚；②左肺上叶不张表现为三角形软组织密度影，底部与前外胸壁相连，尖端指向肺门，其后外缘向前内方凹陷（图 1－3－15）；③右肺中叶不张表现为右心缘旁三角形软组织密度影，其尖端指向胸壁，底部与右心缘相连；④肺下叶不张表现为脊柱旁的三角形软组织密度影，尖端指向肺门，其前外缘锐利，患侧横膈升高，肺门下移。

3. 小叶肺不张　为终末细支气管被黏液阻塞所致。X 线及 CT 均表现为多发斑片状密度增高影，表现不典型，与邻近的炎症不易区分，多见于支气管肺炎。

（三）实变

肺实变（consolidation）指肺泡腔内的气体被病理性液体、细胞或组织成分所代替。病变累及的范围可以是腺泡、小叶、肺段或肺叶，实变的范围可大可小，也可以是多个腺泡、小叶受累而其间隔以正常的肺组织。常见的病理改变为炎性渗出、水肿液、血液、肉芽组织或肿瘤组织。多见于肺部急性炎症、肺结核、肺出血、肺水肿及细支气管肺泡癌。实变的肺体积一般与正常时相同（图1-3-16）。

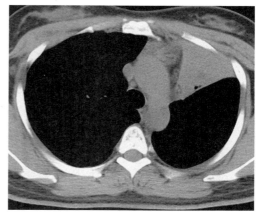

图1-3-15 左肺上叶不张
平扫CT纵隔窗示左上肺三角形软组织密度影，尖端指向左肺门，提示左肺上叶不张

1. 渗出性病变 肺泡腔内的气体被血管渗出的液体所取代而形成，此系机体对于急性炎症的反应。可见于各种肺炎、肺结核、肺出血、肺水肿等。病变密度与渗出成分有关。炎性实变经治疗后，可在1~2周内消散；肺充血或肺水肿所形成的实变，其演变过程较炎性实变快，经适当治疗，可在数小时至2 d内完全消失。

2. 增殖性病变 为肺的慢性炎症在肺组织内形成的肉芽组织，增殖的成分多为细胞和纤维成分，病变一般不大，与周围正常组织分界清楚，密度较高，动态变化缓慢。可见于各种慢性炎症、肺结

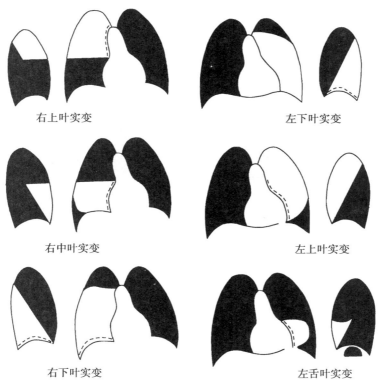

右上叶实变　　　　　　　左下叶实变

右中叶实变　　　　　　　左上叶实变

右下叶实变　　　　　　　左舌叶实变

图1-3-16 肺实变示意图（白色区域表示病变范围）

核、硅沉着病等。

3. 纤维性病变 系肺部的慢性炎症或增殖性病变在修复愈合过程中，纤维成分逐渐代替细胞成分而形成瘢痕。

4. X 线与 CT 表现

（1）渗出性实变范围可大可小，可表现为边缘模糊的斑点状、斑片状密度增高影或大片状密度增高影；若病变边缘为叶间胸膜时，清晰锐利。

（2）渗出性病变的早期或吸收阶段，实变区可表现为较浅淡的磨玻璃密度影，其内常可见肺血管纹理。

（3）当实变扩展至肺门附近，在肺泡病变的对比下，较大的含气的支气管分支影像可以显示，称为支气管充气征（air bronchogram）（图 1 - 3 - 17）。

（4）增殖性病变可呈结节状、肿块影、肺段或肺叶实变影像。

（5）纤维性病变表现为条索、斑片、肿块及蜂窝状等影像。

（四）钙化

钙化（calcification）一般发生在退行性变或坏死组织内，在病理上属于变质性病变，为高密度影像。钙化 X 线及 CT 检查表现如下。

（1）密度很高、边缘清楚锐利、大小形状不同的阴影，可为斑点状、块状及球形，CT 值常可达100 HU 以上。

（2）呈局限或弥散分布。

（3）肺结核钙化多为斑点状、斑块状或片状（图 1 - 3 - 18），表示病变愈合。

（4）错构瘤的钙化多呈爆米花样。

（5）弥漫性小结节状钙化多见于肺泡微石症和硅沉着病。

（6）周围型肺癌的钙化呈单发点状或局限性多发颗粒状、斑片状钙化。

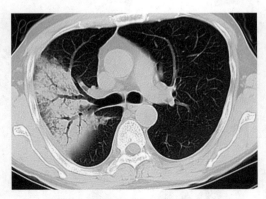

图 1 - 3 - 17 支气管充气征
平扫 CT 肺窗示右上肺大片状密度增高影中可见
含气的支气管分支影像称为支气管充气征

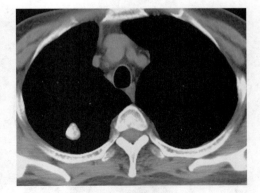

图 1 - 3 - 18 肺结核球钙化
平扫 CT 纵隔窗示右上肺类圆形结节影中的
斑点状高密度影像为肺结核球的钙化

（五）结节与肿块

当病灶以结节（nodule）或肿块（mass）为基本病理形态时，其中直径 ≤3 cm 者称为结节，

＞3 cm者称为肿块。结节或肿块可单发，也可多发，除大小不同外，其他表现相同。根据结节的密度不同，可分为实性结节、磨玻璃密度结节和混合密度结节。MRI主要用于肺门病变及肺内结节和肿块的诊断，肺门有流空现象的肿块为血管性病变，增强扫描有强化；位于血管和支气管之间的结节多为淋巴结。肺内结节和肿块在MRI上一般表现为T_1WI较低信号和T_2WI较高信号，病变的形态是鉴别诊断的重要依据。

1. 良性肺结节、肿块　多见于结核球、肺腺瘤、错构瘤、炎性假瘤等。病灶多有包膜，生长缓慢，X线与CT显示边缘清晰光滑的球形肿块，偶分叶，少有毛刺（图1-3-19）；CT增强扫描时可不强化或轻度均匀性强化。结核球内常可见钙化及厚壁的引流支气管，周围可见卫星灶；结节内有脂肪密度多见于错构瘤。

2. 恶性肺结节、肿块　多见于周围型肺癌及肺转移瘤。可呈浸润性生长，一般生长速度比良性肿瘤快，其边缘不锐利，可见分叶征（lobulation sign）（图1-3-20）、毛刺征（spiculation sign）、胸膜凹陷征及空泡征等；CT增强扫描时常为较明显的均匀强化或中心强化。

（1）分叶征：结节或肿块的轮廓可呈多个弧形凸起，弧形相间则为凹入而形成分叶状肿块。

（2）毛刺征：病灶边缘可有不同程度的棘状或毛刺状突起。

（3）胸膜凹陷征：靠近胸膜的肿块，其内纤维反应收缩牵拉胸膜时可有线状或三角形影像。

（4）空泡征：瘤体内有时可见直径1～3 mm的空气样低密度影。

（5）倍增时间：指结节的体积增长1倍所需要的时间，这反映了结节的生长速度。可根据2次不同时间的CT扫描检查而获得，采用计算机软件准确计算出结节的倍增时间。

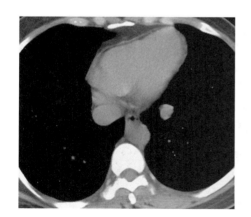

图1-3-19　肺错构瘤
平扫CT纵隔窗示左下肺心影旁边缘清晰
光滑的球形结节为肺错构瘤

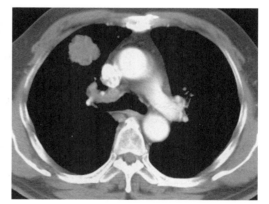

图1-3-20　分叶征
增强CT纵隔窗示右上肺可见类圆形肿块，
边缘不锐利，可见分叶征

3. 肺内多发小结节（直径在1 cm以下）及粟粒病变（大小在3～5 mm）　影像在X线胸片检查的基础上需要薄层CT或HRCT检查以进行诊断及鉴别诊断。根据结节的分布不同，可分为血源性结节、淋巴管周围结节及小叶中心结节。

（六）空腔与空洞

1. 空腔（air containing space）　为肺内生理腔隙的病理性扩张，常见于肺囊肿、肺大疱（bullae）和支气管扩张。X线与CT表现为肺内局限性含气影像，有完整的壁，边缘清晰光滑、壁厚约1 mm

的类圆形透亮区（图1-3-21）。合并感染时腔内可见液平面。

2. 空洞（cavity） 为肺内病变组织发生坏死后经引流支气管排出后而形成的，空洞壁可由坏死组织、肉芽组织、纤维组织、肿瘤组织所形成，多见于肺结核、肺脓肿和肺癌。根据洞壁的厚度可以分为厚壁空洞、薄壁空洞及虫蚀样空洞。

（1）薄壁空洞：洞壁厚度在1~3 mm，X线与CT表现为边界清晰，空洞内、外壁光滑的类圆形透亮区。

（2）厚壁空洞：洞壁厚度超过3 mm，空洞周围可有高密度实变区，内壁光滑或凹凸不平，外壁可清楚或模糊。肺脓肿空洞内多有液平面，肺癌空洞的内壁常不规则，可有壁结节，外壁呈肿瘤形态。

（3）虫蚀样空洞：又称无壁空洞，是大片坏死组织内的多发小空洞，多见于结核干酪性肺炎，X线与CT表现为大片密度增高阴影内多发的、边缘不规则如虫蚀样的小透亮区。

（七）肺间质病变

肺间质病变（interstitial abnormalities）是指以侵犯肺间质为主的病变，常同时伴有肺实质的改变。肺间质的病理改变可以是渗出或漏出液、炎性细胞或肿瘤细胞浸润、纤维结缔组织或肉芽组织增生。常见的肺间质病变有慢性支气管炎、特发性肺间质纤维化、癌性淋巴管炎、尘肺及结缔组织病。

X线表现为肺纹理增粗，模糊，两肺多发线状、网状及小结节和蜂窝状阴影，也可有磨玻璃密度及肺实变阴影。CT表现为细线状及细网状影、小叶间隔增厚、支气管血管束增粗扭曲及蜂窝状影像（图1-3-22）。

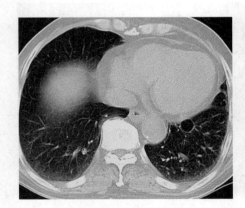 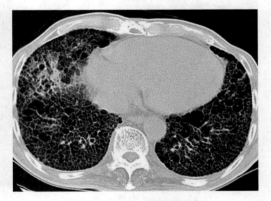

图1-3-21　肺大疱
平扫CT肺窗示左下肺见边缘清晰光滑的
薄壁类圆形透亮影为肺大疱

图1-3-22　肺间质病变
平扫CT肺窗示两下肺多发的细线状、网格状及
蜂窝状阴影提示肺间质病变

三、胸　膜　病　变

（一）胸腔积液

多种疾病可累及胸膜而产生胸腔积液（pleural effusion）。常见原因有结核、炎症、外伤、肿瘤、心功能不全等，液体可为渗出液、漏出液、血液及乳糜液。

1. 游离性胸腔积液　X线胸片可以大致估计液体量，不能判断积液性质。

（1）少量积液：首先积存在胸腔的最低处后肋膈角处，使之变钝，液体进一步增多则在正位 X 线胸片上可见患侧肋膈角变钝。

（2）中量积液：立位后前位 X 线胸片表现为患侧肋膈角消失，患侧下肺野均匀致密，上缘呈外高内低的弧线影，膈肌显示不清（图 1 − 3 − 23）。

（3）大量积液：积液面内上缘超过肺门角水平。患侧肋间隙常增宽，肺野大部分均匀致密，纵隔向健侧移位。

（4）CT 表现：胸腔后下部弧形液体样密度影（图 1 − 3 − 24），随着液体量的增多，可见胸腔积液压迫肺引起肺不张及纵隔向健侧移位。

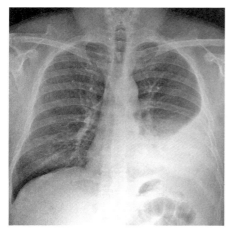

图 1 − 3 − 23　中等量胸腔积液
正位 X 线胸片示左下肺野均匀致密影，其上缘呈
外高内低的弧线影，提示左侧胸腔内游离性胸腔积液

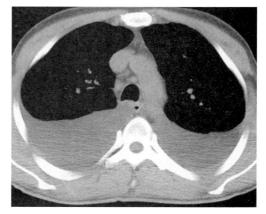

图 1 − 3 − 24　胸腔积液
平扫 CT 纵隔窗示两侧胸腔后下
部弧形的液体密度影为胸腔积液

2. 局限性胸腔积液　是指位于胸腔某一个局部的胸腔积液，分为包裹性积液、叶间积液、肺底积液和纵隔积液。

（1）包裹性积液：胸膜炎时，脏胸膜和壁胸膜发生粘连，使积液局限于胸膜腔的某一部位。X 线切线位投照表现为自胸壁向肺野突出的边界清晰的半圆形致密阴影，其上下缘与胸壁的夹角呈钝角；CT 表现为基底位于胸膜、凸向肺内的半圆形或扁丘状影像，边缘清楚。

（2）叶间积液：为局限于水平裂或斜裂内的积液。侧位 X 线胸片易于显示液体与胸膜的关系。典型表现是叶间裂部位的梭形影，密度均匀，边缘清楚。CT 上表现为叶间片状或带状的液体密度影，有时呈梭状或球状（图 1 − 3 − 25）。

（3）肺底积液：胸腔积液位于肺底与横膈之间称为肺底积液，一般为单侧性。其上缘呈圆顶状，与膈升高相似。

3. MRI 表现　渗出液和漏出液在 T_1WI 为低信号，T_2WI 为高信号，信号均匀。胸腔内有亚急性和慢性出血时 T_1WI 和 T_2WI 均为高信号。

（二）气胸与液气胸

脏胸膜或壁胸膜破裂，空气进入胸膜腔，导致气胸（pneumothorax）。气胸的原因有胸壁穿通伤、胸部手术、胸腔穿刺及支气管破裂等。胸膜腔内液体与气体同时存在为液气胸（hydropneumothorax），

X 线及 CT 可见气液平面。

1. X 线表现　肺体积不同程度受压变小，肺表面与壁胸膜之间的气体形成无肺纹理的气胸带。大量气胸时，同侧肋间隙增宽，横膈下降，纵隔向健侧移位（图 1-3-26）。

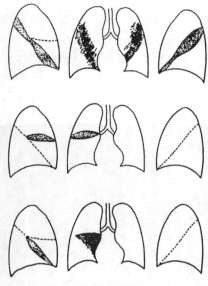

图 1-3-25　叶间积液示意图

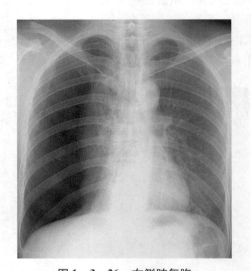

图 1-3-26　右侧肺气胸

正位 X 线胸片示右肺野中外带无肺纹理的
气胸带，肺组织明显受压萎陷

2. CT 表现　肺窗上气胸表现为肺外侧带状无肺纹理的透亮区，其内侧可见弧形的脏胸膜呈细线状软组织密度影，肺组织不同程度受压萎陷，严重时纵隔向对侧移位，横膈下降。

（三）胸膜增厚、粘连及钙化

胸膜炎性纤维蛋白渗出、肉芽组织增生、外伤出血机化均可引起胸膜增厚、粘连及钙化。

1. 轻度胸膜增厚粘连　表现为患侧肋膈角变钝、膈运动轻度受限。

2. 广泛胸膜增厚及钙化　可见患侧胸廓塌陷，肋间隙变窄，膈升高，膈运动减弱或消失，纵隔向患侧移位。胸膜钙化时在肺野边缘呈不规则片状高密度阴影。

3. CT 表现　胸膜肥厚表现为沿肺与胸壁之间的软组织密度的条带状影，边缘常不规则；胸膜钙化为沿肺表面的线状、条状或斑点状高密度影（图 1-3-27）。

（四）胸膜结节及肿块

胸膜结节及肿块常见于胸膜间皮瘤或转移性肿瘤，可为局限性或弥漫性。

1. X 线表现　为边缘清晰的扁丘状或半圆形结节或

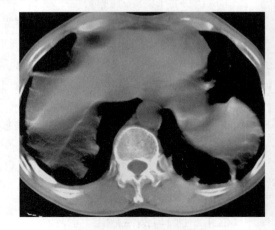

图 1-3-27　胸膜肥厚钙化

平扫 CT 纵隔窗示右下肺与胸壁间的条带状
软组织影及高密度影为右侧胸膜肥厚钙化

肿块，密度多均匀，与胸壁呈钝角相交。

2. CT 表现　基底位于胸膜、凸向肺内的软组织密度肿块，增强扫描肿块多有较明显强化。弥漫性胸膜肿瘤可见胸膜弥漫性增厚，表面凹凸不平，呈结节状或波浪状。

3. MRI 表现　良性胸膜肿瘤的边缘光滑、病变局限，在 T_1WI 和 T_2WI 多为低到中等强度信号；肿瘤钙化为斑片状低信号。增强扫描肿瘤强化不明显。胸膜恶性肿瘤为多发胸膜结节和肿块，有不规则胸膜增厚，在 T_1WI 及增强的 T_1WI 为高信号，常合并胸腔积液和胸壁受侵。

四、纵 隔 病 变

（一）纵隔肿块

纵隔肿块常见原因为纵隔肿瘤及囊肿。纵隔肿块在纵隔分区中的位置是定性诊断的基础，侧位 X 线胸片上的纵隔分区是肿块定位的依据。

1. 前纵隔肿瘤及囊肿　胸内甲状腺肿、胸腺瘤、畸胎类肿瘤、胸腺囊肿、皮样囊肿及心包囊肿。
2. 中纵隔肿瘤及囊肿　淋巴瘤、转移瘤、支气管囊肿及淋巴管囊肿。
3. 后纵隔肿瘤及囊肿　神经源性肿瘤，食管囊肿多位于后纵隔。

纵隔增宽的原因还有结核、脓肿、出血及大血管病变，X 线检查可用于较大肿瘤和明显纵隔增宽的鉴别诊断，CT 可用于纵隔肿块组织结构的显示。纵隔实性肿瘤一般为 T_1WI 较低信号和 T_2WI 较高信号，增强扫描多有强化，MRI 有助于显示肿瘤与周围结构的关系。纵隔浆液性囊肿在 T_1WI 为低信号，T_2WI 为高信号；含蛋白质较高的囊肿在 T_1WI 为较高信号，T_2WI 信号较低。增强扫描囊肿壁有强化。

（二）纵隔移位

肺不张、肺纤维化及广泛胸膜增厚使纵隔向患侧移位；肺气肿、胸腔积液、巨大的胸膜肿瘤和肺内肿瘤可使纵隔向健侧移位。

五、膈 肌 病 变

膈肌囊肿、转移瘤、包虫病等可引起膈肌肿块，X 线与 CT 表现为膈肌上边缘清晰的丘状阴影。膈面平直见于严重肺气肿及胸膜肥厚粘连；横膈升高见于肺不张、膈麻痹、肺间质纤维化、腹腔积液、肺部及腹部肿瘤；肺气肿时双侧膈肌下降。以上这些疾病都可以引起膈肌运动减弱或消失。

第六节　支气管常见疾病

一、支气管扩张

支气管扩张（bronchiectasis）是指支气管由于管壁病变而引起管腔的病理性增宽。本病多为支气管反复感染的结果，少数为先天性。支气管扩张好发于肺段支气管至支气管的第 6 级左右分支，按形态可分为柱状扩张、囊状扩张、静脉曲张型扩张和混合性扩张。主要临床表现为慢性咳嗽、咳脓痰和反复咯血，白细胞计数可增高。

1. X 线表现　常规 X 线可表现正常，肺纹理粗乱为非特异性征象。支气管壁增厚可形成"轨道征"。囊状扩张可见多发囊腔阴影呈蜂窝状，可伴或不伴液平。合并感染时肺内可见斑片状阴影（图1-3-28）。

2. CT 表现

（1）柱状支气管扩张：支气管的内径大于伴随肺动脉的直径，可见"轨道征""戒面征"。

（2）静脉曲张型扩张：支气管可呈串珠状或粗细不均的囊柱状扩张。

（3）囊状支气管扩张：薄壁或厚壁囊腔可呈葡萄串样，合并感染时，其内可见气液平面（图1-3-29）。

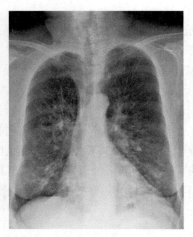

图1-3-28　两肺支气管扩张

正位 X 线胸片示两肺中下野多发大小
不等囊腔状阴影为支气管扩张

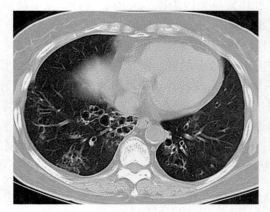

图1-3-29　支气管扩张

平扫 CT 肺窗示两下肺多发囊状支气管扩张

（4）常见伴发征象：为指套征，肺实变及肺段性肺不张等。

3. 鉴别诊断　X 线平片诊断支气管扩张有限，胸部 CT，特别是 HRCT 诊断支气管扩张的特异性较高。

二、气管支气管异物

气管支气管异物大多见于儿童，较大异物多数停留于喉或气管中，小异物多数停留在大气管中。常见的异物多为植物性异物，如花生米、谷粒、瓜子等，其他少见的异物有分币、小玩具、义齿等。

异物引起的病理改变主要是机械性阻塞和异物所致的损伤刺激及继发感染。支气管异物在吸入时都有呛咳，由于右主支气管比左侧更接近于垂直走行，且较左侧粗大，故易为异物所进入。

1. X 线表现

（1）X 线胸片可直接显示不透 X 线异物，需要正位及侧位胸片对异物进行准确定位。

（2）X 线胸片不能显示透 X 线异物，需要根据气道阻塞的间接征象，如纵隔摆动、阻塞性肺气肿、肺不张及阻塞性肺炎等征象来判断异物的位置。

2. CT 表现　胸部 CT 能够直接显示异物，可发现不透 X 线及透 X 线异物，了解异物停留的位置、大小及形态，从而有助于支气管镜下异物的取出。

3. 鉴别诊断　气管内不透 X 线异物有时需与食管异物鉴别。

第七节　肺部常见疾病

一、肺　炎

肺炎是肺部常见的感染性疾病，主要由多种病原体引起，也可由其他病因如过敏、理化因素及放射线等引起。临床上按病因可分为细菌性肺炎、非典型病原体所致肺炎（支原体肺炎等）、病毒性肺炎（腺病毒肺炎等）、真菌性肺炎、原虫性肺炎（卡氏肺囊虫肺炎等），以及非感染原因所致肺炎（吸入性肺炎等）。影像上正确判断肺炎是由何种病原体所致常有困难，故根据病变的解剖分布及病理大体形态，肺炎分为大叶性肺炎（lobar pneumonia）、支气管肺炎（bronchopneumonia）和间质性肺炎（interstitial pneumonia）。

（一）大叶性肺炎

一般由肺炎链球菌引起，炎症常累及整个肺叶，也可仅累及肺段。炎症渗出主要在肺泡，而支气管及间质很少有改变。常见于青壮年，突发的高热、咳嗽、胸痛、咳铁锈色痰是典型症状，白细胞计数及中性粒细胞分类明显增高。

病理变化分为充血期、红色肝变期、灰色肝变期和消散期。病理上的动态变化决定各期影像学表现不同。

1. X 线表现

（1）充血期：X 线检查可无阳性征象或仅表现为肺纹理增多，增粗。

（2）红色肝变期和灰色肝变期（实变期）：沿大叶或肺段分布的大片状密度均匀的实变影，内可见支气管充气征，肺叶实变以叶间裂为界，边缘清楚（图 1 – 3 – 30，图 1 – 3 – 31）。

（3）消散期：表现为肺实变密度减低，密度不均，呈散在的、大小不一和分布不规则的斑片状实变影。

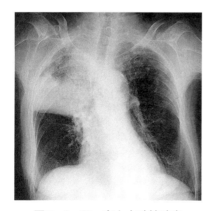

图 1 – 3 – 30　右上大叶性肺炎
正位 X 线胸片示右上大叶性肺炎，可见右上肺大片肺实变，以叶间裂为界，边缘清晰

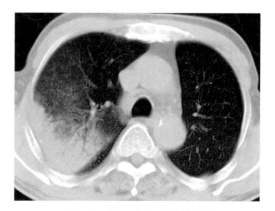

图 1 – 3 – 31　右上大叶性肺炎
平扫 CT 肺窗示右上肺大片实变影，后缘清晰，内可见支气管充气征

每个肺叶的大叶性肺炎在 X 线胸片上各有特点（图 1 - 3 - 32）。

2. CT 表现

（1）充血期：CT 表现为边缘模糊的磨玻璃样阴影。

（2）红色肝变期和灰色肝变期（实变期）：与 X 线表现相仿。

（3）消散期：与 X 线表现相仿。

3. 鉴别诊断 包括肺不张、阻塞性肺炎及大叶性干酪性肺炎。

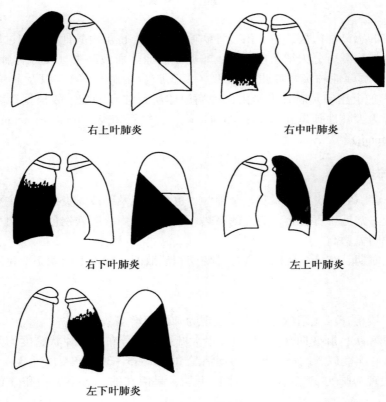

图 1 - 3 - 32 大叶性肺炎示意图

（二）支气管肺炎

支气管肺炎又称小叶性肺炎，病原体可为细菌性的，亦可为病毒性的，以细菌性比较常见，常见的致病菌为肺炎链球菌、金黄色葡萄球菌和肺炎双球菌。多见于婴幼儿、老年和极度衰弱的患者或为手术并发症，常表现为高热、咳嗽、咳泡沫痰或脓痰，常伴有呼吸困难。

病变多经上呼吸道累及小叶支气管，肺泡病变以小叶支气管为中心向邻近扩散，在支气管和肺泡内产生炎性渗出物。病变范围是小叶性的，呈两侧散在分布，也可融合成大片。

1. X 线表现

（1）肺纹理增多，增粗且较模糊。

（2）病变多在两肺中下野的内、中带。

（3）形成沿支气管分布的散在斑片状边缘模糊不清的阴影，密度不均，并可融合成较大的片状影（图 1 - 3 - 33）。

（4）有时可见肺气囊，表现为斑片状阴影内的薄壁类圆形透亮阴影。

（5）支气管炎性阻塞造成的三角形肺不张的致密影及相邻肺野的代偿性肺气肿表现。

2. CT 表现 　与 X 线表现相似，可更好的显示病灶的分布，表现为两肺中下部局部支气管血管束增粗，大小不同的结节状影及边缘模糊的片状影。

3. 鉴别诊断 　本病主要依靠 X 线胸片检查，CT 可判断是否合并肺脓肿及脓胸等并发症，也用于与阻塞性肺炎鉴别。

（三）间质性肺炎

间质性肺炎是由感染性及非感染性等病变引起的以肺间质炎症为主的肺炎，感染性间质性肺炎的病原主要是病毒、肺炎支原体和卡氏肺孢子虫等。病理改变是主要发生在肺间质的水肿和炎细胞浸润，炎症可沿淋巴管扩散引起局限性的淋巴管炎及淋巴结炎，而肺泡则很少或不被累及。病变常广泛累及两肺各叶。临床表现有发热、咳嗽、气急及发绀等症状。

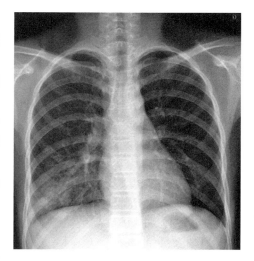

图 1 - 3 - 33　支气管肺炎
正位 X 线胸片示两下肺散在分布的不均匀
斑片状模糊影为支气管肺炎

胸部 X 线平片可获得初步诊断，CT 检查可用于显示病变的分布及细节，了解病变的严重程度，并可进行鉴别诊断。

1. X 线表现

（1）两中下肺野的内、中带为好发部位。

（2）早期常表现为纹理增粗，模糊。

（3）病变进展后可出现两肺弥漫网状、线状阴影，斑片状磨玻璃密度影或肺泡实变影像。

（4）细支气管中的炎性分泌物阻塞可引起肺气肿或肺不张。

（5）肺门周围间质的炎性浸润及肺门淋巴结炎造成肺门影增大，密度增加，结构不清。

2. CT 表现

（1）两肺支气管血管束增粗模糊。

（2）可合并小叶间隔增厚。

（3）肺内局限性或弥漫性结节、斑片状或大片状磨玻璃密度影像。

（4）可伴有肺门及纵隔淋巴结增大。

3. 鉴别诊断 　需与支气管肺炎鉴别。

二、肺 脓 肿

肺脓肿（pulmonary abscess）是由多种化脓性细菌引起的肺组织化脓坏死。常见的致病菌为金黄色葡萄球菌、肺炎双球菌及厌氧菌；按病程及病变演变的不同可分为急性肺脓肿和慢性肺脓肿 2 种。按感染途径的不同可分为 3 型：吸入性、血源性及邻近器官感染直接蔓延。

化脓性肺炎导致肺组织坏死后液化，如坏死区与支气管相通，则坏死液化物经支气管咳出后，有空气进入其内形成脓腔。急性期经体位引流和抗生素治疗，脓液顺利排出，脓腔可缩小而消失，周围炎症吸收消退；若肺脓肿引流不畅且治疗又不及时有效，则可迁延不愈转为慢性肺脓肿。

临床表现为高热、咳嗽、咳大量脓痰、咯血和胸痛等；实验室检查白细胞计数及中性粒细胞分类明显增高。

1. X 线表现

（1）病灶可单发或多发。

（2）早期表现为边缘模糊的大片肺实变或多发结节、斑片影。

（3）进一步发展后形成厚壁空洞，空洞壁内缘较光整，外缘模糊，空洞内常可见气液平面。

（4）病灶邻近胸膜明显增厚或有少量胸腔积液。

（5）若肺脓肿破入胸腔，则可引起局限性脓胸或脓气胸。

（6）当急性肺脓肿转为慢性肺脓肿时，空洞内缘光滑，外缘边界清楚，可有或无液平面，周围可见斑片及纤维索条影（图 1 - 3 - 34，图 1 - 3 - 35）。

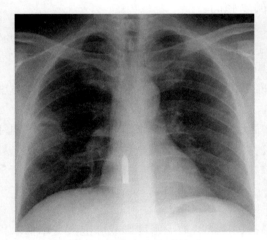

图 1 - 3 - 34　右上肺脓肿

正位 X 线胸片示右上肺边缘较清晰的
厚壁空洞，内可见气液平面

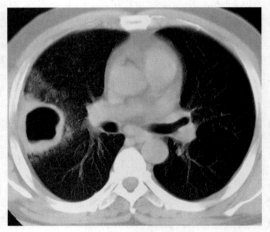

图 1 - 3 - 35　右上肺脓肿

平扫 CT 肺窗示右上肺厚壁空洞，
边缘可见片状浸润影

2. CT 表现

（1）病变早期为较大片状高密度影。

（2）新形成的厚壁空洞的洞壁厚度较均匀，内缘光滑，有液平，洞壁外缘模糊，可见片状浸润影。

（3）对肺脓肿壁的显示及小液平面的显示优于 X 线平片。

（4）增强 CT 检查示脓肿壁呈环形明显强化。

3. 鉴别诊断　肺脓肿空洞应与肺结核空洞及肺癌空洞鉴别。

三、肺　结　核

肺结核（pulmonary tuberculosis）是由结核分枝杆菌引起的肺部慢性传染病。肺结核以临床症状、影像学表现和痰菌为依据进行综合诊断，其中 X 线检查及 CT 检查在发现病变、鉴别诊断及动态观察方面均具有重要作用。中华结核病学会（2001 年）制定的中国结核病分类如下。

1. 原发型肺结核（Ⅰ型）（primary pulmonary tuberculosis）　包括原发复合征及支气管淋巴结结核。

2. 血行播散型肺结核（Ⅱ型）（hemo-disseminated pulmonary tuberculosis）　包括急性血行播散型肺结核（即急性粟粒型肺结核）及亚急性、慢性血行播散型肺结核。

3. 继发性肺结核（Ⅲ型）（post-primary pulmonary tuberculosis）　包括浸润性、纤维空洞及干酪性肺炎等，可以出现增殖、浸润、干酪病变或坏死、空洞等多种病理改变。

4. 结核性胸膜炎（Ⅳ型）（tuberculous pleuritis）　临床上已排除其他原因引起的胸膜炎。

5. 其他肺外结核（Ⅴ型）　按部位及脏器命名。

渗出、增殖、干酪样坏死是肺结核的基本病理改变，这些病理改变常常同时存在于同一个病灶内，而以其中某一种为主。肺结核病的转归取决于治疗和机体的免疫力。好转的病理改变可以是吸收、纤维化、钙化，恶化进展的病理改变可以是液化、空洞形成、血行播散或支气管播散。

肺结核的临床表现不同，个体差异较大，这与患者感染结核菌的数量、毒力及机体免疫反应和变态反应状态有关，也与病变的发展阶段有关。因此肺结核的影像表现也是多种多样的，X 线胸片是肺结核的常用影像学检查方法之一，胸部 CT 和 HRCT 能显示肺结核的细微征象，常有助于诊断与鉴别诊断。而痰检找到结核菌或痰培养阳性及纤维支气管镜检查发现结核性病变则是诊断肺结核的可靠依据。

（一）原发性肺结核

为机体初次感染结核菌引起的肺结核病，多见于儿童和青年，临床表现有低热、盗汗、乏力及精神萎靡。

1. 原发复合征（primary complex）　包括原发病灶、淋巴管炎与淋巴结炎。结核分枝杆菌经气道进入肺内，形成局限性急性渗出性炎症改变为原发病灶，其好发部位为上叶的尖、后段及下叶背段，原发病灶内的结核分枝杆菌经淋巴管向局部淋巴结蔓延而引起结核性淋巴管炎及淋巴结炎。

（1）X 线表现：典型表现呈哑铃状。① 原发病灶多位于中上肺野，邻近胸膜，呈圆形、类圆形或斑片影，边缘模糊；② 肺门及纵隔淋巴结增大并突向肺野，为结核性淋巴结炎；③ 从原发病灶向肺门走行的不规则条索状阴影为结核性淋巴管炎。

（2）CT 表现：较 X 线更易显示肺内病变及肺门、纵隔淋巴结增大；增强扫描时增大的淋巴结常呈环状强化。

2. 支气管淋巴结结核　原发病灶吸收后，原发型肺结核则表现为肺门、纵隔淋巴结肿大。淋巴结肿大伴有周围组织渗出性炎性浸润，称为炎症型；淋巴结周围炎吸收后，在淋巴结周围有一层结缔组织包绕，称为结节型。

（1）X 线表现：肺门淋巴结肿大一般发生在单侧，表现为纵隔阴影增宽或凸向肺内的边缘清楚或模糊的肿块阴影。淋巴结内部干酪灶可破溃入血管和支气管，产生血行或支气管播散。

（2）CT 表现：其显示肺门及纵隔内较小的淋巴结明显优于 X 线；有的淋巴结内可见钙化；CT增强扫描时淋巴结内干酪性坏死部位不强化，边缘强化多见。

（二）血行播散型肺结核

由结核菌侵入血液循环后引起，根据结核分枝杆菌侵入血液循环的途径、数量、次数和机体的反应，可分为急性血行播散型肺结核和亚急性或慢性血行播散型肺结核。

1. 急性血行播散型肺结核　又称急性粟粒性肺结核。本病是大量结核菌一次或在极短期间内多次侵入血液循环而引起的。患者起病急剧，有高热、寒战、咳嗽、呼吸困难等症状。

（1）X线表现：① 两肺弥漫性粟粒状阴影；② 粟粒大小为 1～2 mm，呈圆形或椭圆形，边缘清晰；③ 粟粒影像特点主要为"三均匀"，即分布、大小、密度均匀；④ 两肺野可呈磨玻璃样改变；⑤ 晚期粟粒状阴影常有融合的倾向。

（2）HRCT 或薄层 CT 表现：显示弥漫性的粟粒病变较清楚。

2. 亚急性、慢性血行播散型肺结核　此型肺结核一般是少量的结核分枝杆菌多次侵入血液循环。患者多为成年人，具有一般的结核全身症状及呼吸道临床症状，可无显著的结核中毒表现。

（1）X线表现：即"三不均匀"，① 分布不均：两肺上、中肺野多见；② 大小不均：从粟粒样至直径约 1 cm 左右病灶均可存在；③ 密度不均：可有浸润、硬结及钙化灶。

（2）CT 表现：可见两肺多发大小不等、密度不均的小结节影，病灶在上叶比下叶多。

（三）继发性肺结核

机体再次感染结核分枝杆菌而引起的肺结核称为继发性肺结核。为成年人结核中最常见的类型。X线与 CT 表现多种多样，可以多种病变形态同时存在。此型结核可为外源性再感染结核菌或体内潜伏的病灶活动进展而引起。患者可有低热、盗汗、乏力、咳嗽、咯血、胸痛及消瘦症状，红细胞沉降率增高。

1. 浸润型肺结核　为最常见的继发性肺结核，由于机体对结核分枝杆菌已经产生了特异性免疫力，故病变常局限，好发于上叶尖段、后段及下叶背段，在肺尖和锁骨下区较多见（图1-3-36）。

（1）X线表现：①局限性斑片状边缘模糊阴影，见于两肺上叶尖、后段及下叶背段，可单发或多发；②大叶性干酪性肺炎：发病急，患者可有高热，痰结核菌检查有较高的阳性率。表现为一个肺叶或肺段的大片致密性实变影，其内可见大小不等的不规则的"虫蚀样"空洞，边缘模糊；③增殖性病变：斑点状阴影，边缘较清晰，可呈"树芽状"阴影；④结核球（tuberculoma）：或称结核瘤，为干酪坏死病变被纤维组织包裹形成的 2～3 cm 球形病灶，边缘清晰，轮廓光滑，偶有分叶，密度较高，内部可见钙化，周围常见散在的纤维增殖性病灶，称为"卫星灶"；结核球内的干酪物质可液化并经支气管排出后形成空洞；⑤结核性空洞：空洞壁薄，壁内、外缘较光滑，可见引流支气管呈索条轨道影与空洞相连，空洞周围常有不同性质的卫星灶；⑥支气管播散：结核空洞干酪样物质经引流支气管排出，引起同侧或对侧的支气管播散，表现为沿支气管分布的斑点、斑片状阴影；⑦病灶吸收愈合形成密度较高的硬结、钙化及索条影。

（2）CT 表现：①易于了解结核病灶内部或周边的微细改变；②可清楚显示结核球的空洞及钙化灶，增强扫描病灶不强化或仅边缘轻度环形强化。

2. 慢性纤维空洞性肺结核　为继发性肺结核的晚期类型，多数为浸润型肺结核及血行播散型肺结核未经有效治疗

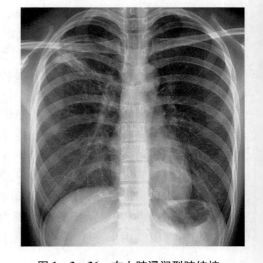

图1-3-36　右上肺浸润型肺结核

正位 X 线胸片示右侧锁骨下区斑片状实变影及
索条影为浸润型肺结核的病灶

的结果。病理上以一个或多个厚壁空洞和纤维增生为本病的主要改变。空洞周围可见多种病理改变存在：渗出、增殖、干酪样坏死、支气管播散、纤维化、钙化等。若空洞闭合、浸润病灶被吸收后，病变主要以纤维化为主时称为肺硬变。

患者除有肺结核的一般表现外，常见咯血，部分病人可见杵状指、患侧胸廓塌陷等表现。痰结核菌检查常为阳性，是结核病的主要传染源。

X 线和 CT 表现

（1）纤维空洞：多位于中上肺野，空洞为薄壁或厚壁，空洞内壁较光整，周围可见较广泛的大片渗出、斑片状实变、小结节、钙化及条索状纤维性改变（图 1 – 3 – 37）。

（2）广泛的纤维化使病变肺叶萎缩，患侧肺门上提，肺纹理紊乱垂直向下呈垂柳状，并可合并支气管扩张。

（3）未被病变所累及的健侧肺野呈代偿性肺气肿表现。

（4）患侧胸膜肥厚粘连及肺的广泛纤维化可引起同侧胸廓塌陷。

（5）纵隔向患侧移位。

（6）同侧和（或）对侧多可见新旧不一的斑点状的支气管播散病灶。

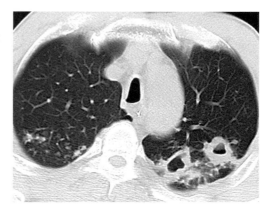

图 1 – 3 – 37　左上肺结核性空洞

平扫 CT 肺窗示左上肺结核性空洞，洞壁较光整，周围可见渗出病灶及斑片状实变影

（四）结核性胸膜炎

结核分枝杆菌进入胸腔内引起胸膜炎，或者是由于机体对结核菌体蛋白及其代谢产物所引起的胸膜变态反应性炎症。结核性胸膜炎可与肺结核同时出现，也可单独发生而肺内未见病灶。临床上分为干性胸膜炎（dry pleursy）和渗出性胸膜炎（exsudative pleursy）。

干性胸膜炎不产生明显渗液或仅有少量纤维渗出；渗出性胸膜炎在胸腔内多引起浆液性渗出，产生胸腔积液。患者可有发热、胸痛或呼吸困难等症状，病变痊愈后可发生纤维化，遗留胸膜增厚、粘连。

1. 干性胸膜炎　X 线胸片可无异常表现，或仅表现为肋膈角变钝，X 线透视下膈肌活动受限。CT 纵隔窗可敏感显示少量胸水影或增厚的胸膜呈弧线状较高密度影。

2. 渗出性胸膜炎

（1）通常表现为游离性胸腔积液，根据积液量的多少，X 线胸片表现各异，详见胸部基本病变中的胸膜病变中的表现。

（2）胸腔积液也可局限于胸腔的某一部位，可见叶间积液、肺底积液及包裹性胸腔积液的表现。

（3）液体吸收后可遗留胸膜增厚、粘连及钙化。

（4）CT 较易显示少量游离性积液；积液量较多时邻近的肺组织可被压缩成肺不张，表现为液体前内侧的条带状高密度影。

（五）鉴别诊断

结核球需与周围型肺癌鉴别；结核性空洞与癌性空洞鉴别；浸润型肺结核有时需与肺炎鉴别。血行播散型肺结核有时需与硅沉着病、肺泡癌等鉴别；大量的胸腔积液需与胸膜恶性肿瘤鉴别。

四、肺部肿瘤

肺肿瘤分原发性与转移性肿瘤。原发性肿瘤又分良性及恶性，肺部良性肿瘤少见，恶性肺肿瘤占绝大多数，而支气管肺癌（bronchogenic carcinoma）就是肺部最常见的原发恶性肿瘤。吸烟是公认的主要致病因素，其他因素为大气污染、遗传等。

（一）支气管肺癌

支气管肺癌指起源于支气管、细支气管肺泡上皮及腺体的恶性肿瘤，常简称为肺癌。其临床症状和体征与肿瘤的发生部位、病理组织类型、分期密切相关。影像学检查的目的是早期发现病变、鉴别诊断、对病变进行分期、进行介入性治疗、评价临床治疗效果及判断预后。X线胸片是肺癌的首选影像检查方法，CT检查用于肺癌的鉴别诊断及分期，MRI用于肺癌对胸壁、血管及纵隔结构侵犯的诊断。影像学检查需与病史、临床表现、实验室检查及支气管镜等检查密切结合。

鳞状细胞癌、小细胞癌、腺癌、大细胞癌是肺癌常见的组织学类型，鳞状细胞癌是中央型肺癌的多见类型，小细胞癌多数也为中央型肺癌，而腺癌则在周围型肺癌中多见。

肺癌在大体病理形态上分为中央型、周围型和弥漫型。中央型肺癌指肿瘤发生于肺叶或肺段以上的支气管，肿瘤在支气管生长引起支气管不同程度的狭窄或阻塞。周围型肺癌指肿瘤发生于肺段以下的支气管，在肺内形成结节或肿块；发生在肺尖部的周围型肺癌为肺上沟瘤（Pancoast tumor），或称为肺尖癌。弥漫型肺癌指肿瘤在肺内弥漫分布，癌细胞沿肺泡壁、支气管或淋巴管呈弥漫性生长，主要为细支气管肺泡癌（是腺癌的一种特殊类型）。

支气管肺癌的主要临床表现为咯血、刺激性咳嗽和胸痛。中央型肺癌的临床症状较周围型肺癌明显，症状出现较早，早期周围型肺癌可无任何临床表现而仅在胸部X线体检时偶然发现。当肿瘤发生转移后，根据转移的部位可出现相应的临床症状和体征。

肺癌经淋巴转移最常见，可引起肺门及纵隔淋巴结肿大；肺癌的肺内转移可形成多发结节，经血行常转移至肾上腺、脑、肝、骨和对侧肺等；肺癌经直接蔓延可侵犯纵隔、血管、胸膜及胸壁等。

1. 早期中央型肺癌   是指肿瘤局限于支气管腔内或在肺叶和（或）肺段支气管壁内浸润生长，未侵及周围的肺实质且无远处转移的肿瘤。在病理上分为原位癌、腔内型和管壁浸润型。

（1）X线表现：①胸片常无异常表现；②肿瘤引起支气管一定程度的狭窄后可出现相应的继发性改变：阻塞性肺气肿、阻塞性肺炎及肺不张。

（2）CT表现：①可清晰显示支气管壁的轻度增厚及管腔狭窄，管腔内缘常不规则；②管腔内可见小结节影。

2. 中、晚期中央型肺癌

（1）X线表现：①肺门肿块阴影，边缘清楚呈分叶状或边缘不规则形；②常同时伴有阻塞性肺炎或肺不张；③右上叶中央型肺癌时，右上叶肺不张的下缘凸向内上方，与右肺门肿块下缘相连形成倒置的"S"形，称为反"S"征（图1-3-38）。

（2）CT表现：①支气管狭窄范围较局限，管腔不规则；②支气管阻塞表现为突然截断，或管腔变细后阻塞；③肺门肿块位于病变支气管的周围，外缘光滑或为分叶状；④支气管阻塞的继发改变主要为阻塞性肺炎和阻塞性肺不张；⑤可清楚显示肿瘤是否侵犯纵隔结构及转移征象等。

3. 早期周围型肺癌   是指瘤体直径≤2 cm且无远处转移者，常无临床症状。

（1）X线表现：①肺内类圆形或不规则形结节阴影，密度较低，边缘毛糙模糊；②多有分叶征和胸膜凹陷征；③结节阴影内可有小的透光区，称为空泡征。

（2）CT表现：①密度不同的结节阴影，边缘毛糙，可分为实性结节、磨玻璃密度结节和混合密度结节，结节的密度较均匀；②可清晰显示空泡征、分叶征及胸膜凹陷征（图1-3-39）；③增强扫描后肿瘤可完全强化，CT值比平扫增加15 HU以上。

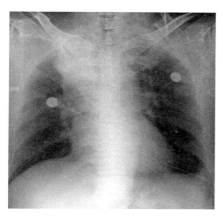

图1-3-38 右上叶中央型肺癌

正位X线胸片示右肺门肿块与右上叶肺不张下缘相连
构成反"S"征，提示为右上叶中央型肺癌

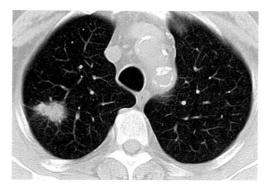

图1-3-39 胸膜凹陷征

平扫CT肺窗示右上肺结节形态不规则，
边缘毛糙，可见胸膜凹陷征

4. 中、晚期周围型肺癌　常有咳嗽、咳痰、咯血、胸痛及发热等临床症状。

（1）X线表现：①肺内球形肿块较大，密度尚均匀；②可有分叶、短细毛刺及胸膜凹陷征；③当肿瘤坏死经支气管引流后，可形成厚壁偏心空洞，即癌性空洞，空洞壁厚薄不均，内缘凹凸不平，空洞壁向腔内有结节状突起。

（2）CT表现：①较X线胸片能更清晰显示肿块的边缘、形态、内部结构及密度变化等；②增强扫描时肿块呈轻、中度均匀或不均匀强化（增强后密度比平扫时增加15～20 HU以上），部分结节呈内缘不规则的环形强化；③肿瘤的淋巴转移、肺内血行转移、胸壁和胸膜转移以及骨转移可清晰显示。

5. 弥漫型肺癌　较少见。X线和CT表现为两肺多发斑片状或肺段、肺叶的实变影，密度不均匀，其内可见不规则形呈僵硬感的支气管充气征。肿瘤沿淋巴管生长形成多发广泛分布的小结节或粟粒状病变，可伴有肺门、纵隔淋巴结转移。

6. 鉴别诊断　中央型肺癌需与支气管内膜结核和支气管腺瘤鉴别，周围型肺癌应与炎性假瘤、结核球及肺错构瘤鉴别，弥漫型肺癌需与肺炎鉴别。

（二）肺转移性肿瘤

肺是转移瘤的好发部位，人体肺外部位的恶性肿瘤细胞可以经血行、淋巴或直接蔓延等途径至肺部形成肺转移瘤。

肿瘤细胞经血行转移到达肺小动脉及毛细血管后，可浸润并穿过血管壁，在周围间质及肺泡内生长，形成转移病灶。淋巴道转移是肿瘤细胞穿过血管壁侵入支气管血管周围淋巴管，并在其内增殖，形成多发的小结节病灶，并通过淋巴管在肺内播散。

多数肺转移瘤病人先有原发肿瘤的临床表现，也有的病人肺转移瘤比原发肿瘤发现得更早。肺转移瘤病变较轻微时患者可无任何症状，较大及较广泛的病变可引起咳嗽、呼吸困难、胸闷、咯血及胸痛等临床表现。

1. 血行转移   X 线及 CT 均表现为如下特点。
（1）两肺内单发或多发的棉球样肿块或粟粒样结节。
（2）病变边界清楚，密度均匀，大小不一。
（3）病变多位于两肺中下肺野。
（4）少数转移瘤可出现空洞和发生钙化（图 1 - 3 - 40）。

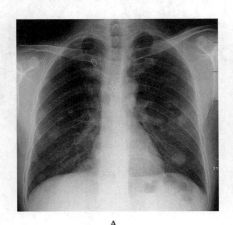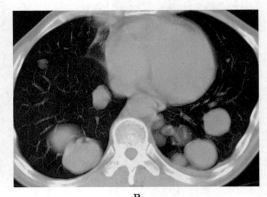

图 1 - 3 - 40   两肺转移瘤

A. 正位 X 线胸片示两肺转移瘤表现为两肺内多发的大小不等棉球样肿块，边缘清晰，密度均匀；
B. 平扫 CT 肺窗示两下肺多发大小不等结节及肿物影，边缘清晰，密度均匀

2. 淋巴转移   X 线及 CT 表现为如下特点。
（1）两肺门和（或）纵隔淋巴结肿大。
（2）两中下肺野网状及多发细小结节阴影，可见 Kerley B 线。
（3）支气管血管束增粗，小叶间隔增厚。
（4）自肺门向外呈放射状分布的条索状影及串珠状结节影，胸膜下结节较明显。
（5）病变可为弥漫性或仅局限于一个肺叶。
（6）常合并胸腔积液。
3. 鉴别诊断   肺转移瘤需与肺结核、肺炎及周围型肺癌等疾病鉴别。

第八节   纵隔原发肿瘤

纵隔内包含心脏大血管、气管及食管等结构，又有神经组织、淋巴组织及脂肪组织等。纵隔肿瘤指原发于纵隔的肿瘤。各纵隔肿瘤大多有特定的好发部位，明确纵隔内的各解剖结构及其组织来源，有助于病变的定位和定性诊断。

纵隔肿瘤的临床表现与肿瘤的大小、部位、性质和生长方式等密切相关。良性肿瘤生长缓慢，可长至很大才出现相应的压迫症状，而恶性肿瘤进展迅速，侵袭程度高，肿瘤很小时即可出现临床症

状，部分肿瘤具有特征性的临床表现。

一、胸内甲状腺肿

胸内甲状腺肿（intrathoracic goiter）多为颈部甲状腺肿的直接延续，很少来自胸内异位甲状腺组织。肿块多数是甲状腺肿、甲状腺囊肿或腺瘤，恶性者较少见。

X线胸片示肿块常位于前上纵隔，向纵隔的一侧或向两侧凸出，可见气管受压移位、变形。因含碘量较高，CT上示肿块密度较周围软组织高，肿块内常出现囊变或钙化；增强扫描可见明显强化。MR平扫可见胸内甲状腺肿位于胸廓上口处，病变常表现为稍长 T_1 长 T_2 信号，因其内常出现囊变或钙化，使其信号不均匀；增强扫描后病变有强化。

根据病变部位和影像学表现可与其他肿瘤鉴别。

二、胸　腺　瘤

胸腺瘤（thymoma）是成年人最常见的前纵隔肿瘤，常位于前纵隔中部，根据病变的预后分为侵袭性和非侵袭性（良性）胸腺瘤，一般以肿瘤的包膜是否完整及肿瘤是否侵犯周围组织结构来判定胸腺瘤的良恶性。其中约30%～45%胸腺瘤患者有重症肌无力表现，约15%重症肌无力病人患有胸腺瘤。

X线胸片可见纵隔增宽，侧位片可见前纵隔内肿块影。

CT表现为类圆形或分叶状均匀软组织密度肿块，良性胸腺瘤因有完整包膜而边缘清晰光滑，侵袭性胸腺瘤边缘不规则，表面有多个结节状突起，可伴有分叶，并可合并心包积液及胸膜转移（图1-3-41）；增强扫描有不同程度的强化。

MR平扫示病变常呈稍长 T_1 长 T_2 信号，信号均匀，囊变时内见长 T_1 长 T_2 信号。侵袭性胸腺瘤很少血行或淋巴转移，而是局部浸润性生长，信号不均，边界不清，邻近结构受累，可伴有胸膜转移；增强扫描时非侵袭性胸腺瘤均匀强化，侵袭性胸腺瘤多呈不均匀强化（图1-3-42）。

本病需与好发于前纵隔中部的畸胎瘤鉴别，后者含有脂肪或可见骨、牙齿结构，这是鉴别诊断的重要依据。还应注意与胸腺增生鉴别。

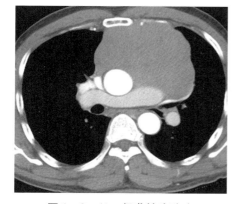

图1-3-41　侵袭性胸腺瘤
增强CT纵隔窗示侵袭性胸腺瘤，前纵隔内
不规则形软组织密度肿块，密度均匀

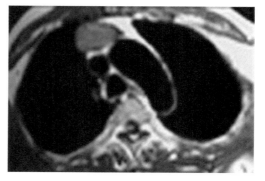

图1-3-42　胸腺瘤
MRI示前纵隔不规则形中等信号病变为胸腺瘤

三、畸胎类肿瘤

畸胎类肿瘤常位于前纵隔中部，向一侧或两侧突出。畸胎瘤（teratoma）在病理上分为成熟性和未成熟性畸胎瘤，后者常为恶性。成熟性畸胎瘤有囊性和实性之分。囊性成熟性畸胎瘤即皮样囊肿（dermoid cyst），包含外胚层和中胚层组织；实性畸胎瘤由三个胚层的组织构成。畸胎瘤内可有毛发、皮脂腺、脂肪、骨和牙齿等组织。

X线胸片示肿瘤多位于前纵隔，常呈圆形或椭圆形，可有分叶，边缘清楚光滑。皮样囊肿在CT上表现为均匀囊样密度，囊壁常有钙化；实性畸胎瘤在CT上呈混杂密度，脂液平面、骨骼及牙齿等特征性表现有助于定性诊断；增强扫描可有不均匀强化，但囊性成分不强化。在MRI上病变的信号不均匀。

主要与胸腺瘤鉴别。

四、淋 巴 瘤

淋巴瘤（lymphoma）常位于前、中纵隔的上中部。淋巴瘤可单独在胸内发生，或是全身淋巴瘤的胸内表现。淋巴瘤在病理上包括霍奇金病和非霍奇金淋巴瘤。病变可侵犯肺、胸膜和骨骼。临床症状主要为发热、乏力、浅表淋巴结肿大和肝脾大。

纵隔淋巴瘤通常累及多组淋巴结，X线胸片上可见肺门和纵隔淋巴结肿大，多为两侧对称性，上纵隔向两侧显著增宽。

CT检查可见增大的淋巴结呈类圆形，边缘清晰光滑，部分可融合呈分叶状肿块，多为均匀软组织密度；增强扫描呈轻度强化。

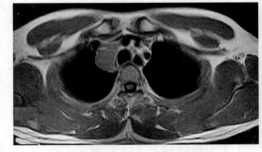

图 1-3-43　淋巴瘤
MR 示气管右侧类圆形肿块为肿大的淋巴结

MR扫描示病变多呈稍长 T_1 长 T_2 信号（图1-3-43）；若淋巴结很大，可能压迫气管、支气管或血管使之移位；通常淋巴瘤在纵隔内弥漫浸润，侵犯纵隔间隙与周围结构，融合成片不能区分单个淋巴结；肿瘤易包绕血管，MRI由于流空效应，无需注射对比剂即可区分淋巴结与血管。

本病在影像表现上应与结节病、淋巴结核和肿瘤的淋巴结转移相鉴别。

五、纵 隔 囊 肿

纵隔囊肿常见有淋巴管囊肿、支气管囊肿、食管囊肿和心包囊肿等。囊肿与起源器官关系密切，故病变位置是诊断的重要依据。淋巴管囊肿多位于前纵隔，中上部多见；支气管囊肿常位于气管分叉以上的气管旁；心包囊肿多位于心膈角区，右侧多见；食管囊肿位于后纵隔前部，食管旁。

X线表现为纵隔阴影增宽，多为一侧限局性突出。

CT平扫多为类圆形或不规则形态的肿块，轮廓清楚光滑，部分边缘模糊，密度均匀呈水样密度，增强扫描无强化（图1-3-44）。

MR 扫描为均匀的长 T_1 长 T_2 信号，增强扫描无强化；MRI 对诊断囊肿内出血有较高的敏感性。纵隔囊肿需与纵隔肿瘤鉴别。

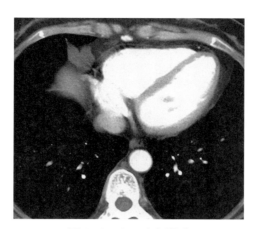

图 1 - 3 - 44　心包囊肿

增强 CT 纵隔窗示右侧心膈角区不规则形水样密度且无明显强化的肿块影为心包囊肿

六、神经源性肿瘤

神经源性肿瘤（neurogenic tumors）主要发生在后纵隔，可分为良性及恶性。良性肿瘤有神经鞘瘤、神经纤维瘤和节细胞神经瘤；恶性肿瘤包括恶性神经鞘瘤、节细胞母细胞瘤和交感神经母细胞瘤。

X 线胸片上肿瘤多位于后纵隔脊柱旁，上、中纵隔多见，侧位片上肿瘤可与脊柱重叠。

CT 扫描肿瘤常呈类圆形，边缘清晰光滑，少数肿瘤的部分肿块位于椎管内，部分位于脊椎旁，呈哑铃状，常伴椎间孔扩大；多数肿块呈均匀软组织密度，内有时可见囊变、钙化；增强扫描肿块多有强化（图 1 - 3 - 45）。

MRI 多表现为后纵隔较均匀的长 T_1 长 T_2 信号。

需与椎旁脓肿、脑脊膜膨出鉴别。

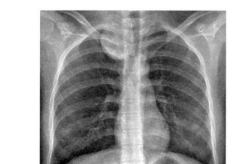
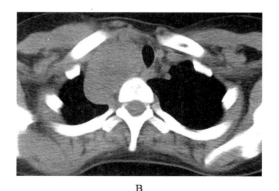

A　　　　　　　　　　　　　　　B

图 1 - 3 - 45　神经纤维瘤

A. 正位 X 线胸片示右上纵隔旁密度均匀的肿物影为神经纤维瘤；

B. 平扫 CT 纵隔窗可见后上纵隔脊柱旁类圆形肿物影，边缘清晰光滑

本 章 小 结

　　本章阐述了呼吸系统的常用检查技术及其各种检查技术的适用范围及特点，并系统详细地介绍了呼吸系统的正常及异常病变的各种影像表现，使学生们能够认识图像的正常及异常表现，从而可对呼吸系统常见疾病进行初步的诊断及鉴别诊断，并能初步了解异常表现的病理基础及其在诊断中的意义。

复 习 题

1. 简述纵隔的九分区法。
2. 简述支气管扩张的 X 线及 CT 表现。
3. 简述支气管肺炎的 X 线及 CT 表现。
4. 肺结核的分型及各型的影像表现。
5. 中、晚期中央型及周围型肺癌的影像表现。

参考文献

［1］ 金征宇．医学影像学．2 版．北京：人民卫生出版社，2010.
［2］ 吴恩惠，冯敢生，白人驹，等．医学影像学．6 版．北京：人民卫生出版社，2008.
［3］ 马大庆．影像诊断学．2 版．北京：北京大学医学出版社，2009.
［4］ 刘玉清，李铁一，陈炽贤，等．放射学：上册．北京：人民卫生出版社，1993.

（杨　蓉）

第四章 循环系统

学习目标

1. 通过了解循环系统的常用检查技术，能够初步掌握各种检查技术的适用范围及特点，其在不同疾病诊断中的作用与限度，以便可以恰当运用各种检查技术实现循环系统疾病检诊的最优化。

2. 通过学习循环系统的正常及异常病变的各种影像表现，能够初步掌握心脏三位片及心血管 CT 图像的观察与分析方法，并能辨别正常表现与异常表现，以及了解异常表现的病理基础及其在诊断中的意义。

3. 通过学习循环系统常见疾病的影像表现，能够通过心脏三位片、心血管 CT 或 MRI 检查来诊断循环系统常见疾病的典型征象，并初步与一些疾病鉴别。

核心概念

【主肺动脉窗】指主动脉弓下的透明区，其内可见气管分叉、左主支气管及左、右肺动脉的阴影。

【肺充血】指肺动脉内血流量异常增多。主要见于左向右分流的先天性心脏病、甲状腺功能亢进症、贫血等循环血量增加的疾病。

【肺淤血】指肺静脉回流受阻导致血液在肺内淤滞。主要见于二尖瓣狭窄和左心衰竭。

【肺缺血】指肺动脉内血流量异常减少。多见于先天性心脏病右心排血受阻疾病。

【肺水肿】指肺毛细血管内液体大量渗入肺间质和（或）肺泡。肺水肿根据其渗入部位不同又分为间质性肺水肿和肺泡性肺水肿两种。

引　言

循环系统包括心脏、大血管和周围血管，其自身特点要求影像检查方法应具有较高的时间和空间分辨力，能显示心脏大血管的外部轮廓和内部结构，而且能观察心脏的运动和功能，并可对血流进行测量。

心脏和大血管的影像检查方法除了既往的普通 X 线、超声、核医学及心血管造影外，多排螺旋 CT 技术和 MRI 心脏快速成像序列的开发应用，拓展了心血管疾病检诊的领域，目前已成为心脏大血管检查的重要手段。

第一节　循环系统常用的影像学检查方法

一、普通 X 线检查

（一）X 线透视

虽可观察心脏大血管的搏动，但由于影像清晰度差、无永久记录、X 线辐射量大等缺点，现已不做常规检查手段。

（二）X 线摄影

普及率高、价格低廉、简便易行、观察肺循环敏感为其优点。

1. 心脏远达片　X 线焦点与胶片间距离为 2 m 的后前位立位 X 线片。
2. 左前斜位片　患者从后前位向右旋转约 60°，能够观察主动脉全貌及心房、心室增大。
3. 右前斜位片　患者从后前位向左旋转约 45°，服钡后观察左心房增大、肺动脉段突出及右心室流出道扩张。
4. 左侧位（服钡）片　某些情况下兼有左、右前斜位片的作用，常用于主动脉瘤与纵隔肿瘤的定位。

二、CT 检查

选用扫描速度快的多排螺旋 CT，应用心电门控技术，借助含碘对比剂显示心脏大血管的形态结构以及心功能评价。常用于检查冠心病、胸部大血管疾病、瓣膜病、心脏肿瘤、心肌病等。

三、MRI 检查

磁共振以其大视野、无电离辐射、任意平面成像以及集形态、功能、灌注及分子成像等为一体的"一站式"（one-stop-shop）成像特点在心血管病影像学诊断方法中独树一帜。心血管磁共振（cardio-vascular magnetic resonance，CMR）检查仅能在 1.5T 以上的设备中进行，扫描参数和扫描序列的合理选择是心血管系统磁共振成像的关键。

CMRI 检查适用于心肌病变（主要为原发性心肌病和冠心病），各种大血管疾病（各种动脉瘤、主动脉夹层等），心包疾病（心包积液、缩窄性心包炎、先天性异常以及心包内占位性病变等），先天性心脏病（尤其是复杂畸形），心脏肿瘤，心脏瓣膜病和心功能测定。

CMRI 检查的禁忌证主要有：心脏起搏器植入术后，手术后体内留有大块金属植入物（如：人工股骨头、胸椎矫形钢板等），眼球内有金属异物，动脉瘤夹闭术后体内遗留顺磁性金属止血夹，心功能不全不能平卧患者，昏迷躁动，有不自主运动或精神病不能保持静止不动者。严重心律不齐者为检查的相对禁忌证。

四、心血管磁共振检查要点

心脏是一个结构复杂、不断跳动的脏器，若要获得清晰的心脏 MR 图像，需要足够的时间分辨率及空间分辨率，快速磁共振心脏成像技术结合心电门控及屏气技术，可用于心脏形态结构、心室功能、心肌灌注及冠状动脉的形态、血流检查。

（一）应用心电门控技术

将 MRI 的成像信号固定在每个心动周期的特定时相，获取心脏该时相的信息，避免心脏搏动的干扰，消除心跳所致的伪影，称之为心电门控。一般以心电图 R 波做为触发点。

（二）选择适当的扫描体位

1. 心脏长、短轴位像 全面显示心内结构，可准确测量心腔径线和室壁厚度，进行心功能测量，便于与超声心动图及 X 线心血管造影的对比分析。
2. 体轴横断、冠状和矢状位像 与人体轴线一致，能较好地显示心脏各腔室及大血管的形态、位置关系，便于与传统 X 线图像对比，但是影响心腔径线、室壁厚度测量的准确性。
3. 主动脉长轴像 可完整显示主动脉的升、弓和降部，有利于主动脉疾病的诊断。

（三）常用扫描序列

1. 黑血序列 SE、TSE 及 HASTE 序列可良好显示心脏大血管的解剖细节，清晰显示心腔内及心肌的细微结构，是检查心脏、大血管常用的序列，用于心脏的形态学、冠状动脉及桥血管的成像检查。
2. 亮血序列 快速梯度回波（GRE）序列用于心脏电影 MRI、心肌灌注、冠状动脉及桥血管成像，显示心动周期内不同时相的心脏结构，进行心脏功能、心肌血流灌注、心肌活性、冠状动脉及桥血管形态的检查。

第二节 循环系统的正常影像表现

一、正常 X 线表现

正常成人心脏的形态在胸廓内的形状随体型有相应的变化，可分为横位心、斜位心和垂位心（表 1-4-1，图 1-4-1）。测量心胸比率是确定心脏有无增大的最简单的方法，心胸比率是心脏横径（左、右心缘至体中线的最大距离之和）与胸廓横径（通过右横膈顶水平之胸廓内径）之比（图 1-4-2），正常成人心胸比率≤0.50。

表 1 – 4 – 1 体型、胸廓类型与心脏类型

	胸廓形态	横膈位置	心膈面	心影	心胸比率
瘦长型体格	狭长	低位	小	垂位心	<0.5
矮胖型体格	短宽	高位	大	横位心	>0.5
体格适中	适中	适中	适中	斜位心	0.5

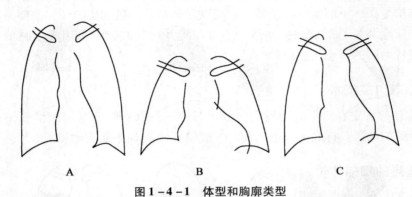

图 1 – 4 – 1 体型和胸廓类型

A. 瘦长型体格；B. 矮胖型体格；C. 体格适中

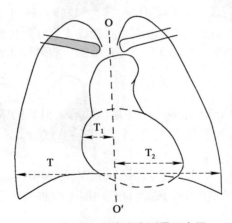

图 1 – 4 – 2 心胸比率测量示意图

胸廓最大横径（T）是在右膈顶平面胸廓两侧肋骨内缘间连线的长度；

心影最大横径（$T_1 + T_2$）是左右心缘最突出点至胸廓中线垂直距离之和；OO′：胸廓中线

（一）后前位远达片（图 1 – 4 – 3，图 1 – 4 – 4）

1. **心影右缘** 上段为上腔静脉与升主动脉的复合投影；下段由右心房的右缘构成，呈弧形。

2. **心影左缘** 上段为主动脉结，呈圆形突出；中段为肺动脉段，由主肺动脉干外缘构成，可呈平直或略有凹凸；下段由左心室构成。心尖部指左心室在心影左缘突出部分。心尖外侧低密度软组织影为心包脂肪垫。

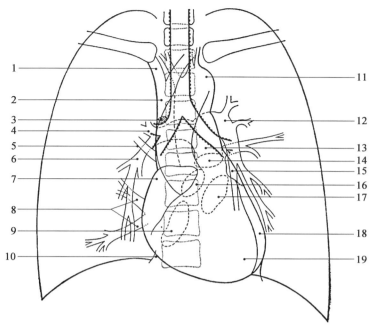

1. 右无名静脉
2. 上腔静脉
3. 奇静脉
4. 右上肺动脉
5. 右上肺静脉
6. 右下肺动脉
7. 右心房
8. 右下肺静脉
9. 三尖瓣口
10. 下腔静脉
11. 主动脉弓
12. 左肺动脉
13. 主肺动脉
14. 肺动脉瓣口
15. 左心房耳部
16. 主动脉瓣口
17. 二尖瓣口
18. 左心室
19. 右心室

图 1 - 4 - 3 后前位正常心脏大血管影像示意图

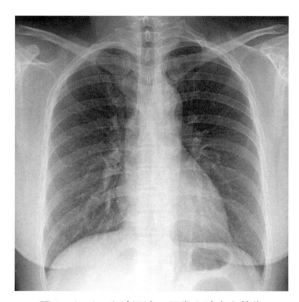

图 1 - 4 - 4 心脏远达，正常心脏大血管像

（二）右前斜位片（图 1 - 4 - 5，图 1 - 4 - 6）

1. **心前缘** 自上而下为升主动脉、主肺动脉干、右心室漏斗部、右心室。
2. **心后缘** 上段为升主动脉后缘、弓部、气管及上腔静脉重叠组成；下段为左心房、右心房。

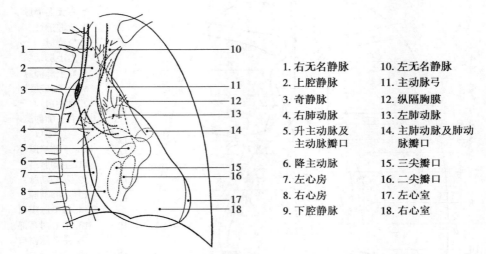

1. 右无名静脉	10. 左无名静脉
2. 上腔静脉	11. 主动脉弓
3. 奇静脉	12. 纵隔胸膜
4. 右肺动脉	13. 左肺动脉
5. 升主动脉及	14. 主肺动脉及肺动
主动脉瓣口	脉瓣口
6. 降主动脉	15. 三尖瓣口
7. 左心房	16. 二尖瓣口
8. 右心房	17. 左心室
9. 下腔静脉	18. 右心室

图 1 - 4 - 5　右前斜位正常心脏大血管影像示意图

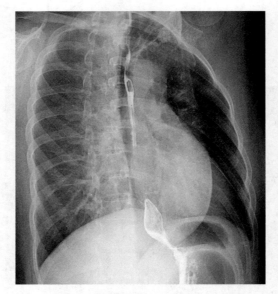

图 1 - 4 - 6　右前斜位，正常心脏大血管像

（三）左前斜位片（图 1 - 4 - 7，图 1 - 4 - 8）

1. **心前缘**　上段为升主动脉及右心房；下段为右心室。
2. **心后缘**　上段为左心房；下段为左心室。
3. **主肺动脉窗**　指主动脉弓下的透明区，其内可见气管分叉、左主支气管及左、右肺动脉的阴影。

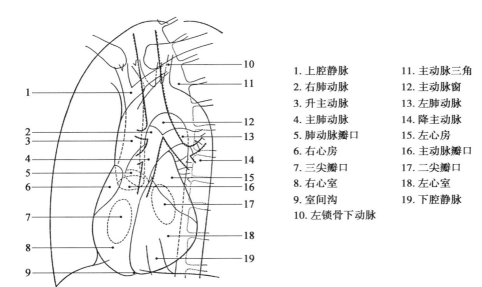

1. 上腔静脉	11. 主动脉三角
2. 右肺动脉	12. 主动脉窗
3. 升主动脉	13. 左肺动脉
4. 主肺动脉	14. 降主动脉
5. 肺动脉瓣口	15. 左心房
6. 右心房	16. 主动脉瓣口
7. 三尖瓣口	17. 二尖瓣口
8. 右心室	18. 左心室
9. 室间沟	19. 下腔静脉
10. 左锁骨下动脉	

图 1 - 4 - 7 左前斜位正常心脏大血管影像示意图

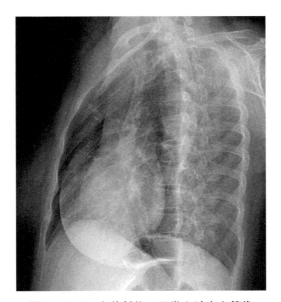

图 1 - 4 - 8 左前斜位，正常心脏大血管像

（四）左侧位片（图 1 - 4 - 9）

1. 心前缘 自上而下为升主动脉、主肺动脉干、右心室漏斗部、右心室。
2. 心后缘 自上而下为左心房、左心室。

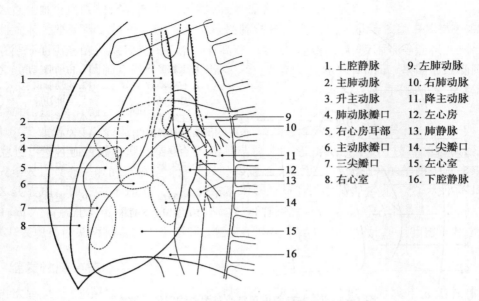

图 1 - 4 - 9　左侧位正常心脏大血管影像示意图

二、正常 CT 表现

心脏大血管 CT 检查有 8 个具有特征性的层面。

（一）主动脉弓上层面

位于气管前方的大血管，从右至左依次为右无名静脉、无名动脉、左颈总动脉、左锁骨下动脉。无名动脉前方斜行的带状血管影为左无名静脉（图 1 - 4 - 10）。

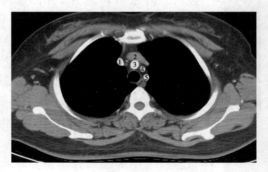

图 1 - 4 - 10　主动脉弓上层面
1. 右无名静脉；2. 左无名静脉；3. 无名动脉；4. 左颈总动脉；5. 左锁骨下动脉

（二）主动脉弓层面

主动脉弓由气管右前弧形弯至左后，其右前方为上腔静脉。胸骨两旁可见一对乳内动脉（图 1 - 4 - 11）。

（三）主动脉弓下层面

即主肺动脉窗层面。气管右前方为上腔静脉，前方为升主动脉，左后方为食管和降主动脉，升主动脉与降主动脉之间的低密度区为主肺动脉窗（图1-4-12）。

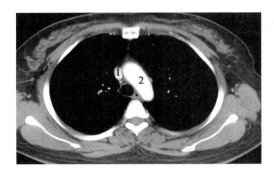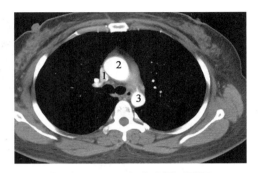

图1-4-11 主动脉弓层面   图1-4-12 主动脉弓下层面
1. 上腔静脉；2. 主动脉弓   1. 上腔静脉；2. 升主动脉；3. 降主动脉

（四）肺动脉层面

左、右主支气管横向走行，其前方的大血管从右至左为右肺动脉、上腔静脉、升主动脉、主肺动脉、左肺动脉，其后方的大血管为降主动脉（图1-4-13）。

（五）主动脉根部层面

升主动脉根部居中，前方为右心室流出道，后方为左心房和左心房耳部，右侧为右心房耳部，左心房两侧可见肺静脉引入（图1-4-14）。

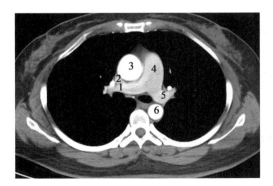

图1-4-13 肺动脉层面   图1-4-14 主动脉根部层面
1. 右肺动脉；2. 上腔静脉；3. 升主动脉；   1. 升主动脉；2. 右心室；3. 左心房；
4. 主肺动脉；5. 左肺动脉；6. 降主动脉   4. 降主动脉；5. 上腔静脉

（六）左心室流出道层面

左心房、室位于左侧，左心房在后，左心室在前，二者之间为二尖瓣。右侧为右心房、室（图1-4-15）。

（七）左心室体部层面

四个心腔和房、室间隔清楚显示。心包在低密度的纵隔及心外膜脂肪层的衬托下表现为一光滑的细线影，最厚不超过 4 毫米（图 1 - 4 - 16）。

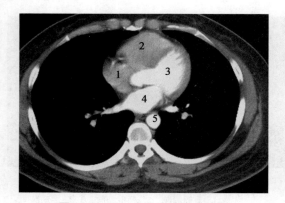

图 1 - 4 - 15　左心室流出道层面
1. 右心房；2. 右心室；3. 左心室；4. 左心房；5. 降主动脉

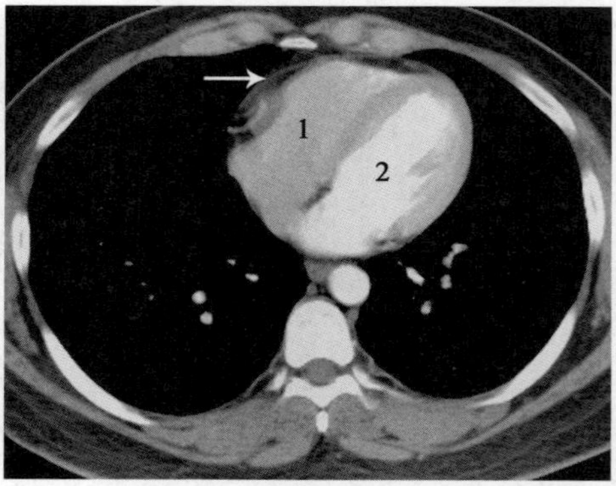

图 1 - 4 - 16　左心室体部层面
1. 右心室；2. 左心室，心包（白箭头）

（八）左心室膈面

纵隔左侧为左心室，右侧为右心室，右心室后方见少许右心房影（图 1 - 4 - 17）。

根据横断面扫描的数据，应用多种后处理软件能够立体、直观的显示心脏与大血管的解剖、毗邻关系（彩图 1 - 4 - 1）。

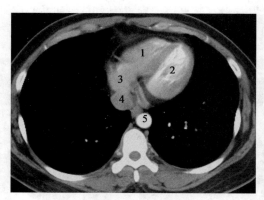

图 1 - 4 - 17　左心室膈面
1. 右心室；2. 左心室；3. 右心房；4. 下腔静脉；5. 降主动脉

三、正常 MRI 表现

（一）心脏

横轴位、长轴位、短轴位上心脏房、室和大血管解剖所见与 CT 正常所见相同（图 1 - 4 - 18）。其信号特点如下。

1. 心肌　呈均匀中等信号强度。正常左心室心肌厚度在收缩期比舒张期至少增加30%。
2. 心腔　在SE序列上呈无或极低信号。
3. 心内膜　比心肌信号略高，呈一细线状影。
4. 瓣膜　呈线状中等信号强度。
5. 心包　在SE序列上呈弧线状低信号，周围有高信号脂肪衬托。

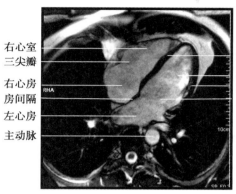

图 1 – 4 – 18　心脏 MR 图像

（二）大血管

大血管呈圆形或管状无或低信号。

第三节　循环系统基本病变的影像表现

一、心脏位置、形态和大小异常

（一）心脏位置异常

心脏位置异常包括心脏移位和异位。
1. 心脏移位　常与胸肺疾患或畸形有关。
2. 心脏异位　指心脏位置先天异常（图1 – 4 – 19）。

（二）心脏形态异常

心脏病中各房室大小的改变各异，使心脏失去正常形态，常见类型为二尖瓣型、主动脉型和普大型（表1 – 4 – 2）（图1 – 4 – 20 ~ 图1 – 4 – 23）。

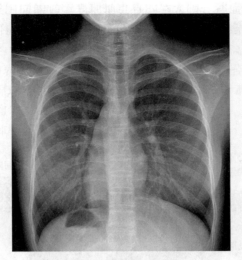

图 1-4-19 镜面右位心
后前位胸片示镜面右位心，合并内脏反位

表 1-4-2 心脏常见的外形改变及其病理生理和常见疾病

分型	征象	病理生理	常见疾病
二尖瓣型	肺动脉段凸出，心尖圆隆上翘，主动脉结缩小或正常，状如梨形	右心负荷或以其为主的心腔变化	二尖瓣病变、房间隔缺损、肺动脉瓣狭窄、肺动脉高压和肺心病等
主动脉型	肺动脉段凹陷，心尖下移，主动肺结多增宽	左心负荷或以其为主的心腔变化	主动脉瓣病变、高血压、冠心病或心肌病等
普大型	心脏比较均匀地向两侧增大，肺动脉段平直，主动脉结多正常	双侧负荷增加的心腔变化或心包病变	心包、心肌损害或以右心房明显增大的疾患

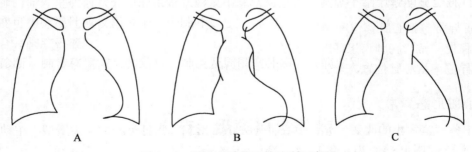

图 1-4-20 心脏外形的改变示意图
A. 二尖瓣型心；B. 主动脉型心；C. 普大型心

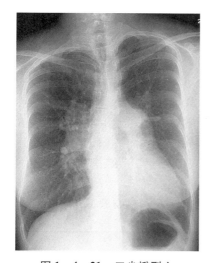

图 1 - 4 - 21　二尖瓣型心

二尖瓣型心，肺动脉段凸出，主动脉结缩小

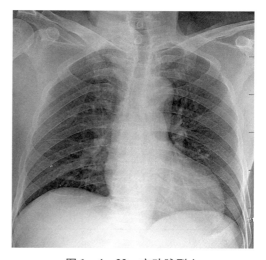

图 1 - 4 - 22　主动脉型心

主动脉型心，主动脉结增宽，肺动脉段凹陷

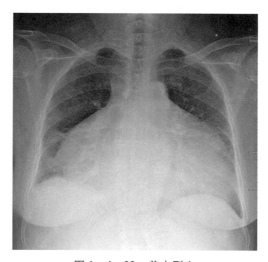

图 1 - 4 - 23　普大型心

普大型心，心脏两缘向两侧均匀增大

（三）心脏增大

心脏增大包括心壁肥厚和（或）心腔扩大。X 线平片上测量心胸比率仍是目前最常用最简便的判断心脏增大的方法。心胸比率：0.50 ~ 0.55 为心脏轻度增大；0.55 ~ 0.60 为心脏中度增大；≥0.60 为重度增大。

心脏各房室增大在不同体位的影像学表现各有特点（表 1 - 4 - 3）（图 1 - 4 - 24 ~ 图 1 - 4 - 28）。

表 1 - 4 - 3 心脏各房室增大的影像学表现

	PA	LAO	RAO 或 LL（服钡）
左心房增大	心右缘出现"双房影"，左心耳膨凸，第 3 号出现，气管隆突开大	心后缘左心房段膨凸，与左主支气管间透明带消失，左主支气管后上移位并狭窄	食管中下段局限性压迹和移位（RAO 和 LL）
右心房增大	右心房段向右上膨凸，右心房/心高比值大于 0.5，腔静脉扩张	心前缘上段的膨凸与下方的右心室构成"成角现象"	心后缘下段弧形膨凸（RAO）
左心室增大	左心室段延长，向左膨隆，心尖下移，心腰凹陷	心后缘下段向后下膨凸、延长，与脊柱重叠	心后缘下段向后突出超过下腔静脉后缘（LL）
右心室增大	心尖圆隆上翘，有时可见肺动脉段突出	心前缘右心室段前凸，心膈面延长	肺动脉段下方圆锥部膨凸（RAO）。心前缘前凸，与胸骨接触面增大（LL）

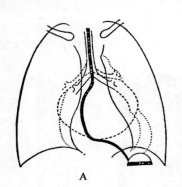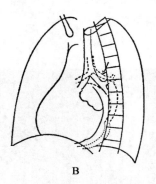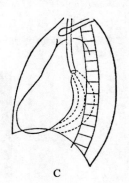

图 1 - 4 - 24 左心房增大示意图

A. 后前位；B. 左前斜位；C. 左侧位

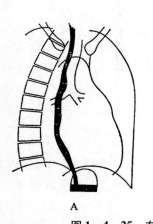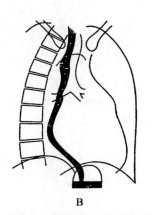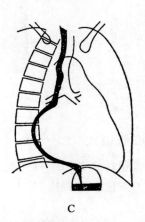

图 1 - 4 - 25 左心房增大—食管压迹及移位示意图（右前斜位）

A. 食管压迹 Ⅰ°——左心房轻度增大；B. 食管压迹及移位 Ⅱ°——左心房中度增大；
C. 食管压迹及移位超过胸椎 Ⅲ°——左心房高度增大

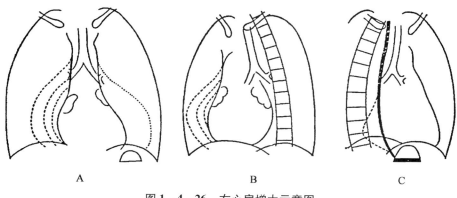

图 1 - 4 - 26　右心房增大示意图

A. 后前位；B. 左前斜位；C. 右前斜位

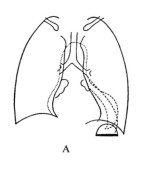 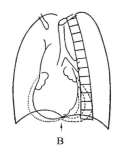 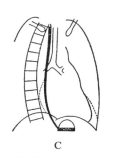 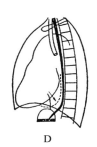

图 1 - 4 - 27　左心室增大示意图

A. 后前位；B. 左前斜位；C. 右前斜位；D. 左侧位

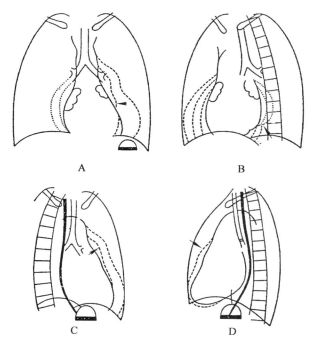

图 1 - 4 - 28　右心室增大示意图

A. 后前位；B. 左前斜位；C. 右前斜位；D. 左侧位

（四）CT 增强扫描

可观察到心肌薄厚的改变、心肌及心腔内的密度改变及心肌运动异常。

（五）MRI 的异常征象

1. 心肌异常　可显示心肌薄厚及信号改变以及心肌运动的异常。
2. 心腔异常　可显示心腔大小的改变以及心腔内信号的改变。
3. 心包异常　可显示心包缺损、心包增厚、心包积液及心包肿块。

二、胸部大血管的异常

普通 X 线检查及 CT 平扫可显示胸主动脉扩张、迂曲、延长、缩窄等异常改变，以及主动脉壁的钙化（图 1 – 4 – 29）。CT 增强扫描可显示在动脉内呈半月形充盈缺损的附壁血栓、动脉壁钙化内移及主动脉壁增厚等异常改变，并可区分主动脉夹层的真假腔和内膜片，易于发现各种主动脉弓异常和各种大动静脉的先天性畸形（彩图 1 – 4 – 2）。

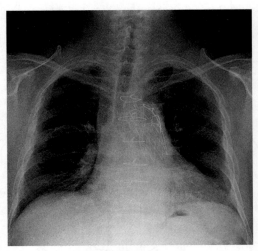

图 1 – 4 – 29　胸主动脉夹层支架术后
胸主动脉夹层支架术后状态，主动脉及纵隔投影区见金属支架影

MRI 能清楚显示各种动脉瘤、大动脉和大静脉的狭窄和闭塞，血管起源、走行和连接异常以及主动脉夹层等疾病，且是显示主动脉夹层破口的最佳影像学检查方法。

三、肺血管异常

肺循环沟通左右心腔，心脏血流动力学和功能状态异常，可引起肺循环异常。目前，观察肺循环异常改变，临床上仍然以普通 X 线检查为首选影像学检查方法。

（一）肺充血

肺充血（pulmonary congestion）指肺动脉内血流量异常增多。主要见于左向右分流的先天性心脏病（房间隔缺损、室间隔缺损和动脉导管未闭）、甲状腺功能亢进、贫血等循环血量增加的疾病（图1-4-30）。后前位片示两侧肺门增大，肺动脉段凸出，肺内血管纹理成比例增粗，边缘清楚。

（二）肺血减少

肺动脉内血流量异常减少，亦称肺缺血（pulmonary oligemia）。多见于先天性心脏病右心排血受阻疾病（肺动脉狭窄、法洛四联症等）。后前位片示肺门缩小，右肺下动脉干变细，肺野透过度增加，肺内血管纹理普遍变细，分布稀疏。严重时，肺野内可见走行紊乱的网状血管影，为代偿的支气管动脉形成侧支循环的影像。

（三）肺淤血

肺淤血（pulmonary passive congestion）指肺静脉回流受阻导致血液在肺内淤滞。主要见于二尖瓣狭窄和左心衰竭（图1-4-31）。后前位片示两肺门影增大，边缘模糊，肺内血管纹理增多、增粗、模糊，肺野透过度差，上肺静脉增粗，下肺静脉变细。

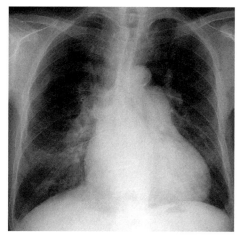

图1-4-30　肺充血
后前位胸片示肺充血，肺动脉段凸出，两侧肺门影增大

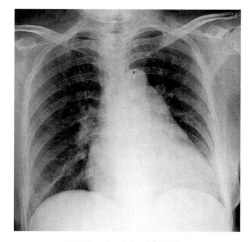

图1-4-31　肺淤血
肺淤血，肺野透过度差，肺纹理增多、增粗、模糊

（四）肺水肿

肺水肿（pulmonary edema）为肺毛细血管内液体大量渗入肺间质和（或）肺泡。肺水肿根据其渗入部位不同又分为间质性和肺泡性两种。

1. 间质性肺水肿　多见于慢性左心衰竭和二尖瓣狭窄。在肺淤血的X线基础上，不同部位的肺泡间隔水肿增厚形成小叶间隔线（Kerley A、Kerley B、Kerley C线），常伴有胸膜下和（或）胸腔少量积液。以Kerley B线最常见。

（1）Kerley A线：自肺野外围斜行引向肺门，长5~6 cm，宽0.5~1 mm。

（2）Kerley B线：位于肋膈角区，横向走行，长2~3 cm，宽1~3 mm。

（3）Kerley C 线：位于中下肺野，呈网格状阴影。

2. **肺泡性肺水肿**　多见于左心衰竭和尿毒症。肺泡性肺水肿常与间质性肺水肿并存，其渗出液主要积聚在肺泡内。X 线表现为以肺门为中心，位于肺野中内带、边缘模糊的斑片状阴影，常融合成片。两肺受累时的"蝶翼状"阴影为其典型表现。阴影在短期内变化迅速，且本症的 X 线异常改变先于临床症状，所以 X 线检查具有重要临床意义（图 1 - 4 - 32）。

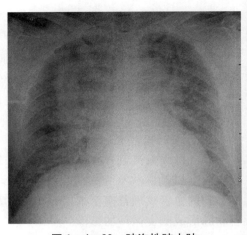

图 1 - 4 - 32　肺泡性肺水肿
两肺野中内带边缘模糊的斑片状阴影呈"蝶翼状"改变，为肺泡性肺水肿的典型表现

（五）肺循环高压

1. **肺动脉高压**　指肺动脉收缩压 > 30 mmHg 或平均压 > 20 mmHg。

（1）X 线表现：肺动脉段突出，肺门动脉及其肺内分支扩张、增粗。同时可有右心室增大，透视下可见肺门搏动增强。

（2）高流量性肺动脉高压：动脉呈比例扩张，可由肺充血引起。

（3）阻塞性肺动脉高压：肺门动脉显著扩张，外围肺动脉分支细小，即"截断现象"，继发于肺内小血管痉挛或狭窄导致的肺循环阻力加大。

2. **肺静脉高压**　由肺静脉回流受阻致肺静脉压力 > 10 mmHg。若压力 > 25 mmHg，即可引起肺水肿。肺静脉高压晚期亦可导致继发性肺动脉高压。X 线所见为肺淤血和间质性肺水肿的征象。

（六）肺动脉栓塞及肺梗死

肺动脉及其分支被栓子堵塞后发生的肺循环障碍疾病为肺栓塞（pulmonary embolism，PE）。常见栓子为下肢和盆腔的深静脉血栓及右心附壁血栓。在此基础上发生的肺组织坏死称为肺梗死。

1. **X 线表现**　缺乏诊断特异性。高度提示肺栓塞的征象有：

（1）单侧或区域性的肺血管纹理稀疏、纤细或无正常走行的纹理。

（2）双侧肺纹理不对称，一侧肺门或肺动脉分支细小，对侧肺门影扩张。

（3）肺动脉高压的征象。

（4）典型梗死阴影为尖端指向肺门、底边面向胸膜的楔形实变影。

（5）患侧横膈抬高或运动受限。

（6）患侧胸膜反应或少量胸腔积液。

2. **CT 肺动脉成像（CTPA）**　可清晰显示肺亚段以上肺动脉，准确判断是否存在肺动脉腔内血栓栓子（图 1 - 4 - 33）。直接征象为肺动脉腔内有充盈缺损造成管腔不同程度狭窄；间接征象为肺梗死表现，还可引起肺动脉高压征象。

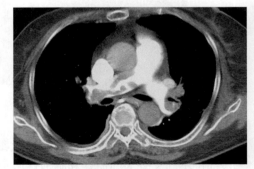

图 1 - 4 - 33　肺动脉栓塞
肺动脉栓塞，两侧肺动脉主干内见充盈缺损影为血栓栓子

四、心 包 病 变

（一）心包积液

心包腔内液体量超过50 ml，即为心包积液。X线检查对少量心包积液诊断能力有限；中等量以上的积液，心影向两侧普遍增大呈普大型；CT表现为心包腔增宽，腔内液体多呈水样密度（图1-4-34）。

（二）心包增厚

CT显示增厚的心包>4 mm。X线平片可见心缘异常，上腔静脉增宽和肺淤血等征象。

（三）心包钙化

心包钙化在X线检查可见蛋壳样钙化包绕心影；CT表现为心包区线样或蛋壳样均匀高密度影。

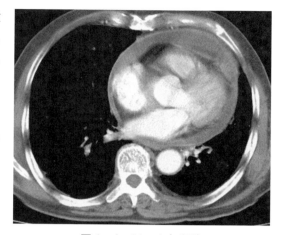

图1-4-34 心包积液

增强CT纵隔窗示心包腔增宽，腔内见水样密度无强化

（四）心包肿块

心包肿块在X线检查不易直接发现肿块，常表现为心包积液；CT可直观显示心包区的肿块。

五、冠状动脉异常

冠状动脉异常的表现有冠状动脉管腔狭窄、闭塞或扩张以及先天性冠状动脉发育异常等。冠状动脉造影仍为诊断冠状动脉病变最可靠的方法，可显示病变发生的部位、形态、分布及程度，但属于有创性检查。MSCT可用于检测冠状动脉管腔狭窄，满足冠心病门诊筛查的需求，此外，对冠状动脉支架及冠状动脉旁路移植术后患者的随访亦有重要价值（彩图1-4-3，图1-4-35）。

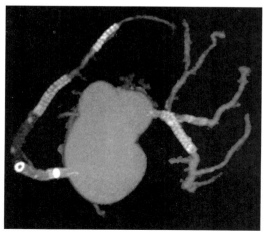

图1-4-35 冠状动脉支架术后

冠状动脉CTA可清晰显示冠状动脉支架

第四节 循环系统常见疾病

一、先天性心脏病

（一）房间隔缺损

房间隔缺损（atrial septal defect，ASD）是最常见的先天性心脏病之一，女性发病略高，本病可单独发生，也可与其他先天性心脏畸形并存。根据缺损所在部位，病理上将房间隔缺损分为第一孔型（原发孔型）和第二孔型（继发孔型）。

正常情况下左心房压力高于右心房，房间隔缺损患者的血液从左心房向右心房分流，使右心房、室及肺循环血流量增加，可引起右心房、右心室的肥厚和扩张，久之出现肺动脉高压，严重时出现心房水平双向分流或右向左分流（图1-4-36）。

1. X线表现 心脏呈"二尖瓣"型，肺动脉段凸出；右心房、右心室增大；肺血增多；主动脉结缩小或正常（图1-4-37，图1-4-38）。

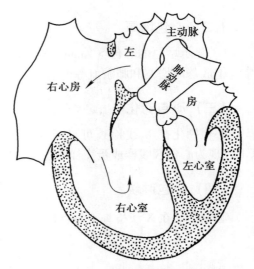

图1-4-36 二孔型房间隔缺损示意图

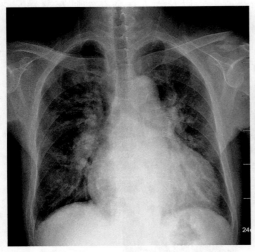

图1-4-37 房间隔缺损胸正位
房间隔缺损，X线平片示心脏呈
二尖瓣型增大，肺血增多

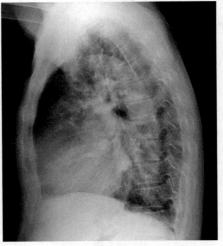

图1-4-38 房间隔缺损胸部左侧位
房间隔缺损，X线平片示心脏呈
二尖瓣型增大，肺血增多

2. CT表现 房间隔连续性中断或缺失；右心房、右心室增大；主肺动脉扩张。

3. 鉴别诊断　小的房间隔缺损应与卵圆孔未闭鉴别。

（二）法洛四联症

法洛四联症（tetralogy of Fallot，TOF）是最常见的紫绀型先心病，包括四种畸形：肺动脉狭窄、室间隔缺损、主动脉骑跨和右心室肥厚，其中以肺动脉狭窄和室间隔缺损为主要畸形。法洛四联症时，右向左的分流量主要取决于室间隔缺损的大小和肺动脉狭窄的程度，并决定着本症的临床表现和严重程度（图1－4－39）。

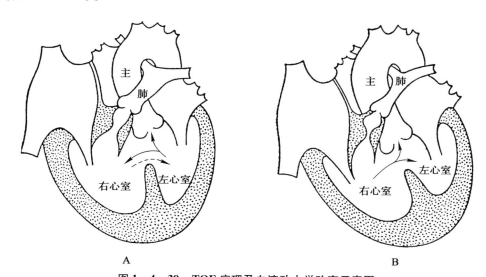

图1－4－39　TOF病理及血流动力学改变示意图
A. 主动脉轻度骑跨；B. 主动脉重度骑跨，主肺动脉细小，箭头示心室水平分流方向

一般TOF的室间隔缺损较大，使左、右心室和主动脉的压力接近，故肺动脉狭窄所形成的阻力起主要作用。肺动脉狭窄越重，右心室射血阻力越大，经室间隔缺损的右向左分流量也就越多，体动脉血氧饱和度就越低。肺动脉狭窄造成的血流量减少，进一步加重缺氧，引起紫绀、红细胞增多等一系列变化。

1. X线表现　心脏呈"靴"型，心腰部凹陷，心尖圆钝、上翘；右心室增大；肺血减少，两肺门动脉细小；主动脉升、弓部增宽，凸出。

2. 心血管造影目前仍为TOF形态诊断的"金标准"。

3. MSCT的增强扫描结合三维重组，可提供法洛四联症的基本畸形及其它并存畸形等直接征象。

4. 鉴别诊断　需与其他一些合并肺动脉狭窄的紫绀型先天性心脏病鉴别，如肺动脉闭锁、三尖瓣闭锁、右心室双出口等。

二、风湿性心脏病

风湿性心脏病（rheumatic heart disease，RHD）分为急性风湿性心脏炎和慢性风湿性瓣膜病。前者为风湿热累及心包、心肌和心内膜，以心肌受累最重，影像学检查缺乏特异性。后者为急性期后遗的慢性心脏瓣膜损害，可发生于任何瓣膜，以二尖瓣损害最常见，其次为主动脉瓣和三尖瓣。

二尖瓣狭窄（mitral stenosis，MS）最为常见，二尖瓣叶不同程度的增厚、瓣交界粘连，开放受限造成瓣口狭窄，从而使左心房压力增高，导致左心房扩大和肺循环阻力增加，产生肺循环高压；因右心负荷加重，使右心室肥厚、扩大，终至右心衰竭。二尖瓣关闭不全往往继发于二尖瓣狭窄之后，并与之并存。二尖瓣关闭不全引起左心室收缩时血液向左心房反流，左心房扩大，压力升高，久之产生肺淤血，继而导致肺循环高压。

1. X 线表现   心影呈二尖瓣型，肺动脉段突出；左心房及右心室增大；肺淤血，严重时可出现间质性肺水肿或肺循环高压；合并二尖瓣关闭不全时可见左心室增大（图 1-4-40，图 1-4-41）。

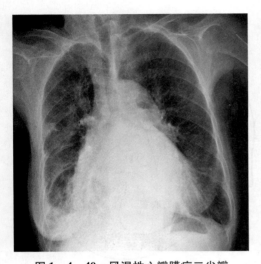

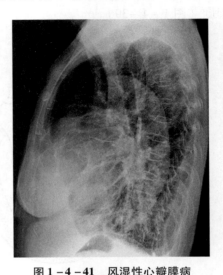

图 1-4-40   风湿性心瓣膜病二尖瓣
狭窄合并关闭不全胸部正位
X 线平片示心脏呈二尖瓣型，左心房及右心室增大，双肺淤血

图 1-4-41   风湿性心瓣膜病
二尖瓣狭窄合并关闭不全胸部侧位
X 线平片示心脏呈二尖瓣型，左心房及右心室增大，双肺淤血

2. CT 表现   可显示二尖瓣叶增厚、钙化及房、室增大，并可显示左心房内的血栓（图 1-4-42）。

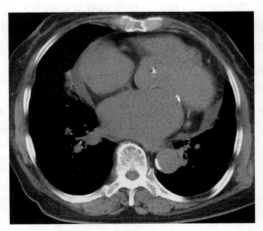

图 1-4-42   二尖瓣叶钙化
平扫 CT 纵隔窗示二尖瓣叶增厚钙化

3. 鉴别诊断   本病需与缩窄性心包炎、左心房黏液瘤等病及心肌病、先天性心脏病等所致的继

发性二尖瓣关闭不全鉴别，超声心动图检查有助于鉴别。

三、冠状动脉粥样硬化性心脏病

冠状动脉粥样硬化性心脏病（coronary atherosclerotic heart disease，CAHD）是指冠状动脉粥样硬化使血管腔狭窄阻塞，导致心肌缺血缺氧而引起的心脏病变，它和冠状动脉功能性改变（痉挛）一起，统称为冠状动脉心脏病，简称冠心病。这是一种严重危害人类健康的常见病和多发病，多见于40岁以上的中年人。

冠状动脉粥样硬化斑块引起冠状动脉狭窄是冠心病的基础病变，冠状动脉狭窄最常见于左前降支，其次为左回旋支、右冠状动脉及冠状动脉左主干。当冠状动脉管腔狭窄超过50%时，患者于负荷状态下可出现心肌缺血缺氧，冠状动脉严重狭窄或完全闭塞，则导致心肌梗死。若梗死累及乳头肌或室间隔，可造成乳头肌断裂、室间隔穿孔，大面积心肌梗死可引起室壁瘤和心室破裂。冠心病的主要临床表现有心绞痛、心肌梗死、心力衰竭、猝死等。

1. X 线表现　对本病的诊断帮助不大。

2. CT 表现　平扫可显示冠状动脉钙化；冠脉 CTA 可检出冠状动脉管腔狭窄，对冠状动脉支架置入和搭桥术后患者随访也有重要临床应用价值；陈旧性心肌梗死的缺血坏死心肌 CT 值低于正常心肌；并可见局限性向外膨出的室壁瘤及瘤内附壁血栓。

3. 冠状动脉造影至今仍是明确冠状动脉狭窄程度、部位和范围的首选检查方法。

4. 鉴别诊断　冠心病需与急性肺栓塞、主动脉夹层和扩张型心肌病鉴别。

四、肺源性心脏病

肺源性心脏病（pulmonary heart disease，PHD）是指胸肺疾病或肺血管病变引起的心脏病（简称肺心病），以慢性支气管炎和肺气肿为常见病因，患者主要临床表现为咳嗽、咳痰、心悸、咳血等。

由于肺部长期慢性病变引起广泛纤维化及肺气肿，肺血管床逐渐闭塞，使肺血管阻力增加，且缺氧所致的肺小动脉收缩，红细胞、血容量增加，心排血量升高也促使肺动脉压增高，久之引起右心室肥厚、扩张及右心功能不全。

1. X 线表现　可见慢性胸肺疾病如慢性支气管炎、肺气肿、肺结核、胸部畸形等原发疾病的异常征象；以及肺动脉高压的征象：心脏呈二尖瓣型；肺动脉段凸出；右下肺动脉扩张，外围肺血管纤细；肺血增多；右心房、右心室增大。

2. CT 表现　平扫可显示胸肺原发病变；增强扫描能显示右心房、室扩大，主肺动脉及左右肺动脉扩张以及肺动脉管腔内的充盈缺损、狭窄或阻塞性病变。

3. 鉴别诊断　主要与左向右分流的先天性心脏病鉴别。

五、心　肌　病

原发性心肌病系指一组病因不明的心肌受累疾病，分为扩张型、肥厚型、限制型以及不能分类的心肌病。已知病因或并发于其他系统疾病的心肌疾病现称为特定心肌疾病。

心肌病（cardiomyopathy）是一类伴有特定的形态、功能、电生理等方面改变的心肌疾病。CMR

良好的空间分辨率、高度的组织特异性、任意层面成像及大视野等特点，能够提供准确的心肌厚度、心室形状和容量、室壁动度和心室功能等资料，在心肌病的诊断、鉴别诊断以及随访中具有其他影像学检查方法无法比拟的优势，是目前最理想、最有价值的检查方法。

（一）扩张型心肌病

扩张型心肌病（dilated cardiomyopathy）在原发性心肌病中最常见，是左心室或双侧心室腔扩张和室壁运动功能降低的一组疾病，以心腔扩张代偿心肌收缩功能的降低。心室收缩功能减低，心排血量降低，舒张期血量和压力升高是其主要病理生理异常。临床症状主要表现为心肌收缩功能降低所致的左心功能不全、各种心律失常及继发于心腔内血栓形成的血栓栓塞。本病属于排除性诊断。

1. X线表现　心脏呈"普大"型或"主动脉"型；各房室均有增大，以左心室增大为著；多有不同程度的肺淤血、间质性肺水肿表现；透视下观察常有两心缘搏动普遍减弱。

2. CT表现　心脏增大以左心室扩张为主；心室壁密度无明显改变，室壁厚度基本正常，也可略薄或略厚；室壁运动普遍减弱甚至消失（图1-4-43）。

3. MRI表现　左心室或者双心室扩大伴室壁厚度正常或厚薄不均，磁共振电影显示左心室或双侧心室弥漫性室壁运动功能降低以及继发的房室瓣关闭不全。

4. 鉴别诊断　本病的诊断原则是排除继发因素所致的心腔扩大，需与冠心病、风湿性心脏病及高血压心脏病鉴别。

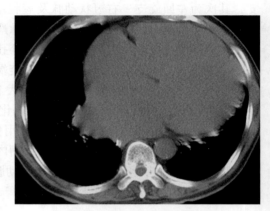

图1-4-43　扩张型心肌病
扩张型心肌病，心脏增大以左心室扩张为主

（二）肥厚型心肌病

肥厚型心肌病（hypertrophic cardiomyopathy）以心室壁肥厚为特征，多累及左心室，病变局部心肌增厚，心腔不扩张，主要累及肌部室间隔引起非对称性间隔肥厚，使左心室舒张功能受限。临床可无症状或呈非特异性症状。

1. X线表现　无特异性或多正常，对本病诊断限度较大。

2. 超声心动图为本病的首选检查方法。

3. CT表现　可显示室壁和室间隔肥厚的部位、程度和范围，电影方式可观察心脏及左心室运动功能。

4. MRI表现　心室腔形态窄小，室壁肥厚，异常肥厚的心肌呈均匀的中等信号；异常肥厚部的心肌收缩期增厚率减低，正常的心肌收缩功能正常或代偿性增强；对比剂延迟增强扫描于肥厚心肌处可出现斑片状或条带样增强。

5. 鉴别诊断　需与继发性心肌肥厚，如高血压、左心排血受阻疾患（主动脉瓣、瓣上或瓣下狭窄）或运动员生理性心肌肥厚相鉴别。

（三）限制型心肌病

限制型心肌病（restrictive cardiomyopathy）主要指心内膜心肌纤维化和嗜酸细胞增多性心内膜心

肌病。病变主要侵犯心室流入道和心尖，心肌顺应性降低，双侧心室或某一心室充盈功能受限，充盈压升高，舒张期心室容积减小，心排血量减低和房室瓣关闭不全，而室壁厚度和收缩功能正常或几近正常。以右心室型常见，临床主要为右心回血受阻的表现。

1. X 线表现 心脏呈高度普遍增大或呈球形；右心房显著增大；上腔静脉扩张；肺血减少。

2. CT 表现 右心室腔变形，心尖闭塞，流出道扩张；右心房明显扩张；三尖瓣中重度关闭不全。

3. MRI 表现 双室腔大小正常或容积缩小，左心室壁厚度正常，心室充盈受限，收缩功能正常或接近正常，顺应性降低、双房高度扩大。

4. 鉴别诊断 需与缩窄性心包炎鉴别，CT 可清楚显示正常心包，对二者的鉴别诊断有确证意义。

六、心 包 疾 病

心包炎是由多种因素引起的最常见的心包病变，急性心包炎以非特异性、结核性、化脓性和风湿性较为常见，常伴有心包积液，积液性质可为浆液纤维蛋白性、化脓性、浆液血性、出血性和乳糜性等。慢性心包炎大多由急性心包炎迁延所致，可发展为缩窄性心包炎。

（一）心包积液

心包积液（pericardial effusion，PE）指心包腔内的液体超过 50 mL。心包积液引起心包内压力升高、使心脏受压，心室舒张功能受限，导致心房和体、肺静脉回流受阻，静脉压力升高，终致心脏收缩期排血量减少。大量心包积液甚至可导致心包填塞，出现呼吸困难、面色苍白、发绀、端坐呼吸等症状。

1. X 线表现 少量心包积液可无异常发现；中等量以上积液主要表现为心脏呈球形或"普大"型，两侧心缘各弓分界不清，心膈角变钝；肺血减少，上腔静脉扩张；透视下观察心缘搏动普遍减弱以至消失，主动脉搏动可正常；短期内动态观察心脏大小可有明显变化（图 1 - 4 - 44）。

2. CT 表现 心包积液为沿心脏轮廓分布、邻近脏层心包脂肪层的环形低密度带，依部位不同此低密度带的宽度有所变化。

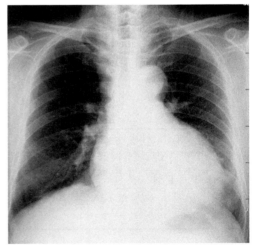

图 1 - 4 - 44 心包积液
X 线平片示心脏略呈球形，两侧心缘各弓分界不清

（二）缩窄性心包炎

缩窄性心包炎（constrictive pericarditis，CPC）指心包炎导致心包肥厚、粘连、纤维化和钙化，心包腔闭塞，代之以纤维瘢痕壳包绕心脏。心包的异常增厚限制了心脏的舒张功能，使体、肺静脉压力升高，静脉回心血量下降，心排血量降低，继而限制心脏的收缩功能，导致心力衰竭。

1. X 线表现 心脏大小正常或轻度增大，少数亦可中度增大，心外形常呈三角形或近似三角形；心缘僵硬，各弓分界不清，部分患者心包可见蛋壳样、弧线状钙化；透视下观察心脏搏动减弱，甚至消失；上腔静脉扩张，肺淤血和间质性肺水肿常见；可伴有胸腔积液和不同程度的胸膜增厚、粘连。

2. CT 表现 平扫可见心包不规则形增厚（厚度大于 4 mm），脏壁层界限不清，部分可见钙化灶；增强扫描示左右心室内径缩小，室间隔僵直；部分患者腔静脉扩张，左右心房扩大，和继发的肝脾肿大、腹水及胸腔积液等征象。

3. 鉴别诊断　本病需与限制型心肌病及风湿性心脏病二尖瓣狭窄相鉴别。

七、黏　液　瘤

黏液瘤（myxoma）在原发心脏肿瘤中最常见，多见于女性，大约75%发生于左心房，大多有蒂附着于房间隔近卵圆窝处，可以随心动周期在心腔内运动。

黏液瘤的 MRI 表现为心腔内圆形或卵圆形分叶状不均匀信号影，T_1WI 示瘤体信号与心肌相近或略高，T_2WI 则表现为混杂的偏高信号；对比剂延迟增强扫描可见少许片状不均匀强化；MR 电影可见瘤体随心脏收缩和舒张在房室瓣口往返运动。

八、大血管疾病

（一）主动脉夹层

主动脉夹层（aortic dissection，AD）是由各种病因所致主动脉壁中膜弹力组织和平滑肌病变，在高血压或其他血流动力学变化的促发下，内膜撕裂，主动脉腔内的血液通过内膜撕裂的破口进入主动脉壁中层，将主动脉壁中膜分离形成血肿或"双腔"主动脉，即扩张的假腔和受压变形的真腔，并进一步扩展的一种主动脉疾病。急性主动脉夹层最常见的临床症状是突发性撕裂性胸痛。

主动脉夹层有两种临床分型，即按夹层累及范围分型的传统的 DeBakey 分型和根据病变累及部位及范围分型的 Stanford 分型。MRI 和 MRA 要全面显示主动脉夹层的病变范围、程度、类型和是否伴有其他并发症。

De Bakey 根据主动脉破口部位及血肿扩展范围，将主动脉夹层分为三型（表 1-4-4，图1-4-45）。

表 1-4-4　主动脉夹层 De Bakey 分型

De Bakey 分型		夹层范围	破口位置
Ⅰ 型		广泛	在升主动脉
Ⅱ 型		局限于升主动脉	在升主动脉
Ⅲ型	甲	局限	在降部上段（锁骨下动脉远端）
	乙	广泛	

1. X 线表现　急性主动脉夹层表现为短期内两上纵隔或主动脉弓降部明显增宽、扩张，边缘模糊，搏动减弱或消失（图 1-4-46）；主动脉壁（内膜）钙化内移超过 4 mm；心脏多呈"主动脉型"，左心室增大；破入心包或胸腔者，可见心包积液或胸腔积液；慢性主动脉夹层示主动脉升、弓、降部普遍扩张，边界清楚。

2. CT 表现　平扫示主动脉增粗，主动脉壁钙化内移，以及并发的纵隔血肿、心包和（或）胸腔积液等征象；增强扫描能清楚显示真、假腔及假腔内的血栓，以及分隔真假腔的低密度线状内膜片（图 1-4-47）。亚急性期主动脉夹层通常真腔较小，受压变形，密度较高，而假腔较大，密度较低。

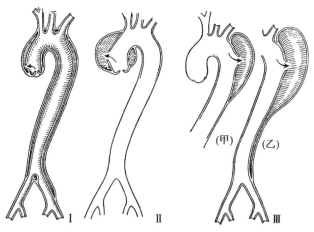

图 1 - 4 - 45　主动脉夹层分型示意图（DeBakey）

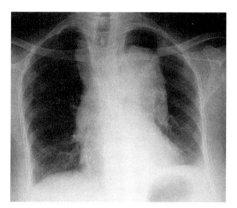

图 1 - 4 - 46　主动脉夹层

主动脉夹层，X 线平片示主动脉弓降部
明显增宽、扩张，边缘清晰

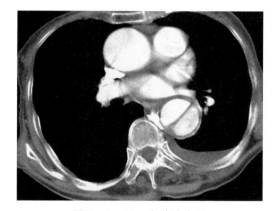

图 1 - 4 - 47　主动脉夹层

增强 CT，清晰显示主动脉夹层的真、假腔及
内膜片，左侧胸腔内可见积液征象

3. MRI 表现

（1）内膜片（intimal flap）：主动脉夹层诊断的直接征象，线状结构的内膜片将主动脉分隔为双腔，即真腔和假腔。

（2）真腔和假腔：假腔持续扩大和真腔受压变窄是主动脉夹层最基本的病理生理改变。真腔和假腔的信号强度可以相同，亦可不同。

（3）内膜破口（intimal entry）和再破口（re-entry）：表现为内膜连续性中断。电影 MR 可见破口处血流往返或假腔侧的血流信号喷射征象。

（4）主要分支血管受累：夹层或内膜片延伸至血管开口或血管腔内，引起血管受压移位、狭窄和闭塞。

（5）并发症和其他并存改变：MRI 可显示主动脉瓣关闭不全、左心功能不全、心包积液、胸腔积液、主动脉破裂或假性动脉瘤形成和假腔内血栓形成等。

4. 鉴别诊断　需与胸主动脉迂曲、扩张及主动脉瘤等鉴别。

（二）主动脉瘤

胸腹主动脉的病理性扩张称主动脉瘤（aortic aneurysm，AA）。主动脉壁，主要是中层弹力纤维断裂、坏死、失去原有坚韧性，形成局部薄弱区，受主动脉内高压血流冲击向外膨凸形成。

1. X 线表现　纵隔增宽或者出现与主动脉密不可分的肿块影，透视下观察其边缘有扩张性搏动；气管、食管的受压、移位、变形，脊椎或胸骨的侵蚀性骨质缺损等间接征象。

2. CT 表现　目前，作为无创伤性检查方法，MSCT 和 MRI 已经能取代 X 线血管造影成为本病确诊的检查方法，可显示主动脉瘤，测量瘤体径线，对瘤壁钙化和附壁血栓也十分敏感。

3. 鉴别诊断　主要应与主动脉夹层相鉴别。

本 章 小 结

本章阐述了循环系统的常用检查技术及其各种检查技术的适用范围及特点，并系统详细地介绍了循环系统的正常及异常病变的各种影像表现，使学生们能够认识图像的正常及异常表现，从而可对循环系统常见疾病进行初步的诊断及鉴别诊断，并能初步了解异常表现的病理基础及其在诊断中的意义。

复 习 题

1. 心脏各房、室增大在心脏三位片上的 X 线表现。
2. 简述肺水肿的 X 线征象。
3. 简述房间隔缺损的血流动力学改变。
4. 二尖瓣狭窄的影像表现。
5. 简述主动脉夹层的 DeBakey 分型。

参 考 文 献

[1] 金征宇. 医学影像学. 2 版. 北京：人民卫生出版社，2010.
[2] 吴恩惠，冯敢生，白人驹，等. 医学影像学. 6 版. 北京：人民卫生出版社，2008.
[3] 马大庆. 影像诊断学. 2 版. 北京：北京大学医学出版社，2009.
[4] 刘玉清，李铁一，陈炽贤，等. 放射学：上册. 北京：人民卫生出版社，1993.
[5] 刘玉清. 心血管病影像诊断学. 合肥：安徽科学技术出版社，2000.

（隋滨滨）

第五章　消化系统

学习目标

1. 通过本章的学习，能够了解消化系统常用的影像检查方法及检查方法的优先选择原则。

2. 通过本章的学习，能够系统了解消化系统正常影像表现及常见疾病影像表现。

核心概念

【消化道穿孔】是常见的急腹症。消化道穿孔后胃肠道内的气体进入腹膜腔而产生气腹，如积气随体位改变而游动，则称游离气腹。消化道穿孔常继发于溃疡、创伤破裂、炎症及肿瘤。

【隆起】指消化道管壁向管腔内的局限性突起，隆起致使消化道局部不能充盈钡剂，由钡剂勾画出的消化道轮廓局限性的内凹改变，称为充盈缺损。见于肿瘤性病变（如平滑肌源性肿瘤、淋巴瘤、癌等），也可见于非肿瘤性局限性病变（如炎性息肉等）。

【凹陷】指消化道管壁的局限或广泛缺损，当黏膜面形成的凹陷达到一定深度时被钡剂充填，在切线位 X 线投影时，形成突出于腔外的钡斑，称为龛影。常见于消化道炎症和肿瘤。

【憩室】指消化道壁局部发育不良、肌壁薄弱和内压增高致该处管壁膨出于器官轮廓外，使钡剂充填其中。X 线表现为器官轮廓外的囊袋状突起，黏膜可伸入其内，可有收缩，形态可随时间发生变化。憩室可发生于消化道任何部位。

【半月综合征】指恶性溃疡的征象。为不规则形龛影位于轮廓之内，龛影周围绕以宽窄不等的环堤及龛影大而浅的综合征象，呈半月形。

引言

消化系统由消化管和肝、胆、胰、脾等实质性器官构成。胃肠道缺乏天然对比，主要靠造影检查显示其管内腔、黏膜皱襞、形态及功能等改变，而超声和 CT 检查用于实质性脏器的检查。MRI 检查不仅能提供包括轴位、冠状位和矢状位的多方位图像，还可以通过多种检查技术对不同成分进行分析，帮助定性。腹部 MR 成像可以用于肝手术前帮助制定手术计划。磁共振胰胆管造影技术对胰胆管梗阻病变的诊断具有很高的敏感性和特异性。各种影像检查方法取长补短、综合应用可以大大提高消化系统病变的诊断水平。

第一节　消　化　道

一、检 查 方 法

（一）普通 X 线检查

普通 X 线检查包括透视和平片。因消化道除某些急腹症时，一般不存在良好的天然对比，普通 X 线检查对胃肠道疾病的诊断价值有限。

（二）造影检查

1. 适应证
（1）胃肠道常见病，如溃疡、肿瘤等。
（2）判断消化道肿瘤的范围与程度。
（3）借助胃肠道的位置、形态等的改变定位腹部肿块。
（4）胃肠道病变在治疗过程中的随访观察。
2. 禁忌证
（1）急性胃肠道穿孔。
（2）食管气管瘘、怀疑先天性食管闭锁症。
（3）近期内食管静脉破裂出血。
（4）结肠梗阻。
（5）咽麻痹。
3. 造影剂
（1）阳性造影剂：常用的是硫酸钡，为白色粉末，不溶于水、不被胃肠道吸收、不引起中毒或过敏反应。
（2）阴性造影剂：空气、氧气等。
4. 气钡双重对比造影法　是目前常用的检查方法。先后引入气体和钡剂，使受检部位黏膜均匀涂布，气体使管腔扩张，以显示黏膜面的微细结构。
5. 辅助药物
（1）抗胆碱药：如盐酸山莨菪碱（654-2），降低胃肠道张力，使胃肠壁舒展，病变易于观察。
（2）肌肉注射新斯的明或口服胃复安，加快胃肠道平滑肌的蠕动，缩短检查时间。
6. 造影前的准备
（1）胃和小肠造影需禁食、禁水 6 h。
（2）钡灌肠检查前 1~2 d 半流质饮食，造影前需清洁肠道，为获得良好对比的影像，注入造影剂前肌注盐酸山莨菪碱或高血糖素等低张药。

二、消化道造影正常影像解剖

（一）食管

食管（esophagus）（图1-5-1）为一连接咽部和胃间的肌性管道，分为颈、胸、腹三段。食管与咽部连接处和通过膈肌裂孔处各有一生理高压区。食管黏膜皱襞为数条纵行、平行、连续的纤细条纹状影。观察食管的常用位置为右前斜位。

食管在影像解剖上有4个生理狭窄，在右前斜位上表现为压迹，分别如下。

（1）食管入口处狭窄。

（2）主动脉弓压迹，位于食管前缘，随年龄的增长加深。

（3）左主支气管压迹。

（4）横膈裂孔部狭窄。

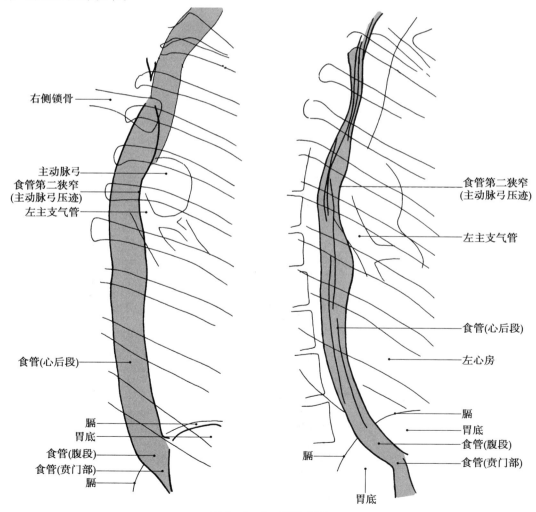

图1-5-1 正常食管

食管的蠕动分为原发性蠕动和继发性蠕动两种。原发性蠕动由下咽动作引起，继发性蠕动始于主动脉弓水平，由食管壁受食物内压引起。

（二）胃

X 线解剖上将胃（stomach）分为胃底、胃体、胃窦三部分及胃小弯和胃大弯（图 1-5-2）。

X 线造影又将胃分为四种类型（图 1-5-3）。

1. 钩形胃　多见。位置和张力中等，胃角明显，胃下极大致位于髂骨嵴水平，形如鱼钩。

2. 牛角形胃　位置和张力均高，胃角不明显，呈横位，多见于肥胖型受检者。

3. 瀑布形胃　胃底宽大胃体小，胃底呈囊袋状后倾，张力高，造影时胃底充满后溢入胃体，犹如瀑布。

4. 长形胃　又名无力型胃。位置和张力均低，胃下极位于髂嵴平面以下，多见于瘦长体型受检者。

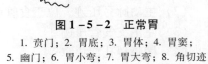

图 1-5-2　正常胃

1. 贲门；2. 胃底；3. 胃体；4. 胃窦；5. 幽门；6. 胃小弯；7. 胃大弯；8. 角切迹

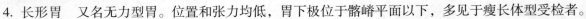

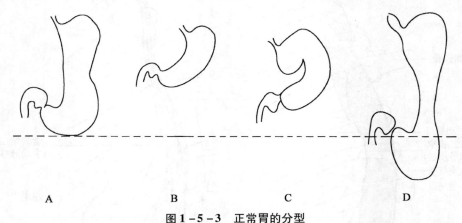

A　　　　　**B**　　　　　**C**　　　　　**D**

图 1-5-3　正常胃的分型

A. 钩形胃；B. 牛角形胃；C. 瀑布形胃；D. 长形胃

（三）十二指肠

十二指肠（duodenal sweep）全程呈"C"形，胰头被包绕其中。一般分为球部、降部、水平部和升部。

钡餐造影所见：球部呈三角形，基底部两侧为对称的穹窿，幽门开口于底部中央。球部为整体性收缩，一次性将钡剂排入降部，十二指肠正常时可有逆蠕动。

（四）小肠

小肠（small intestine）（图 1-5-4）长 5~7 m，其中，3/5 为空肠，2/5 为回肠，两者间无明显分界。正常钡餐造影所见如下。

1. 空肠　位于左中上腹部。充钡扩张时黏膜皱襞呈环形排列，蠕动活跃，钡剂排空时，黏膜皱襞呈羽毛状，如钡剂涂布少则呈雪花状。

2. 回肠 位于右中下腹部及盆腔。回肠肠腔略小于空肠,充钡扩张时无明显黏膜皱襞,蠕动较慢。回肠末端在右髂窝处与盲肠相连,为回盲部。

小肠排列连续,各段肠管粗细均匀,钡剂运行自然,小肠蠕动呈推进性运动。服钡剂后 2~6 h,钡剂前端可达盲肠,7~9 h 小肠排空。

(五)大肠

大肠(large bowel)(图 1-5-5)起自盲肠止于直肠,全长 1.5 m。包括阑尾、盲肠、升结肠、横结肠、降结肠、乙状结肠和直肠。以盲肠肠管较粗大,依次逐渐变细。其中,乙状结肠与直肠交界处为长 1~1.5 cm狭窄部,应与病理性狭窄相鉴别。正常钡餐造影所见如下。

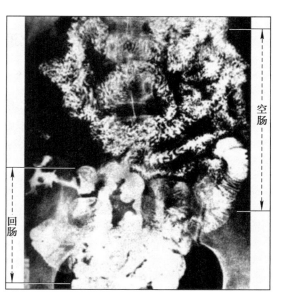

图 1-5-4 正常小肠分布

1. 回盲瓣 位于盲肠的后内侧壁,是回肠末端突入盲肠内的瓣状结构。回盲瓣的上下缘呈唇样突起,在充盈相上呈透亮影。

2. 阑尾 位于盲肠内下方的长条状影,易推动,有时不显影。

3. 结肠袋 是结肠最重要的 X 线特征。当结肠充钡时基本对称的袋状突起,自降结肠后逐渐变浅,至乙状结肠几近消失。

4. 结肠黏膜皱襞 呈纵、横、斜三种方向交错的不规则形纹理。

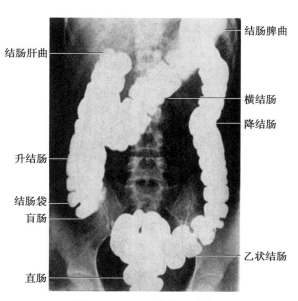

图 1-5-5 正常大肠分布

三、消化道基本病变的影像表现

（一）轮廓的改变

正常消化道轮廓平滑、连续，当消化道管壁发生病变时，可造成轮廓的改变。

1. 隆起 指消化道管壁向腔内的局限性突起，致使消化道局部不能充盈钡剂，这种局限性的内凹改变，称为充盈缺损。常见于肿瘤性病变（平滑肌源性肿瘤、癌、淋巴瘤等）和非肿瘤性局限性病变（炎性息肉等）。

2. 凹陷 指消化道管壁的局限性或广泛缺损。未累及黏膜肌层时称为糜烂，累及黏膜下层时称为溃疡。造影时若钡剂填充到凹陷处，在正面投影时表现为类圆形钡斑，在切线位投影时，可形成突出于腔外的钡斑，称为龛影或壁龛。

3. 憩室 指消化道管壁局部发育不良、肌壁薄弱和内压增高致使该处管壁膨出轮廓外，使钡剂填充。X线表现为器官轮廓外的囊袋状突起，黏膜延续，可有收缩。憩室可发生在消化管的任何部位。

（二）黏膜及黏膜皱襞的改变

消化道黏膜及黏膜皱襞的异常表现（图1-5-6）对病变的早期发现和鉴别诊断有极其重要的意义。

1. 黏膜破坏 指黏膜皱襞的消失、紊乱，与正常黏膜皱襞的连续性中断。常见于恶性肿瘤。

2. 黏膜皱襞平坦 指黏膜皱襞平坦、变浅，或消失。常见于黏膜和黏膜下层水肿或肿瘤浸润引起。

3. 黏膜纠集 指黏膜皱襞向病变集中，呈车轮状或放射状排列。常见于慢性溃疡产生纤维结缔组织增生所致。

4. 黏膜皱襞增宽和迂曲 指黏膜皱襞影增宽，常伴有皱襞迂曲和紊乱。常见于黏膜和黏膜下层的炎症、肿胀。

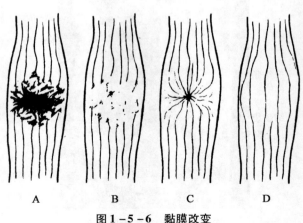

图1-5-6 黏膜改变

A. 黏膜破坏；B. 黏膜皱襞平坦；C. 黏膜纠集；D. 黏膜皱襞增宽

（三）管腔的改变

1. 管腔狭窄　指管腔超过正常限度的持久性变窄。炎性狭窄范围较广泛，边缘较规整；癌性狭窄范围局限，边缘不规则；外压性狭窄多呈偏心性，管腔压迹光整。

2. 管腔扩张　指管腔超过正常限度的持久性增宽。常见于消化道的麻痹与梗阻。

（四）功能性改变

1. 痉挛　指胃肠道局部张力增高，特点为暂时性和形态可变性。

2. 蠕动改变　逆蠕动与正常蠕动方向相反，常见于梗阻部位的上方。蠕动增强表现为蠕动波增多、加深、加快，蠕动减弱则相反。

（五）位置和移动度改变

（1）腹腔肿瘤可造成对消化道的压迫和移位。胰头癌可造成十二指肠曲固定及肠管浸润等。

（2）肠管粘连、牵拉可造成位置的改变。

（3）腹水可造成小肠位置、分布的异常，肠管活动度增大。

四、急腹症的 X 线诊断

（一）消化道穿孔

胃肠道穿孔（perforation of gastrointestinal tract）是临床上常见的急腹症，典型的临床表现是突发性剧烈腹痛、腹肌紧张和明显的压痛、反跳痛。常见的病因是消化道穿孔，亦见于肿瘤和炎性病变。

腹部平片是诊断胃肠道穿孔最简单、有效的方法。

1. 立位腹平片　膈下游离气体是主要 X 线征象，表现为双膈下新月形气体影或一侧横膈下新月形气体影（图 1 - 5 - 7）。

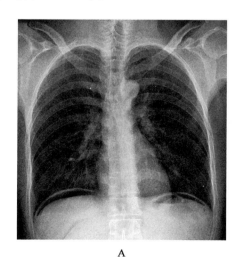
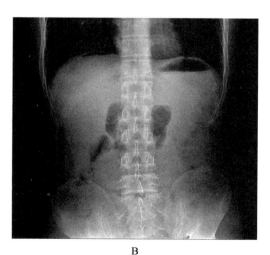

A　　　　　　　　　　　B

图 1 - 5 - 7　消化道穿孔

A. 双侧横膈下方显示新月形气体影；B. 右侧横膈下见新月形气体影

2. 左侧卧位水平片　游离气体聚集在右侧腹壁与肝右叶外缘间呈长带状透光影。

3. 20% ~30% 的消化道穿孔病例观察不到游离气体，可以做 CT 检查确诊。

（二）肠梗阻

肠梗阻（intestinal obstruction）是由于肠粘连、炎症、肿瘤、腹腔手术后等原因导致部分或完全性阻塞而引起肠内容物通过受阻。腹部平片是肠梗阻首选的检查方法。

1. 分型　分为机械性、动力性和血运性三类。机械性肠梗阻最为常见。机械性肠梗阻分为单纯性和绞窄性肠梗阻；动力性肠梗阻分为麻痹性和痉挛性肠梗阻。

2. 单纯性小肠梗阻的主要 X 线征象是梗阻以上肠腔扩大积气积液，立位和水平侧位可见气液平面，梗阻以下肠腔萎陷，仅见少许气体或无气（图 1-5-8）。

3. 绞窄性肠梗阻的主要 X 线征象除了梗阻以上肠腔扩大积气积液外还可以见到"咖啡豆征"（由于充气的闭襻管呈 U 型，在形态上类似咖啡豆得名）和"假肿瘤征"（闭襻肠管内如充满液体，平片上表现为软组织密度，类似肿块而得名）。

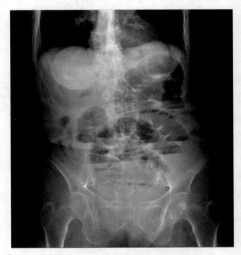

图 1-5-8　单纯性小肠梗阻
中上腹部多发阶梯状气液平面

（三）肠套叠和肠扭转

1. 急性肠套叠是指一段肠管套入邻近的肠管内，是引起肠梗阻的重要原因，以婴幼儿发病率最高。

钡餐造影适用于小肠型肠套叠。套叠部位钡剂通过受阻，阻塞端肠腔呈鸟嘴状狭窄，远端肠管扩张。钡剂灌肠主要用于诊断结肠套叠，当钡剂到达套叠头部时，钡剂停止前进，在钡柱前端出现杯口状充盈缺损；当钡剂进入套鞘部与套入部之间时，可见到弹簧状特征性表现。气钡灌肠适用于结肠套叠的复位。

2. 肠扭转（intestinal twist）中以小肠扭转占 80% 以上，其次为乙状结肠扭转，是导致绞窄性肠梗阻的主要原因。

小肠扭转时仰卧位平片表现为肠曲排列形式的变化，如空回肠易位，肠曲呈花瓣状。

乙状结肠扭转卧位片上钡剂灌肠表现为钡剂通过受阻，梗阻端呈鸟嘴状。

五、胃肠道常见疾病的 X 线表现

（一）食管静脉曲张

食管静脉曲张（esophageal varies）是门静脉高压症的重要并发症，肝硬化时发生率高达 80 ~ 90%。依病变程度和范围分为轻、中、重度，三者间无严格的界限。

1. 轻度　病变发生于食管下段，钡剂通过顺利，表现为黏膜皱襞稍宽、略迂曲，管壁收缩自如、边缘呈锯齿状。

2. 中度　食管中下段黏膜增粗、迂曲，表现为串珠状或蚯蚓状充盈缺损，钡剂通过缓慢，管壁略增宽、边缘不规则。

3. 重度 病变可累及食管全长，食管黏膜明显增粗、迂曲，钡剂排空延迟，管腔扩张。

X线造影检查是发现食管静脉曲张有效、简便、安全的检查方法（图1-5-9）。本病需与食管癌鉴别，食管癌病变局限、管壁僵硬，病变近段食管可见不同程度的梗阻是重要的鉴别点。

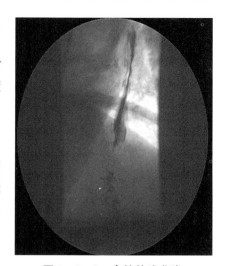

图1-5-9 食管静脉曲张
食管下段管壁呈串珠样改变，
黏膜增粗，钡剂通过缓慢

（二）食管癌

食管癌（esophageal carcinoma）是消化系统最常见的恶性肿瘤之一，好发于40~70岁的男性。早期症状不明显，进展期主要表现为进行性持续性吞咽困难，进食呛咳，胸背疼。晚期出现贫血、消瘦及恶病质。早期食管癌病变表浅、范围小，X线表现轻微。

中晚期影像学表现如下。

（1）黏膜皱襞中断、消失、破坏，管壁僵硬、蠕动消失。

（2）腔内充盈缺损，呈乳头状或菜花状，可有分叶。

（3）管腔狭窄，狭窄范围一般3~5cm，边缘清晰，钡剂通过受阻。

（4）不规则形的龛影，其长轴与食管长轴一致，周围伴有不规则形充盈缺损（图1-5-10）。

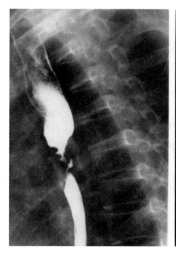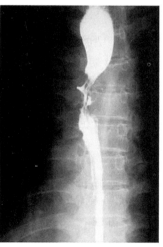

图1-5-10 食管癌
胸段食管局部黏膜中断、管腔狭窄、管壁僵硬

食管钡餐造影对中晚期食管癌可做出明确的定位和定性诊断。本病需与贲门失弛缓鉴别，贲门失弛缓局限于胃食管前庭段，局部呈鸟嘴样对称性狭窄，边缘光整，无黏膜破坏。

（三）食管异物

食管异物（foreign body of esophagus）指嵌留于食管内不能通过的异体物质。多见于食管生理狭窄处，约有80%的异物滞留于食管入口处。

（1）不透X线异物（如金属、骨块），在透视和平片中可清楚显示，异物最大径线在冠状面显示。

（2）透X线异物则需口服造影剂观察。异物可产生完全或部分梗阻，造影剂自一侧或分流而下，勾画处异物的形状。

明确的异物吞咽史和典型的影像学表现可做出明确诊断。小儿阳性异物需与气管异物相鉴别，气管异物的最大径线在矢状位显示。

（四）胃癌

胃癌（gastric carcinoma）是胃肠道最常见的恶性肿瘤。胃癌可发生在任何部位，以胃窦部、胃小弯和贲门区常见。

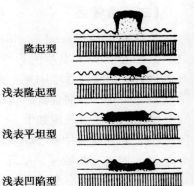

1. 早期胃癌　指病变仅局限于黏膜及黏膜下层，无论病灶大小及有无局部淋巴结或远处转移。根据形态分为四型（图1-5-11）。

（1）Ⅰ型-隆起型：病变呈结节状向胃腔内不规则隆起。

（2）Ⅱ型-浅表型：癌肿沿黏膜浸润，呈较平坦的斑块样糜烂，形状不规则，边界不清，可分为三型。

1）Ⅱa浅表隆起型：隆起低于胃黏膜2倍。

2）Ⅱb浅表平坦型：癌灶与周围黏膜几乎同高。

3）Ⅱc浅表凹陷型：病灶较周围黏膜稍凹陷，深度不超过黏膜厚度。

（3）Ⅲ型-凹陷型：癌肿表面凹陷，不规则，其凹陷超过胃黏膜2倍以上，周边可见黏膜中断。

（4）Ⅳ型-混合型：以上三型可同时存在。

2. 中晚期胃癌的Borrmann分类

（1）Ⅰ型-肿块型：亦称蕈伞型，肿块向腔内生长，表面粗糙，

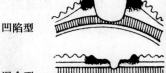

图1-5-11　早期胃癌示意图

呈乳头状或结节状，可有溃疡形成。

（2）Ⅱ型-溃疡型：肿瘤向胃壁生长，形成溃疡，边缘隆起呈堤岸状，周边黏膜中断、破坏。

（3）Ⅲ型-浸润溃疡型：肿瘤有较大溃疡，边缘隆起和破坏共存，肿瘤黏膜下浸润大于肉眼所见的肿瘤部分，本型多见。

（4）Ⅳ型-浸润型：累及黏膜下结缔组织，使胃壁增厚、变硬，使胃腔变窄，累及全胃时形成皮革胃。本型恶性度高。

3. 早期胃癌的钡餐造影表现

（1）Ⅰ型：表现为小而不规则的充盈缺损，高度超过5mm，边界清楚。

（2）Ⅱ型：表现为胃小区、胃小沟破坏呈不规则颗粒状，轻微凹陷、僵硬，边界尚清楚。

（3）Ⅲ型：表现为形态不规则，边界清楚的龛影，深度超过5mm。

早期胃癌的诊断依赖于胃镜活检。

4. 中晚期胃癌的钡餐造影表现

（1）蕈伞型：多表现为不规则形分叶状的充盈缺损，也可表现为胃腔狭窄，胃壁僵硬，与正常胃界限清楚。

（2）浸润型：多表现为胃腔狭窄、胃壁僵硬。胃广泛受累时形成"皮革胃"。

（3）溃疡型：表现为恶性溃疡，常见征象有如下4个。

1）指压征：指因黏膜及黏膜下层癌结节浸润使龛影口部有向龛影隆起的不规则形弧形压迹。

2）裂隙征：指在两指压征间指向口部的尖角，为溃疡周围的破裂痕迹或两个癌结节间的凹陷。

3）环堤征：指在正位上环绕龛影的宽窄不等的不规则形透明带，切线位呈半弧形，为肿瘤破溃后留下的隆起边缘。

4）半月综合征：为龛影位于轮廓内，龛影周围环堤及龛影大而浅的综合征象，呈半月形，切线位加压投照时清楚显示。黏膜皱襞破坏、中断、消失，癌肿区蠕动消失等。

（五）溃疡病

消化性溃疡病（peptic ulcer disease）是常见的慢性消化系统疾病，以胃溃疡和十二指肠溃疡多见。

胃溃疡多表现为餐后疼痛，十二指肠溃疡则以饥饿时疼痛为特征。胃肠道钡餐造影是最常用的影像学检查方法，可显示溃疡的特征性 X 线表现，但不如胃肠内镜直观、准确（图 1 - 5 - 12 ~ 图 1 - 5 - 14）。

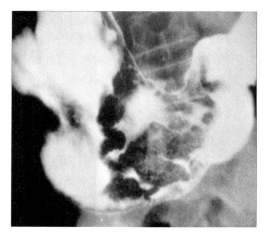

图 1 - 5 - 12 溃疡型胃癌
胃体小弯侧见位于腔内的龛影，边缘可见尖角和指压迹，周围可见环堤

1. 胃溃疡的钡餐造影表现

（1）良性龛影：是胃溃疡的直接 X 线征象。龛影位于胃轮廓之外，边缘光滑整齐。

（2）黏膜水肿带：是龛影口部一圈黏膜水肿造成的透明带，是良性溃疡的重要特征。有三种表现形式：黏膜线（龛影口部 1 ~ 2 mm 的透明线）、项圈征（龛影口部 5 ~ 10 mm 的透明带）、狭颈征（龛影口部狭小对称犹如狭长的颈）。

（3）其他征象：痉挛性改变及胃液分泌增多。痉挛性改变表现为胃壁上的凹陷，而胃液分泌增多表现为钡剂不易附着胃壁。

溃疡愈合表现为龛影变浅、变小，黏膜水肿消失或减轻。较大的龛影会遗留瘢痕。

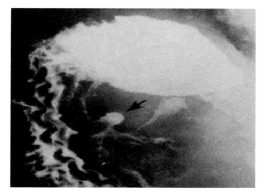

图 1 - 5 - 13 胃的良性溃疡
胃体小弯侧突出腔外的类圆形龛影，边缘光整，黏膜呈车轮状向龛影聚集

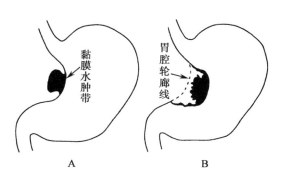

图 1 - 5 - 14 胃的良恶性溃疡示意图
A. 良性龛影；B. 恶性龛影

2. 十二指肠溃疡的钡餐表现

（1）直接征象为龛影和球部变形（图 1 - 5 - 15）。十二指肠溃疡 90% 发生在球部。龛影多表现为米粒大小的密度增高影，边缘光滑整齐，周围伴透明带。有些球部溃疡不易显示龛影而表现为持久

的球部变形，也能做出溃疡的诊断。

（2）间接征象为球部激惹征和幽门痉挛。球部激惹征表现为钡剂到达球部后被迅速排出，而幽门痉挛使胃排空延迟、胃液增多。

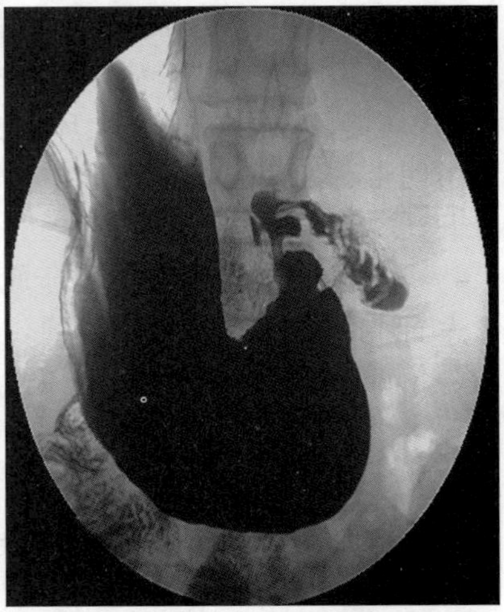

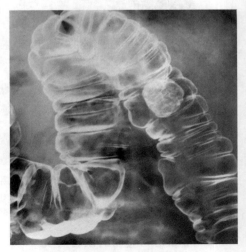

（六）小肠肿瘤

小肠良性肿瘤，常见腺瘤和平滑肌瘤。腺瘤多发生于近段小肠，肿瘤较大时可引起肠梗阻或肠套叠；平滑肌瘤多发生于较远的空回肠，肿瘤较大时可发生溃疡、出血。小肠恶性肿瘤，较少见，最多的是恶性淋巴瘤、腺癌和平滑肌肉瘤。

影像学表现：

（1）腺瘤表现为肠腔内的圆形或椭圆形充盈缺损，直径约 1 cm，光滑、锐利，带蒂的肿瘤可活动。

图 1-5-15　十二指肠球溃疡
十二指肠球形态固定呈"山"字形

（2）平滑肌瘤表现为肠腔内宽基底肿块或偏心性卵圆形充盈缺损，分叶较常见。较大的肿瘤表面可见龛影。

（3）恶性肿瘤表现为多发结节状充盈缺损，大小不等，管腔不规则狭窄。管壁僵硬、蠕动消失。

（七）克罗恩病

克罗恩病（Crohn's disease）是消化道慢性非特异性肉芽肿性炎症，多见于末端回肠和结肠，好发于青少年，病因不明。临床常见表现为腹痛、腹泻及右下腹部包块等。病变常呈跳跃式分布，因肠壁非干酪性肉芽肿、纤维化及纵行溃疡等致肠壁增厚、管腔狭窄、肠穿孔及肠粘连等改变。

影像学表现如下。

（1）肠管痉挛、狭窄呈线样改变。

（2）病变段肠管间隔正常肠管，为阶段跳跃分布。

（3）因肉芽肿使病变处黏膜呈卵石样隆起，为"卵石征"。

本病的溃疡为纵行和横行龛影，其中纵行溃疡与肠管纵轴平行，为特征性表现，晚期可见多种形态的瘘管和窦道形成。当出现阶段性非对称性病变、卵石征、纵行溃疡及瘘管时，诊断明确，需与小肠恶性淋巴瘤鉴别。

（八）结肠息肉

结肠息肉（colonic polyps）是隆起于结肠黏膜的良性占位性病变，好发于直肠和乙状结肠，如结肠内多发则称为息肉综合征。组织学上息肉可为腺瘤性息肉、炎性息肉、增生性息肉等。常见的临床表现为便血，可并发肠套叠。

影像表现：

（1）表现为肠腔内圆形、类圆形充盈缺损，表面光滑，可有分叶，蒂长者可活动（图 1-5-16）。

（2）排钡后息肉表面涂钡，呈圆形、类圆形肿块影。

图 1-5-16　降结肠息肉
降结肠见类圆形肿块影，边缘光滑

如息肉短期内增大、表面不光滑、息肉底部出现僵硬等要考虑息肉恶变。

（九）结肠癌

结肠癌（colorectal carcinoma）主要为腺癌，70%发生在直肠和乙状结肠，好发于中老年男性。临床表现为腹部肿块、便血和腹泻，里急后重感或有顽固性便秘。

影像表现：

（1）肠腔内充盈缺损、轮廓不规则，黏膜皱襞破坏消失，病变常呈偏心性生长，病变处肠壁僵硬、结肠袋消失。

（2）肠管狭窄（图1-5-17），肿瘤沿肠壁环状生长，肠壁增厚、肠腔狭窄，边缘不规则，易合并肠梗阻。

（3）较大溃疡，沿肠壁长轴生长，也有"半月征"表现。

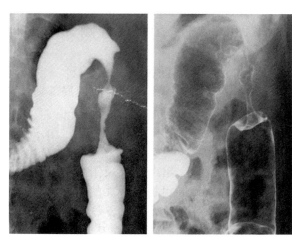

图1-5-17　结肠癌

结肠肠腔内充盈缺损，局部狭窄，形态不规整，黏膜皱襞破坏消失

结肠癌需与结肠痉挛和结肠良性占位性病变相鉴别。结肠痉挛无黏膜破坏，边缘光滑整齐，为一过性改变。结肠良性占位性病变的充盈缺损常为圆形或类圆形，黏膜无破坏、中断，肠壁柔软。

第二节　肝　疾　病

一、检　查　方　法

（一）普通X线

腹部X线平片中，仅可显示肝内钙化、结石、积气等。

（二）消化道钡餐造影

仅可了解肝疾病所至胃肠道继发改变，如肝硬化时食管胃底静脉曲张程度等。

（三）CT 检查

CT 检查是目前最常用的肝疾病的检查方法，对肝疾病的诊断及鉴别诊断都有重要的价值。

1. CT 平扫（nonenhanced CT）扫描范围自膈顶至肝下缘。

2. CT 增强扫描（contrast enhanced CT） 目的是为了提高病变与正常肝实质的对比，发现病灶，提高病变的显示率；了解病变的血流动力学特点，利于定性诊断；用于显示肝内血管解剖。

（1）团注增强扫描，用高压注射器，短时间内快速注射大量对比剂，形成血管内暂时性高浓度状态，取得良好的增强效果。

（2）动态增强扫描，主要用于观察病灶的血流动力学特点，利于发现病灶和定性诊断。

（四）MRI 检查

腹部 MRI 检查前 4～6 h 禁食禁水，训练患者屏气。一般取头先进仰卧位，采用体部相控阵线圈或体部包绕式柔线圈，中心线对准肋弓中点。检查时使用呼吸门控装置可提高扫描质量。

常规成像方位及序列

1. 常用横断面和冠状面成像，可结合脂肪抑制技术。

2. 常规层厚 5～8 mm，间距 30%。检查胰腺小病灶时应用局部薄层扫描：层厚 2～5 mm，间距 0%～10%。

（五）肝影像学方法的评价与选择

常规 X 线检查对肝病变的诊断价值不大。超声检查操作简单、方便，可实时成像，应作为首选或筛查方法。CT 扫描对病变的诊断与鉴别诊断可提供可靠的依据，是目前主要的检查方法。MRI 受设备条件影响，图像质量差别大，检查时使用呼吸门控装置可提高扫描质量。应根据不同疾病的特点，结合各种检查方法的优势及限度，加以选择或综合应用，达到诊断与鉴别诊断的目的。

二、肝的正常影像表现

（一）肝的应用解剖

肝大部位于右上和中上腹部，大部被肋弓覆盖。由镰状韧带将肝分为左右两部，脏面呈凹面，其中部横位沟为肝门，有胆管、淋巴管、门静脉、肝固有动脉及神经出入。其前上端有肝左、中、右静脉注入下腔静脉，此为第二肝门。

肝有肝中裂、左叶间裂、右叶间裂三个叶间裂，肝中裂将肝脏分为左叶和右叶，肝左叶间裂将左叶分为左内叶和左外叶，右叶间裂将右叶分为右前叶和右后叶。段间裂分别将左外叶及右后叶分为上、下两段，尾状叶分内、外段（图 1－5－18）。

肝的血管（图 1－5－19）如下。

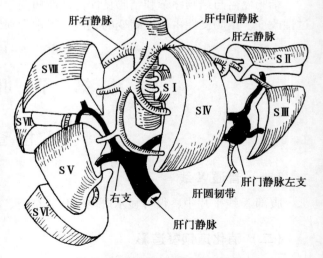

图 1－5－18 正常肝分段示意图

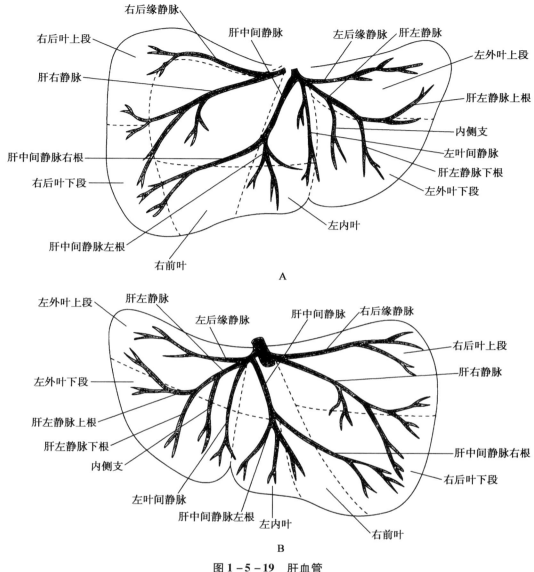

图 1 – 5 – 19 肝血管

A. 肝上面观；B. 肝下面观

1. 肝动脉　发自腹腔动脉，在肝门分为左、右两支入肝，占肝血供的 20% ~25% 。

2. 门静脉　由肠系膜上静脉和脾静脉汇合而成，在肝门分为左、右两支，占肝血供的 75% ~ 80% 。

3. 肝静脉　肝静脉起于肝小叶内的中央静脉，逐级汇合呈肝左静脉、肝中静脉和肝右静脉三大支，可作为肝分叶或分段的标志。

4. 肝内胆管　起自肝小叶内的相邻细胞间的毛细血管，逐级汇合成小叶间胆管、肝段胆管、左肝管、右肝管、肝总管。

5. 淋巴系统　肝的淋巴系统分深、浅两组，它们间相互沟通。

（二）肝正常影像表现

1. 腹部 X 线平片　表现为右上腹类似三角形密度均匀的软组织影，右下缘的肝角为重要标志。

2. 正常超声表现　肝薄膜光整，实质为均匀中等水平的点状回声。

3. 正常的 CT 表现　平扫时肝密度略高于脾，CT 值 40～70 HU。肝内胆管显示不清。CT 增强扫描不同时相表现不同，动脉期，肝实质强化弱，肝门可见细的肝动脉明显强化，并有分支伸入肝内。门静脉期，肝实质均匀强化，门静脉及肝静脉明显强化。

4. 正常的 MRI 表现　正常肝实质在 T_1WI 上呈均匀的中等信号，较脾信号稍高；T_2WI 上呈灰黑信号，信号强度明显低于脾。肝内血管由于流空效应呈低信号，肝门区和肝裂内脂肪组织 T_1WI 和 T_2WI 呈高和稍高信号。注入 Gd-DTPA 增强检查后，肝实质呈均匀强化，T_1WI 像上信号强度均匀增高。

三、肝常见病变的影像表现

（一）肝囊肿

肝囊肿（hepatic cyst）分为单纯性囊肿和多囊肝，由小胆管扩张而来。肝囊肿一般无症状，病变大者可出现压迫症状。

1. X 线表现　一般无法显示，但大囊肿时可表现为肝脏体积增大。

2. CT 表现

（1）平扫：病灶呈圆形或卵圆形，边缘光滑、密度均一，为水样密度，CT 值约 0～20 HU（图 1－5－20A）。

（2）增强扫描：病灶无强化，囊壁薄不显示（图 1－5－20B）。

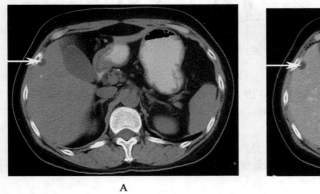
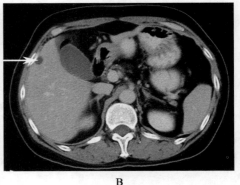

A   B

图 1－5－20　肝囊肿

A. 肝右叶见小圆形低密度，边缘清晰；B. 增强扫描示低密度灶无强化

3. MRI 表现　单发或多发肝实质内水样信号病灶，T_1WI 上为低信号，T_2WI 上为高信号，边界清楚（图 1－5－21）；病灶内蛋白含量高或合并出血时，可见 T_1WI 上等或高信号。

一般病例经超声和 CT 检查即可确诊，无需做其他检查。但仍须与肝内管道结构相鉴别。

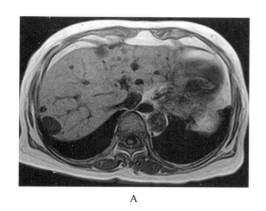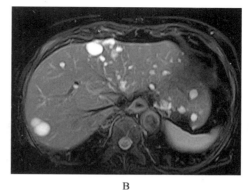

A   B

图 1 - 5 - 21 肝囊肿

A. 肝右叶多发圆形 T_1 低信号影；B. 肝右叶多发圆形 T_2 高信号影

（二）肝脓肿

肝脓肿（hepatic abscess）有细菌性肝脓肿、阿米巴性肝脓肿和霉菌性肝脓肿，常见为细菌性。病原菌可以经胆道、经肝动脉、经门静脉和直接的途径感染。临床表现为发热、肝区疼痛、触痛、白细胞计数增高等。

1. X 线表现　腹部平片可见肝增大，还可见右侧横膈抬高，右侧胸腔积液等。

2. CT 表现

（1）平扫：表现为单发或多发圆形或不规则形低密度病变，边缘不清，中心出现液化坏死，可出现更低密度区域（图 1 - 5 - 22）。

（2）增强扫描：典型表现为脓肿的三层结构，中心低密度为液化坏死区，其周围为肉芽组织结构的中间层，增强后显示为强化的脓肿壁，外围是脓肿壁周存在的水肿带，与正常肝组织分界不清。

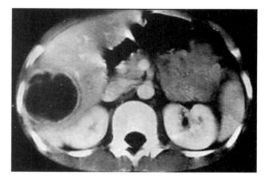

图 1 - 5 - 22 肝脓肿

增强扫描显示脓肿的三层结构

CT 是诊断肝脓肿的首选检查方法，并可观察脓肿演变过程。根据肝脓肿影像表现及动态变化，结合临床表现可诊断，如出现气体和气液平面即可确诊。应与肝癌液化、肝囊肿相鉴别。

3. MRI 表现　脓腔呈长 T_1 长 T_2 信号。脓肿壁内层为肉芽组织，T_1WI 呈等或稍低信号，T_2WI 高信号，外层的纤维组织增生 T_1WI 和 T_2WI 均呈低信号，周围水肿 T_2WI 呈高信号；增强检查脓肿壁呈环形强化，轮廓光滑，边缘清楚，与周围的无强化水肿影构成"双环征"。

（三）肝海绵状血管瘤

肝海绵状血管瘤（carvernous hemangioma of liver）为常见的良性肿瘤，女性发病率为男性的 5 倍以上。肿瘤大小不一，可发生在任何部位，镜下见肿瘤由大小不等的血窦组成，肿瘤可发生纤维化和钙化。临床一般无症状，肿瘤体积大者可有压迫症状。

1. X 线表现　如肿瘤体积大，腹部平片可表现为肝增大，偶见钙化。

2. CT 表现

（1）平扫：肿瘤为低密度，圆形、类圆形或分叶状，边缘清楚、大多密度均匀，少数病灶内可见更低密度影或钙化影（图 1 - 5 - 23A）。

（2）增强扫描：早期，病灶边缘呈结节状、环状、团片状强化，随即，造影剂逐渐填充病灶，与肝实质呈等密度或稍高密度（图 1 - 5 - 23B，C）。

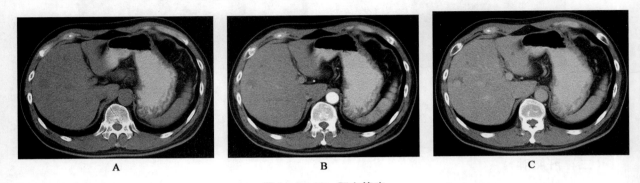

A B C

图 1 - 5 - 23　肝血管瘤
A. 平扫肝右叶稍低密度影，边缘模糊；B. 增强扫描动脉期，病灶边缘点状、
结节状强化；C. 增强扫描静脉期强化范围向继续中心扩展

3. MRI 表现　肿瘤于 T_1WI 显示均匀稍低信号，T_2WI 表现为均匀高信号，随着回波时间延长其信号强度增加。重 T_2 加权像上显示似脑脊液的极高信号影，称为"灯泡征"，为其特征性 MRI 表现；动态增强检查：早期沿病灶边缘的结节状强化，随时间延长对比剂逐步向病灶内部充填。病灶内纤维瘢痕可不强化（图 1 - 5 - 24）。

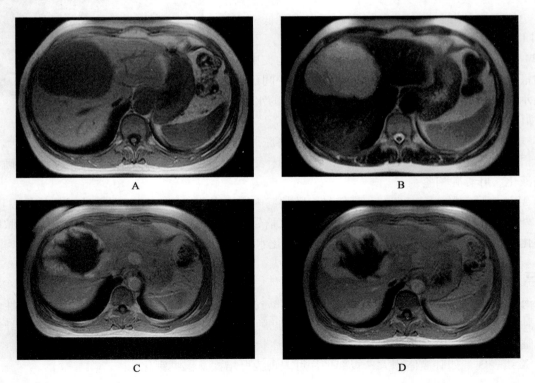

A B

C D

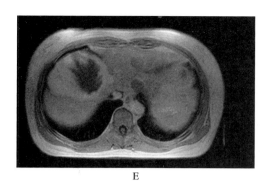
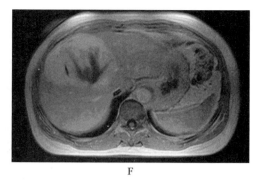

E　　　　　　　　　　　　　　　F

图 1 - 5 - 24　肝血管瘤

A. 肝右叶类圆形 T_1 低信号影；B. 肝右叶类圆的高信号影；C. 增强扫描动脉期病变边缘
结节状强化；D、F. 病变逐渐向中心强化

超声检查为诊断血管瘤的首选检查方法，CT 和 MRI 的表现多具特征性，对病变的诊断与鉴别诊断有重要意义。

（四）肝细胞癌

肝细胞癌（hepatocellular carcinoma）是最常见的肝脏原发肿瘤，80% 左右的患者合并肝硬化，40 ~ 50 岁发病率最高，男性多于女性。肿瘤具有膨胀性和浸润性生长方式，以血行转移为主要转移途径，常见的肝外转移部位是肺、肾上腺、骨、肾和脑。

大体分型：（1）巨块型：肿瘤大于 5 cm，边界不清，可侵及整个肝叶。

（2）结节型：肿瘤呈单个或多个大小不一的结节，2 ~ 5 cm 大小。

（3）弥漫型：少见，弥漫分布的结节直径数毫米至 1 cm 不等。

1. X 线表现　平片可见肝影增大、右侧横膈抬高。

2. CT 表现

（1）平扫：病变表现为低密度，有时病灶中心有坏死，呈更低密度（图 1 - 5 - 25A）。

（2）增强扫描：动脉期病灶不均匀明显强化。门静脉至肝静脉期，肝脏明显强化，而病灶内造影剂退出呈低密度。被膜可表现为环形强化（图 1 - 5 - 25B，C）。

超声检查可以提示本病的诊断，CT 检查可以确诊。

（五）肝转移癌

肝是转移癌的好发部位，肝转移癌（secondary tumors of liver）常见的原发癌为胃肠道癌、肺癌、乳腺癌等。大小不一、数目不一，有结节型、结节融合的团块型及弥漫型。

1. X 线表现　肝体积增大、右侧横膈抬高、腹水等。

2. CT 表现

（1）平扫：肝内小而多发圆形或类圆形低密度灶，如发生钙化或出血时肿瘤内可见高密度影，肿瘤液化坏死时中心呈更低密度（图 1 - 5 - 26A）。

（2）增强扫描：动脉期病灶边缘不规则强化，门脉期则整个病灶出现均匀或不均匀强化（图 1 - 5 - 26B，C），因原发癌的血供特点不同，CT 表现亦不相同。消化道转移瘤中心多有液化坏死，边缘明显强化，形成"牛眼征"。

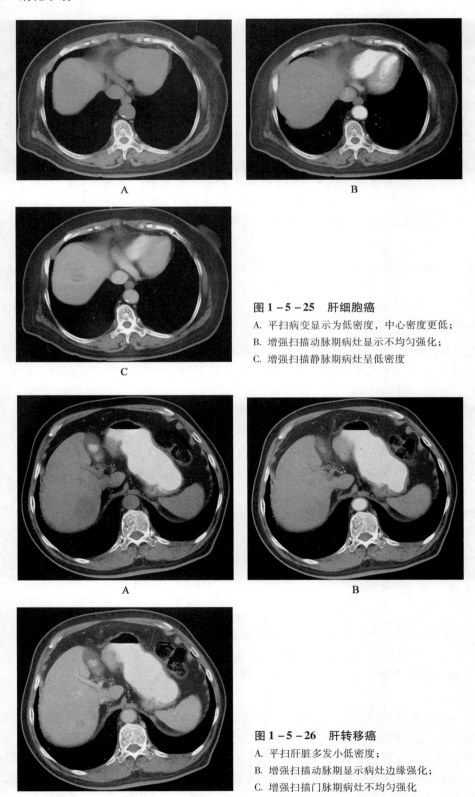

图 1 – 5 – 25　肝细胞癌

A. 平扫病变显示为低密度，中心密度更低；

B. 增强扫描动脉期病灶显示不均匀强化；

C. 增强扫描静脉期病灶呈低密度

图 1 – 5 – 26　肝转移癌

A. 平扫肝脏多发小低密度；

B. 增强扫描动脉期显示病灶边缘强化；

C. 增强扫描门脉期病灶不均匀强化

如原发恶性肿瘤已确诊，发现肝内单发结节，转移瘤的诊断较容易。超声作为首选的检查方法，病灶的多发性及"牛眼征"有助于诊断。

3. MRI 表现 肝实质内大小不等的多发病灶，也可单发；常位于周边，边界常较清楚；T_1WI 上较肝实质信号低，T_2WI 上显示高信号；病灶合并出血或黑色素瘤转移可见 T_1WI 上高信号；少数肿瘤在 T_1WI 上中心低信号，T_2WI 呈高信号，称为"靶征"，可能与肿瘤中心坏死相关；约30%肿瘤周围 T_2WI 可见高信号环，称为"晕征"（Halo Sign），可能与肿瘤周边水肿或丰富血供有关；增强表现不一，与肿瘤血供相关，多呈不均匀或环形强化。MR 对肝转移病灶的检出较增强 CT 及非增强 FDG PET – CT 敏感。

（六）肝硬化

肝硬化（cirrhosis）临床上常见的病因为肝炎和酗酒。发病过程缓慢，肝细胞出现弥漫性变性、坏死，纤维组织增生和肝细胞结节状再生。晚期肝小叶结构和血液循环途径被改建，肝变形、变硬，引起门静脉高压和肝实质弥漫性损伤。

1. X 线表现 上消化道造影可表现为食管及胃底静脉曲张。

2. CT 表现 肝脏体积改变：肝叶大小比例失调，肝裂增宽；肝脏实质密度改变：实质密度不均匀，表面不光滑呈结节状（图 1 – 5 – 27）；门静脉高压症改变：脾大，脾静脉及门静脉，食管胃底静脉曲张等，还可见腹水。

根据典型的影像学表现可以诊断中晚期肝硬化。

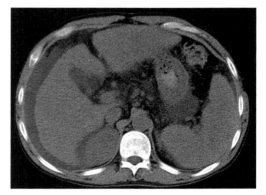

图 1 – 5 – 27 肝硬化
肝裂增宽、边缘欠光滑、脾大

第三节 胆道疾病

一、检查方法

1. X 线平片 可显示阳性结石，胆囊壁钙化等。临床上已较少使用。

2. 口服胆囊造影 使用碘番酸，可显示胆囊的解剖形态、胆囊阴性结石，了解胆囊的浓缩收缩功能。临床上亦较少使用。

3. 术后经 T 管逆行造影 主要用于了解术后胆管内是否残余结石，了解胆总管是否通畅以及是否有术后并发症。

4. 经内镜逆行性胰胆管造影（ERCP） 通过十二指肠内窥镜将导管经壶腹逆行插入胆总管内，注入对比剂，显示胆系形态，用于诊断胰腺疾病及确定胆系梗阻的原因，还可进行胆总管取石及支架置入术等。ERCP 的缺点是技术复杂，有并发症，如急性胰腺炎等，随着无创性磁共振胰胆管造影（magnetic resonance cholangiopancreatography，MRCP）技术的不断完善，ERCP 的诊断作用会渐渐被 MRCP 取代。

5. CT 检查　胆系扫描范围从横膈顶至胰腺钩突。增强扫描方法同肝脏扫描，肝及其血管、胰腺的强化可更清晰地显示胆囊和胆道的影像。

6. MRCP　采用 2D 或 3D 重 T_2WI 序列加脂肪抑制技术对上腹部进行扫描，胰胆管系统由于含水量高呈明显高信号影，与肝实质低信号背景形成鲜明对比而清楚显示胰胆管全貌。

二、胆囊的正常影像表现

（一）胆囊的应用解剖

胆囊形态、大小、位置受张力、体位和体型等因素影响，常见呈梨形、圆形、长形或葫芦形，一般长 7～10 cm，宽 3～5 cm。胆囊管呈螺旋状，直径 2～3 mm，胆总管直径 6～8 mm，胆总管直径超过 10 mm 有病理意义（图 1 − 5 − 28）。

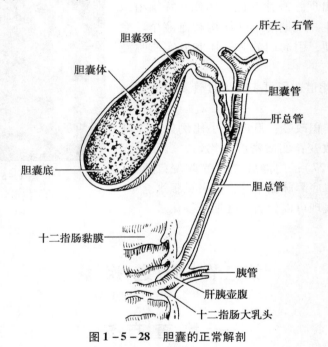

图 1 − 5 − 28　胆囊的正常解剖

（二）胆囊的正常影像学表现

1. X 线表现　腹部平片因仅能显示阳性结石，临床较少应用。口服胆囊造影在脂肪餐后半小时摄片可见胆囊缩小 1/2～2/3。

2. CT 表现　胆囊横断面呈圆形、梨形或椭圆形，胆汁为液体密度，CT 值 0～20 HU，胆囊壁菲薄，增强扫描可见环状强化。

3. MRI 表现　形态呈长圆形或类圆形。轴位检查位于肝门下方，肝右叶内侧，冠状位可见位于肝门部。正常胆囊壁薄，边缘光滑锐利，厚度 2～3 mm。胆囊内胆汁于 T_1WI 一般呈均匀低信号，信号强度可根据胆汁内成分（蛋白、脂质、胆色素等）的不同而有所变化，T_2WI 呈均匀高信号。

三、胆囊常见疾病的影像表现

（一）胆囊结石

胆石症（cholecystolithiasis）是胆系最为常见的疾病。临床上可有胆绞痛和梗阻性黄疸表现，常在油脂餐后发生，中年女性多见。

1. X线表现　不透X线结石表现为右上腹致密影，因诊断价值不高，临床上很少应用。

2. CT表现　CT可清楚显示结石的位置、形态、大小、数目（图1-5-29）。

3. MRI表现　胆囊内结石在T_1WI及T_2WI上均呈无信号或低信号灶。在T_2WI上，在胆囊内高信号胆汁的衬托下可清楚显示低信号的充盈缺损区；MRCP对胆管结石检出率高，能对结石的部位、大小、形态、数目等以及继发的胆管扩张进行综合评价（图1-5-30）。

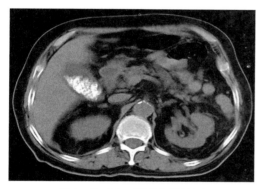

图1-5-29　胆囊多发结石

胆囊内多发致密影

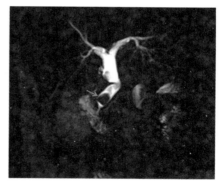

图1-5-30　MRCP胆管结石

胆管末端见类圆形低信号影

（二）急性胆囊炎

急性胆囊炎（acute cholecystitis）主要由细菌感染、结石梗阻引起，临床表现为发烧、右上腹疼痛。病理表现为胆囊黏膜充血水肿、胆囊增大、胆囊壁增厚等。

1. X线表现　无特征性表现，临床上较少应用。

2. CT表现　平扫可见胆囊增大，还可见结石。

3. MRI表现　为胆囊体积增大，胆囊壁弥漫性增厚毛糙（＞3 mm）。增厚的胆囊壁可因水肿而表现为T_1WI低信号，T_2WI高信号。可合并胆囊窝积液

（三）胆囊癌

胆囊癌（carcinoma of gallbladder）较少见，多见于45岁以上女性。临床表现为右上腹疼痛，伴有恶心、呕吐、消瘦等，85%为腺癌，多合并胆囊结石。

1. X线表现　无特征性表现，无意义。

2. CT表现　①厚壁型：胆囊壁局限性或不规则性增厚；②腔内型：肿瘤由胆囊壁突入腔内，呈软组织肿块影，增强可见强化；③弥漫浸润型：胆囊腔闭塞呈实性团块。

第四节 胰腺病变

一、检查方法

1. X 线检查　ERCP 通过胰管显影，诊断胰腺病变。临床上较少应用。

2. CT 检查　扫描范围从脾门至十二指肠水平部。增强扫描可清楚显示胰腺周围血管，提高胰腺实质与病变区的密度差。

二、胰腺的正常影像表现

（一）胰腺的应用解剖

胰腺位于后腹膜腔中的肾前旁腔内，胰体呈弓形，位于肠系膜上静脉的后方，胰头部向下延伸是钩突，胰尾在胃体、胃底的后方（图 1 - 5 - 31）。胰腺的主胰管向脾门方向走行，正常胰管内径 ≤ 2 mm。主胰管于胰头钩突部与胆总管汇合成共同管道，开口于十二指肠乳头。

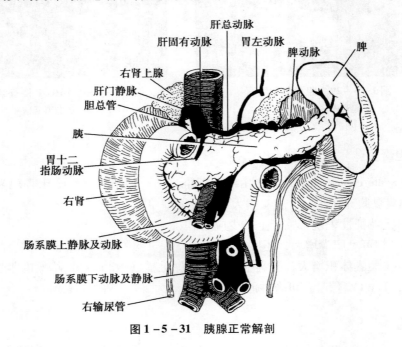

图 1 - 5 - 31　胰腺正常解剖

（二）胰腺的正常影像学表现

1. CT 表现　正常胰腺在 CT 中表现为带状形态，胰腺外形曲线的改变是连续、光滑和逐渐的。胰头最大径为 3 cm，胰体为 2.5 cm，胰尾为 2.0 cm。

2. MRI 表现　MRI 图像上胰腺信号与肝脏近似，胰管呈细长的长 T_1 长 T_2 信号，从胰头至胰尾逐渐变细（图 1 - 5 - 32）。MRCP 可显示胰管全貌。胰周脂肪在 T_1WI 和 T_2WI 上呈高和稍高信号，脂肪抑制序列可使胰腺轮廓显示更加清晰。

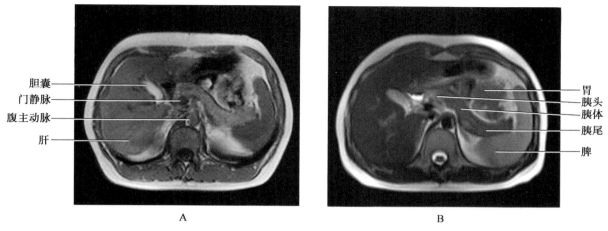

图 1 - 5 - 32   正常胰腺

A. 正常胰腺 T_1WI；B. 正常胰腺 T_2WI

三、胰腺常见疾病的影像表现

（一）急性胰腺炎

急性胰腺炎（acute pancreatitis）是一种临床上较常见的急腹症，可因创伤、感染、内分泌代谢异常、胆系疾患等引起。主要临床表现为突发性剧烈上腹痛、恶心、呕吐、低血压及休克状态、寒战、高热、腹肌紧张等，血尿淀粉酶高于正常。病理表现主要为胰腺水肿、出血、坏死。

1. CT 表现   胰腺弥漫性或局限性肿大，胰腺密度不均，由于胰腺实质坏死、液体潴留出现低密度区（图 1 - 5 - 33）。肾前筋膜及肾周筋膜增厚。CT 是诊断急性胰腺炎的最佳检查方法，可以清楚显示胰腺本身和胰周表现。

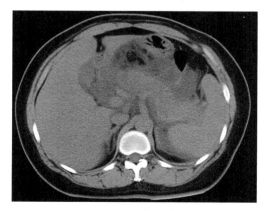

图 1 - 5 - 33   急性胰腺炎

胰腺弥漫性增大，边缘模糊

2. MRI 表现 ①胰腺体积增大，轮廓不规则；②胰腺边界模糊不清，为胰周脂肪组织水肿所致。胰周积液在 T_1WI 上呈低信号，T_2WI 呈高信号；③增大的胰腺 T_1WI 上信号减低，T_2WI 呈高信号，T_2WI 脂肪抑脂像上信号不均匀；④增强扫描胰腺实质呈不均匀强化（图 1 - 5 - 34）。

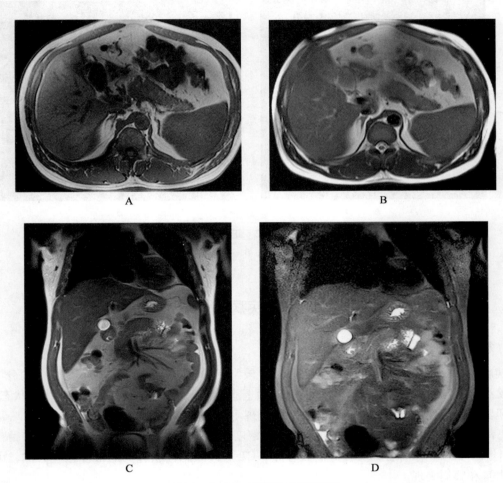

图 1 - 5 - 34 胰腺炎 MRI 表现

A. T_1WI 示病灶低信号；B. T_2WI 示病灶高信号；C、D. 增强扫描病灶不均匀

根据临床表现、生化检查及影像学检查，急性胰腺炎较易确诊。

（二）慢性胰腺炎

慢性胰腺炎（chronic pancreatitis）由急性胰腺炎迁延、反复发作而形成。临床症状为上腹痛，向背部和肩胛部放射。病理改变以胰腺纤维化为主，腺泡萎缩减少，可累及部分或整个胰腺，亦可有假性囊肿，胰管和间质可有钙化和结石形成。

CT 表现：胰腺增大、缩小或正常；边缘不规则呈结节状；胰管扩张，胰管结石和沿胰管分布的实质内钙化为特征性表现；可有假性囊肿。

CT 检查根据慢性胰腺炎的特征性表现可以确诊，而胰腺局部增大者应与胰腺癌鉴别。

（三）胰腺癌

胰腺癌（pancreatic carcinoma）是消化系统常见的恶性肿瘤，多数来源于导管上皮，约90%为腺癌。发生部位以胰头癌最为多见，约占70%。病变早期症状不明显，随病变进展，出现腹痛、黄疸、体重下降三大症状。不易早期发现、恶性度高、预后差是特点。

1. CT表现 平扫：直接征象为突出于轮廓外的肿块，边缘不规则，少数肿瘤里有液化、坏死和囊变（图1-5-35A）。胰管、胆总管、肝内胆管呈不同程度扩张，称为"双管征"，这是胰头癌的间接征象。增强扫描：动脉期肿瘤强化不及正常胰腺，表现为相对低密度；门脉期肿瘤仍为低密度，但与正常胰腺密度差变小（图1-5-35B）。

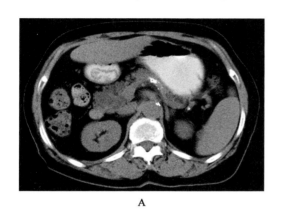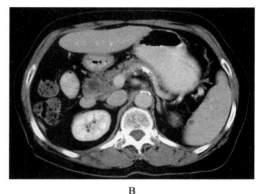

A   B

图1-5-35 胰头癌
A. 平扫示胰头增大，边缘不规则，密度不均匀；B. 增强扫描示肿瘤强化不及正常胰腺，表现为相对低密度

胰腺癌应与假肿瘤性慢性胰腺炎鉴别，胰腺癌病变局限、钙化少见，阻塞胰管的远端扩张，扩张的胆总管于肿瘤处突然变形；后者病变较广泛、钙化常见，胰管不均匀扩张，胆总管呈锥形渐变细、边缘光滑。

2. MRI表现 MRI检查可作为胰腺癌检查的补充手段，MRCP对胰胆管显示好，还可用于随访胰腺十二指肠切除术后的胰管情况。

第五节 脾 病 变

一、检 查 方 法

1. X线检查 由于脾周围脂肪组织的存在，可在平片上显示脾形态、大小。

2. 胃肠道造影检查 可显示脾增大对胃肠道造成的移位和压迫。

3. CT检查 CT平扫扫描层面从膈顶至脾下缘，怀疑小病变，用薄层扫描；增强扫描的价值主要在于进一步了解病变的血运情况，帮助定性诊断，还可以用于区分脾病变与胰腺尾部、肾病变的区分，另外，还可以了解门脉高压侧枝循环的形成、脾静脉血栓等。

4. MRI 检查　脾与肝相比，T_1WI 上信号略低，T_2WI 信号较高。增强后动脉期常见不均匀明显强化，门脉期和实质期脾实质呈均匀强化，强化程度高于肝。横断面上，脾大小一般不超过 5 个肋单元。

二、脾的正常影像表现

（一）脾的应用解剖

脾位于左上腹后方，上方为横膈，内侧为胃底，外侧为胸腹壁。内侧缘呈微波状或分叶状。

（二）正常影像学表现

CT 表现：可清楚显示脾形态、大小、内部及周围结构的变化。在横断面图像上，长径超过 10 cm，短径超过 6 cm，头尾方向长度超过 15 cm 为脾大。脾 CT 值变化较大，一般低于肝 CT 值。脾动脉走形于胰腺上方，脾静脉在其下方走形于胰体及胰尾后方。

三、脾常见疾病的影像表现

（一）脾外伤

脾是腹腔内最易受外伤而发生破裂的器官，发生率占腹部闭合性损伤的首位。一般有明确的外伤史，左下胸部或左上腹部疼痛，伴失血性休克。

CT 表现：脾包膜下血肿表现为脾外围半月形高密度影（图 1-5-36），随时间变为等密度低密度；脾挫裂伤表现为脾实质内线条状或不规则形低密度影；血管栓塞脾梗死表现为脾实质内尖端指向脾门的类三角形低密度影。CT 为首选检查方法，有明确外伤史，典型临床及影像学表现，诊断明确。

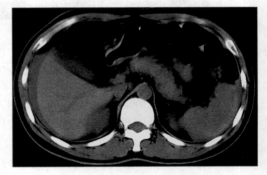

图 1-5-36　脾包膜下血肿
脾外围半月形密度增高影

（二）脾淋巴瘤

脾淋巴瘤（splenic lymphoma）分为原发性脾脏淋巴瘤和全身性淋巴瘤脾浸润两种。病理上为弥漫性脾肿大，可无肿块形成，或为粟粒状肿物形成。临床主要表现为胃肠道症状，左上腹部肿块等。

1. CT 表现　脾均匀增大；1~5 mm 的粟粒状病变；2~5 cm 的多发性团块影；大于 5 cm 的孤立团块影。平扫时单发或多发病变边缘不清，增强扫描病灶可见轻度不规则强化，边界显示较清。

2. MRI 表现　表现为等或长 T_1 长 T_2 病变，边界清晰；增强扫描可见病灶强化，但强化程度低于正常脾；超顺磁性氧化铁颗粒增强扫描时病灶呈高信号，而脾在 T_1WI 和 T_2WI 均呈低信号。

脾增大，多发实性病灶，诊断较容易。对于脾不大，单发病灶诊断较难，需结合临床及多种影像学检查资料考虑。

本 章 小 结

　　消化系统由消化道和与消化过程相关、并与消化道相连的消化腺组成。其中消化道为空腔脏器，造影技术是消化道疾病的主要检查方法。而肝、胆、胰腺等实质脏器，以超声、CT、MRI 为主。在临床工作中，要注意各种影像学检查方法及其择优原则。

复 习 题

1. 消化道常见病变的 X 线钡餐造影表现。
2. 肝常见病变的影像学表现。
3. 胆道系统常见疾病的影像学表现。
4. 肝、胆、胰、脾常见疾病的各种影像学检查方法及择优原则。

参考文献

[1] 金征宇. 医学影像学. 2 版. 北京：人民卫生出版社，2010.
[2] 马大庆. 影像诊断学. 北京：北京大学医学出版社，2003.
[3] 白人驹，张雪林，孟悛非，等. 医学影像诊断学. 3 版. 北京：人民卫生出版社，2012.
[4] 李果珍. 临床 CT 诊断学. 北京：中国科学技术出版社，1994.
[5] 张雪林. 医学影像学. 北京：人民卫生出版社，2005.
[6] 尚克中. 中华影像医学：消化系统卷. 北京：人民卫生出版社，2002.

（克德娜）

第六章 泌尿系统和肾上腺

学习目标

1. 了解泌尿系统（urinary tract）的影像学检查方法，了解常见泌尿系统疾病的影像学检查方法选择。

2. 掌握常见疾病如泌尿系结石、肾癌、膀胱癌的影像学诊断。

核心概念

【KUB】即 Kidney Ureter Bladder 的缩写，指仰卧前后位摄取的腹部 X 线平片，是观察泌尿系肾、输尿管和膀胱结石的最价廉简便易行的首选检查方法。

【IVP】即静脉肾盂造影（intravenous pyelography）的缩写，指经静脉注入对比剂后摄片显示尿路和肾排泄功能的造影检查方法。

【CTU】即 CT 尿路造影（CT Urography, CTU），在对全尿路延时增强扫描的基础上，应用最大密度投影（maxium intensity projection, MIP）技术，获得尿路系统的三维重建图像，其成像效果类似于 IVP，用于整体观察肾盏肾盂、输尿管和膀胱的形态轮廓及其病变。

【MRU】即磁共振尿路造影（magnetic resonance urography, MRU），基于尿路系统内含大量游离水，应用水成像技术和采用重 T_2WI 序列以显示尿路，其成像效果类似于 IVP，但不需对比剂，用于整体观察肾盏肾盂、输尿管和膀胱的形态轮廓及其病变。

【泌尿系结石】简称尿石，是指在泌尿系统内因尿液浓缩沉淀形成颗粒或成块样聚集物，大多为含钙盐晶体，堵塞于尿路，引起临床症状；包括肾结石、输尿管结石、膀胱结石和道结石。常见病，好发于青壮年，近年来发病率有上升趋势。是最常见的泌尿外科疾病之一。男性多于女性，约 4~5:1。形成机制未完全阐明。临床表现因结石所在部位不同而有异。

【肾细胞癌】是常见的恶性肿瘤之一，也是泌尿系统最常见的恶性肿瘤，主要来源于肾小管上皮细胞，以透明细胞癌最常见，易出血、坏死，可形成假包膜。多发生于 40 岁以上，男性较多见。

【膀胱癌】泌尿系统最常见的肿瘤之一，是指膀胱内细胞的恶性过度生长。最常见来源于膀胱的黏膜上皮，称作移行细胞癌，占到了所有膀胱癌的 90% ~95%，另外有鳞状细胞癌和腺癌。男性多于女性。

| 引　　言 |

B 超和 CT 检查方法越来越多地应用于泌尿系统，新技术 CTU 和 MRU 日益取代传统的尿路造影检查，但传统的 X 线平片检查和尿路造影因其简便易行和直观，而仍然不失其价值。不同病变的病理基础不同，需选择合适的影像学方法，结合影像学表现，才能更准确有效地辅佐临床诊断。

第一节　泌尿系统常用的影像学检查方法

一、X 线 检 查

目前常用于泌尿系统的传统 X 线检查方法包括：腹部平片，尿路造影、血管造影等。主要用于判断有无结石、钙化、梗阻、先天变异畸形等

（一）X 线平片（KUB 片）

仰卧前后位照片，可加照侧位。主要用作泌尿系结石的首选检查方法。
该方法简便易行，但因腹部软组织影重叠和肠管内积气影响，分辨率受到一定限制。

（二）尿路造影

包括排泄性尿路造影和逆行性尿路造影。
1. 排泄性尿路造影　排泄性尿路造影（excretory urography）也称静脉肾盂造影（IVP）。
（1）原理：含碘对比剂经静脉注入后随血循环至肾实质，几近全部由肾小球滤出而顺序排入肾盏、肾盂、输尿管和膀胱，此时摄片即可显示尿路，还可大致了解双肾的排泄功能。
（2）术前准备：清洁肠道，限制饮水。
（3）方法：病人仰卧位，先摄取腹部 KUB 平片，然后下腹部使用压迫带，暂时阻断输尿管，2 min 内静脉注入对比剂（如 60% 泛影葡胺 20 mL）。
1）注药后 1~2 min 双肾区摄片，以显示肾实质。
2）注药后 15 min、30 min 分别双肾区摄片，以显示肾盂肾盏。
3）去除腹部压迫带，摄取全腹片，以显示输尿管、膀胱。
（4）禁忌证：肾功能不良，对比剂应用禁忌证，碘过敏试验阳性。
2. 逆行性尿路造影　逆行性尿路造影（retrograde urography）包括逆行膀胱造影（retrograde cystography）和逆行肾盂造影（retrograde pyelography）。
（1）方法：经尿道向膀胱内出入对比剂，或者借助膀胱镜将导管插入输尿管内并注入对比剂，然后摄片以显示膀胱、输卵管、肾盂肾盏。

（2）适应证：肾功能不良不适宜 IVP 检查者、IVP 显影不佳者。

3. 肾动脉数字减影血管造影　包括腹主动脉造影（abdominal aortagraphy）和选择性肾动脉造影（selective renal arteriography）。

（1）方法：通常采取腹股沟经皮股动脉穿刺插管技术，将导管顶端插入腹主动脉内置于肾动脉开口稍上方，或者将导管直接插入肾动脉，然后快速注入对比剂并连续摄片。

（2）检查目的：主要用于检查肾血管病变（如肾动脉狭窄或畸形、肾动脉瘤等），目前仍是诊断肾动脉病变的金标准。

二、CT 检 查

是泌尿系统最主要的、最常使用的影像学检查方法，包括平扫、增强扫描、肾血管 CTA 以及 CT 尿路造影（CT Urography，CTU）。能够显示泌尿系统病变的大小和形态、位置和毗邻、成分和密度、病灶和肾实质的造影增强程度和动态变化对比，能够发现和诊断大多数病变如先天发育异常、肿瘤、炎症、结核、外伤、移植肾的评估等。CT 平扫对尿路结石检出最敏感。

（一）扫描技术与方法

1. 肠道准备　检查前禁食水，口服稀释对比剂（1% 泛影葡胺 1 000 mL）。特别是观察膀胱需要在检查前 1 ~ 2 h 分次口服 1 ~ 2% 泛影葡胺 1 000 mL，以识别盆腔内肠管，还需膀胱充盈准备。如检查目的仅限于平扫检出尿路结石，则无需口服对比剂。

2. 窗宽 250 ~ 350 HU，窗位 30 ~ 40 HU。层厚 5 ~ 10 mm，螺距 1 ~ 1.5。

3. 根据检查需要确定扫描范围和平扫

（1）肾：肾上极→肾下极，约相当于胸 12 椎体至腰 3 椎体下缘水平。

（2）输尿管：肾门→输尿管膀胱入口部，约腰 2 椎体至耻骨联合上缘水平。

（3）膀胱：膀胱顶→膀胱底，约为骨盆入口至耻骨联合水平。

4. 增强扫描时间和期相

（1）60% 泛影葡胺 60 ~ 100 mL，静脉注射。于开始静脉团注对比剂后 30 s、2 min、5 min 先后扫描双肾区，分别获得肾皮质期、实质期、排泄期的增强图像。

（2）开始注药后 30 s 和 30 ~ 60 min 分别扫描输尿管和膀胱，可分别获得早期增强和排泄期的图像。排泄期扫描主要用于观察肾盂、输尿管和膀胱的壁和内腔。

（二）特殊检查方法

1. 肾动脉 CTA（CT arteriography）　于开始团注对比剂后 30 秒肾区薄层（1 ~ 3 mm）扫描，应用 MIP、SSD 及 VRT 技术，重建肾血管 3D 图像。主要用于筛选肾血管病变。

2. CTU　于开始团注对比剂后 30 min 行全尿路扫描，应用 MIP 技术，行尿路系统 3D 重建。用于整体观察肾盏肾盂、输尿管和膀胱的形态轮廓及其病变。

三、MRI 检 查

MR 成像技术在泌尿系统中的应用日益广泛，通常作为辅助检查方法，用于超声和 CT 表现不典型病例的进一步诊断和鉴别诊断。MRI 平扫即可区分肾皮质及肾髓质；MRU 技术可在不应用对比剂的情况下显示整个尿路系统。

（一）扫描技术与方法

1. 患者仰卧位，定位线对准剑突与脐孔连线中点。
2. 轴位图像为主，结合矢状位及冠状位检查；
3. 常规应用 T_1WI 及 T_2WI 序列，结合脂肪抑制技术更有利于对肾皮、髓质的分辨及含脂肪病变的诊断。
4. 肾肿瘤可利用增强检查进行鉴别诊断。

（二）磁共振尿路造影

应用水成像技术，采用重 T_2WI 序列，尿路系统内由于游离水含量高呈明显高信号，可清楚显示整个尿路系统，成像效果类似 X 线尿路造影。

第二节　泌尿系统的正常影像表现

一、X 线检查正常影像表现

（一）双肾

1. 形态　双肾（kidney）呈豆形，外缘光滑，内缘中部内凹为肾门；密度均匀，周围可见低密度肾周脂肪（图 1 – 6 – 1）。
2. 大小　成人肾长 12～13 cm、宽 5～6 cm。
3. 位置　正位片显示：约在 T12 椎体至 L3 椎体水平之间，呈"八"字状位于脊柱两侧，肾长轴与脊柱长轴的夹角为肾脊角（renal-spine angle），为 15°～25°。右肾略低，两肾可以有一定的（2～3 cm范围，一个椎体高度）移动度。
4. 肾小盏（renal minor calyces）　每侧肾有 6～14（常见 7～8）个边缘光整的"蛋杯"状肾小盏，肾小盏分穹隆部和体部，穹隆部顶端因肾锥乳头的突入而凹陷呈半环状或环状的杯口（图 1 – 6 – 2，图 1 – 6 – 3）。
5. 肾大盏（renal major ealyces）　每侧肾有 2～4 个肾大盏，常为 3 个。略呈长管状，边缘光整，分为顶端（或尖部）、峡部（或颈部）、基底部。顶端连接一至数个肾小盏，基底部与肾盂相连（图 1 – 6 – 2，图 1 – 6 – 3）。
6. 肾盂（pelvis）　肾盂多位于 L2 水平，边缘光整，上缘隆凸，下缘微凹，常见三种形状：大多为喇叭状，少数为分支状或壶腹状（图 1 – 6 – 2，图 1 – 6 – 3）。

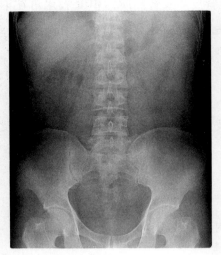

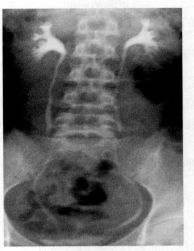

图 1 - 6 - 1 正常肾

腹部 KUB 照片，双侧肾呈豆形，"八"字形位于
脊柱两侧，周围可见低密度脂肪组织环绕衬垫

图 1 - 6 - 2 正常肾盂、肾盏和输尿管

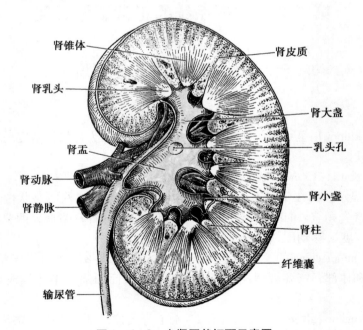

图 1 - 6 - 3 左肾冠状切面示意图

（二）输尿管

输尿管（ureters）为长 25 ~ 30 cm、宽 3 ~ 7 mm 的细管状软组织密度影（图 1 - 6 - 2，图 1 - 6 - 3）。分为腹段和盆段。

1. 走行：腹段于 L2 水平与肾盂延续，于腹膜后间隙沿着脊椎两旁腰大肌前方下行，入盆腔续为盆段，沿骶髂关节内侧走行，过骶骨后，先弧形弯向外下，再向内下斜行进入膀胱，膀胱壁内段约 1.5 cm。

2. 输尿管的 3 个生理性狭窄区：即：与肾盂相连处、越过骨盆边缘处（与髂总动脉交叉处）、膀胱入口处。

（三）膀胱

膀胱（urinary bladder）的大小形状取决于其充盈程度。充盈较满时呈横椭圆形位于耻骨联合上方，边缘光整、密度均匀（图 1 - 6 - 4）。

二、CT 检查正常影像表现

（一）双肾

1. 形态结构　双肾呈圆形或类圆形的软组织密度影，边缘光滑；内缘中部内凹为肾门，肾实质包绕的中央区为肾窦，肾窦至肾门以低密度脂肪组织为主，包括肾动脉、肾静脉和肾盂肾盏；肾实质密度均匀，增强扫描后方可分辨皮质和髓质；双肾周围为低密度脂肪组织（图 1 - 6 - 5）。

2. 位置　位于脊柱两侧后腹膜间隙内，肝、十二指肠和胰腺后方（图 1 - 6 - 6）。

图 1 - 6 - 4　正常充盈良好的
膀胱，腹部 KUB 照片

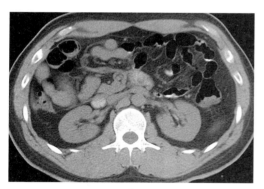

A

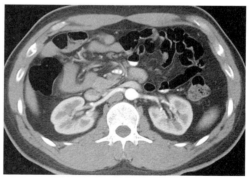

B

C

图 1 - 6 - 5　正常双肾
A. CT 平扫；B. CT 增强扫描皮质期；C. CT 增强扫描实质期

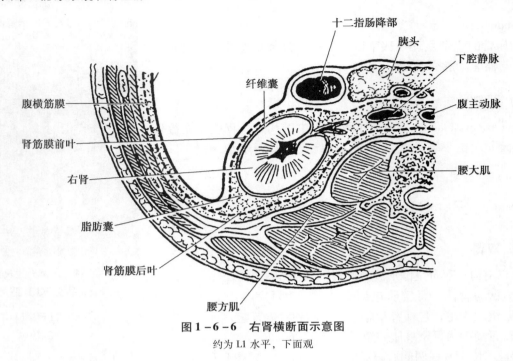

十二指肠降部

胰头

下腔静脉

腹主动脉

纤维囊

腹横筋膜

腰大肌

肾筋膜前叶

右肾

脂肪囊

肾筋膜后叶

腰方肌

图 1 – 6 – 6　右肾横断面示意图

约为 L1 水平，下面观

（二）输尿管

自肾盂向下连续追踪，可见位于后腹膜间隙腰大肌前方的圆点状软组织密度影，腹段可显示，盆段难以辨认。

（三）膀胱

充盈良好的膀胱类圆形或类方形均匀液性密度影，壁薄而光滑（图 1 – 6 – 7）。

注射造影剂后早期扫描可见膀胱壁强化，延时 30 ~ 60 min：膀胱腔内可见高密度造影剂沉积和低密度尿液形成的液 – 液平面，或高密度造影剂均匀充盈膀胱腔。

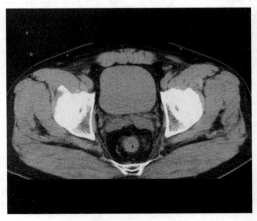

图 1 – 6 – 7　正常膀胱

盆腔 CT 平扫示膀胱壁均匀光滑，膀胱后方为精囊腺和直肠，膀胱精囊角呈清晰的锐角

三、MRI 检查正常影像表现

1. 肾皮质于 T_1WI 上呈中等信号强度，较肌肉信号强度高，较脂肪信号强度低，周边可见高信号的肾周脂肪。肾髓质含有较多自由水，所以在 T_1WI 上信号较皮质信号低。T_2WI 上肾实质整个呈高信号，皮髓质分界欠清（图 1 - 6 - 8）。

2. 由于肾窦内存在脂肪信号，与其内的肾盂肾盏信号分界明显，肾盂肾盏于 T_1WI 呈低信号，于 T_2WI 呈高信号，于冠状位上可见连续的肾盂肾盏结构。

3. 肾血管（肾动脉和肾静脉）由于流空效应在平扫图像上呈低信号影，肾静脉位于肾动脉前方，但血管容易受呼吸运动的影响而显示欠清。

4. 肾包膜不易显示。肾筋膜在肾脂肪囊和肾旁脂肪之间，表现为线状低信号。

5. 正常输尿管于常规图像不易显示；MRU 检查可以清楚显示肾盂肾盏、输尿管全程及膀胱有无异常扩张及病变。

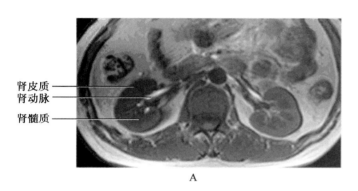
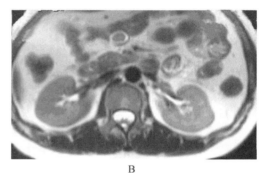

肾皮质 ——
肾动脉 ——
肾髓质 ——

A　　　　　　　　　　　　　　　　　B

图 1 - 6 - 8　正常肾 MRI
A. 轴位 T_1WI；B. 轴位 T_2WI

第三节　泌尿系统基本病变的影像表现

（一）X 线平片的异常表现

1. 异常钙化

（1）钙化病因：大多见于尿路结石，即肾结石（renal calculus）、输尿管结石（ureteral calculus）和膀胱结石（bladder calculus），还可见于肾结核（renal tuberculosis）、肾癌（renal carcinoma）和肾动脉瘤（renal arterial aneurysm）等。

（2）钙化位置：尿路结石位于肾盂肾盏投影区、输尿管走行区和膀胱投影区，肾结核、肾癌和囊肿的钙化斑位于肾实质投影区，肾动脉钙化斑位于肾门区。

（3）钙化的形态：珊瑚状结石为肾盂肾盏铸型表现，说明为肾结石；肾癌钙化为散在点状；肾结核钙化呈斑点状、絮状，甚至全肾呈花篮状；肾囊肿钙化为囊壁的弧线状。

2. 肾影位置和大小轮廓的改变　平片仅可大致观察到肾位置和大小轮廓的改变，如：肾位置下移，肾癌肿块较大时肾影增大，多囊肾者肾影增大，轮廓呈花边状。需进一步尿路造影、CT 检查或超声检查。

（二）尿路造影的异常表现

1. 肾实质显影异常　仅在排泄性尿路造影显示。

（1）不显影：常见于肾积水（hydronephrosis）。

（2）显影浅淡：常见于肾功能减退（renal hypofunction）。

（3）显影增强：常见于输尿管梗阻（ureteral obstruction）。

2. 尿路显影异常

（1）肾盏（calyces）、肾盂因受挤压而变细长和移位：常见于肾囊肿（renalcyst）、肾肿瘤（renal tumor）、肾血肿（renal hematoma）和肾脓肿（renal abscess）等。

（2）肾盏、肾盂破坏：表现为肾盏肾盂边缘不整或虫蚀样破坏等，常见于肾结核、肾盂癌和肾癌侵犯至肾盏、肾盂。

（3）肾盏、肾盂、输尿管和膀胱内的充盈缺损：常见于结石、肿瘤、血块和气泡。

（4）肾盏、肾盂、输尿管和膀胱明显扩张：常见于肿瘤、结石、血块或炎性狭窄引起以上水平的尿路梗阻。

（5）膀胱输尿管反流（vesicoureteral reflux）：仅在逆行膀胱造影时显示，表现为对比剂由膀胱反流至输尿管内，见于先天性异常、尿道梗阻、感染等。

（三）CT 检查的异常表现

1. 肾

（1）位置异常：肾位置上移至膈下或下移至盆腔内（先天性发育异常的异位肾），因腹膜后脂肪瘤的推挤而前移。

（2）大小异常：一侧肾先天性发育不良而体积小、而健侧肾代偿性增大。

（3）数目异常：先天性发育异常的孤立肾表现为一侧肾缺如，或者手术切除一侧肾。

（4）形态异常：先天性发育异常的马蹄肾、分叶肾或驼峰肾，肾肿块致肾影局部隆突、向外突出肾轮廓或向内突入肾窦。

（5）实质密度异常：肾实质内液性低密度（CT 值为 0～20 HU）多见于囊肿、囊性肿瘤，肾实质内脂肪密度（CT 值为 −20～−80 HU）见于肾血管平滑肌脂肪瘤（错构瘤），稍低密度、等密度、稍高密度或混杂密度见于各种肿瘤、炎性肿块或结核，高密度肿块见于肾内血肿、出血性肾囊肿等。

（6）肾盂、肾盏：肾盏、肾盂内钙化密度影见于肾结石；肾盏、肾盂呈柱状或囊状扩张并积水，常见于肾盂以下水平尿路因结石、肿瘤、炎性或结核等导致的尿路狭窄梗阻；肾盏、肾盂内肿块：见于肾盏肾盂肿瘤（如肾盂癌）、肾盂旁囊肿或血块。

2. 输尿管

（1）输尿管梗阻性扩张、积水：在梗阻水平常可发现导致局部狭窄的病因，常见于输尿管结石、输尿管肿瘤、输尿管周围其它组织结构的肿瘤或炎症。

（2）输尿管非梗阻性扩张、积水。

3. 膀胱

（1）膀胱壁增厚：弥漫性增厚常见于炎症或尿道梗阻，局限性增厚常见于膀胱肿瘤。

（2）膀胱肿块：膀胱肿瘤的肿块可有造影剂强化，膀胱内血块无造影剂强化；膀胱结石密度极高，为钙化密度。

4. 肾血管的 CTA 检查，常见异常表现为肾动脉狭窄。

5. 泌尿系 CTU 检查所见异常表现类似于尿路造影所见。

第四节　泌尿系结石

（一）概述

泌尿系结石（urinary calculus）可发生于尿路的任何部位，以肾盂、肾盏最为常见，多单侧发生。

（二）临床表现

肾与输尿管结石的典型表现为肾绞痛与血尿，在结石引起绞痛发作以前，病人没有任何感觉，由于某种诱因，如剧烈运动、劳动、长途乘车等，突然出现一侧腰部剧烈的绞痛，并向下腹及会阴部放射，伴有腹胀、恶心、呕吐、程度不同的血尿；膀胱结石主要表现为排尿困难和排尿疼痛。

（三）影像学检查方法选择

首选 X 线摄片（KUB）检查，80% 以上的结石含有钙的成分而密度较高，X 线检查易于发现。配合超声检查，大多数结石可被检出。必要时进一步 CT 检查。尿路结石的 CT 值高于 100 HU，明显高于软组织 CT 值，因此，CT 平扫对尿路结石检出最敏感。MRI 对结石显示欠佳，T_1WI 和 T_1WI 均呈低信号；MRU 检查可显示由于结石造成的肾和输尿管积水（图 1-6-9），结石表现为尿路局部充盈缺损。

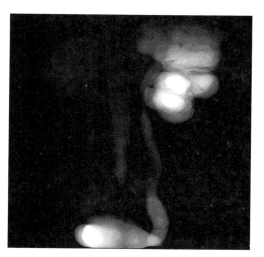

图 1-6-9　肾、输尿管积水
MRU 示左肾及输尿管明显积水扩张，
形态失常，未见明确结石信号影

（四）影像表现

1. 肾结石 KUB 照片　T12 至 L3 水平椎体两旁肾盂、肾盏投影区结节样、桑葚样或珊瑚样致密影（图 1-6-10）。

2. 肾结石造影检查

（1）肾盂、肾盏内充盈缺损。

（2）可继发结石近侧的肾盂或肾盏积水。

3. 肾结石 CT 表现

（1）肾盂、肾盏内结节样、桑葚样或珊瑚样高密度影（图 1-6-11）。

（2）可继发结石近侧的肾盂或肾盏积水。

4. 肾结石 MRI 表现

（1）MR 平扫对结石显示欠佳，T_1WI 和 T_2WI 均显示低信号。

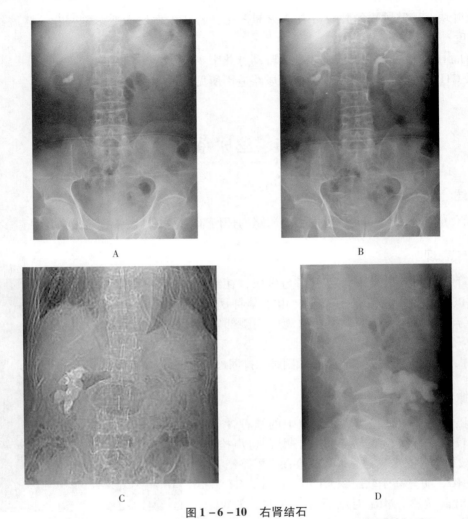

图 1 – 6 – 10　右肾结石

A. KUB 片示右肾投影区多个结节样高密度影；B. IVP 片示右肾结石位于肾盏内；

C. 腹部正位片示右肾结石呈珊瑚状；D. 腹部侧位片示右肾珊瑚状结石位于后腹膜腔投影区

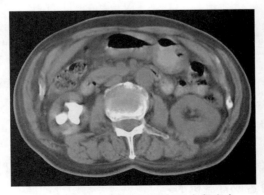

图 1 – 6 – 11　腹部 CT 平扫示右肾窦内

珊瑚样结石（肾盏肾盂铸型）

（2）MRU 检查可显示由于结石造成的肾和输尿管积水，结石表现为尿路局部充盈缺损。

5. 输尿管结石 KUB 照片　　长圆形或米粒状致密影位于腰大肌影内或盆腔输尿管走行区（图 1 - 6 - 12）。

6. 输尿管结石造影检查　　输尿管内的结节状充盈缺损（图 1 - 6 - 13）。

7. 输尿管结石 CT 表现　　腰椎旁腰大肌前方或盆腔内输尿管走行区结节样高密度影（图 1 - 6 - 14）。高密度结石周围可显示软组织密度环，为肿胀的输尿管壁；而盆腔内静脉石无软组织密度环。CTU 可证实结石位于输尿管内、结石以上段输尿管扩张（图 1 - 6 - 15）。

8. 膀胱结石 KUB 照片　　位于耻骨联合上方的卵圆形、梨形或不规则形高密度影，单发或多发（图 1 - 6 - 16）。

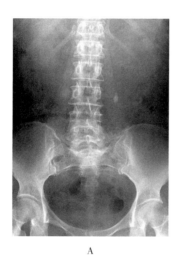
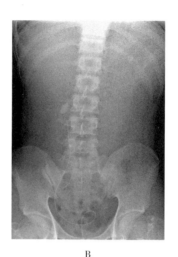

A　　　　　　　　　　　　　　B

图 1 - 6 - 12　输尿管结石

A. 左侧输尿管结石，KUB 片示腰 3 左侧横突旁输尿管走行区类长椭圆形钙化密度影；

B. 右肾和右输尿管结石，KUB 示右肾投影区多个结节样钙化密度影和右侧输尿管走行区较大长椭圆形钙化密度影

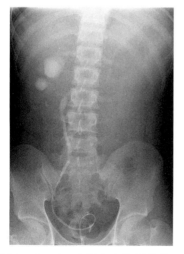

图 1 - 6 - 13　右肾和右输尿管结石

逆行性尿路造影示结石位于右侧输尿管
走行区内，右侧肾盏扩张积水

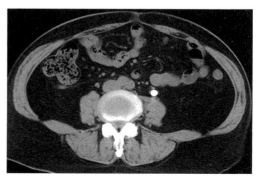

图 1 - 6 - 14　左侧输尿管结石（CT 平扫）

脊柱椎体左旁腰大肌前方圆形钙化密度影

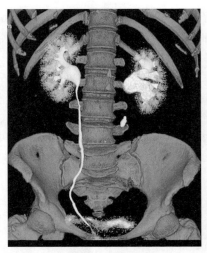

图 1 – 6 – 15 左侧输尿管结石（CTU）

腰椎左旁输尿管结石和正常肾盂肾盏扩张积水

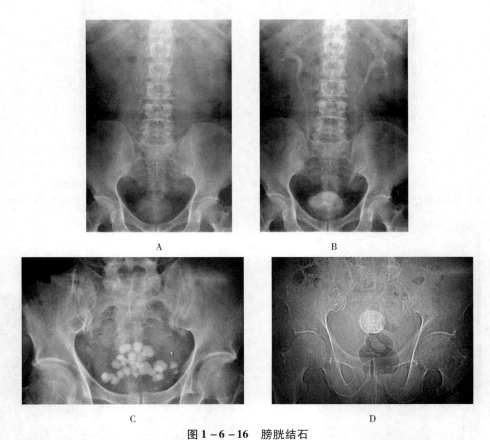

图 1 – 6 – 16 膀胱结石

A. 膀胱多发结石，KUB 示膀胱投影区 3 个类圆形稍高密度结节影，分别位于尾骨影两旁和与尾骨影重叠；
B. 膀胱多发结石，IVP 示膀胱内 3 个类圆形充盈缺损影，与 KUB 片所见 3 个稍高密度影吻合；
C. 膀胱多发结石，KUB 示膀胱投影区多发卵石样钙化密度影；D. 膀胱结石，卧位腹 X 线平片示
膀胱投影区圆形钙化密度影，病灶内可见环形低密度分层

9. 膀胱结石造影检查　少数 X 线阴性结石表现为膀胱腔内的低密度充盈缺损。结石可随体位变换而移动，据此与膀胱肿瘤形成的充盈缺损相鉴别。

10. 膀胱结石 CT 表现　膀胱内高密度影，形态同 KUB 所见（图 1 - 6 - 17，图 1 - 6 - 18）。

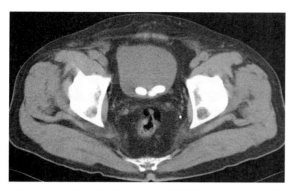
图 1 - 6 - 17　CT 片进一步证实膀胱内的 3 个结石

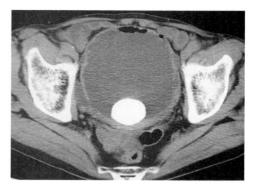
图 1 - 6 - 18　CT 片示膀胱内圆形单发结石

第五节　泌尿系统肿瘤与肿瘤样病变

一、肾　囊　肿

（一）概述

肾囊肿（renal cyst）为肾的常见良性囊性病变，不与肾集合系统相通，多指单纯性肾囊肿，包括肾盂旁囊肿（para-pelvic cyst）。

（二）临床表现

多无症状，常偶然发现。囊肿内出血可使囊肿短时间内突然增大，患者可有一侧腹部绞痛。囊肿巨大时可触及腹部包块，并可患侧腹部或背部隐痛等局部压迫症状。肾血管受压时可出现高血压。

（三）影像学检查方法选择

首选超声检查，其次为 CT，超声及 CT 多可确诊；MRI 通常在检查其他疾病时发现；但 MRI 对肾囊肿检出率高，可发现直径 >1 cm 的病灶。

（四）CT 和 MRI 影像表现

圆形或类圆形病灶，CT 上呈液性低密度影，在 MRI 上于 T_1WI 呈低信号，于 T_2WI 呈高信号，小病灶可由于部分容积效应在 T_1WI 上近似等信号，密度或信号均匀，边缘光滑清晰，可突出于肾轮廓之外，囊壁不显示，病灶无增强。偶尔可见弧线形囊壁钙化。

1. 肾囊肿　位于肾实质内或突出于肾轮廓之外，相邻肾实质不同程度受压变形移位（图 1 - 6 - 19）。

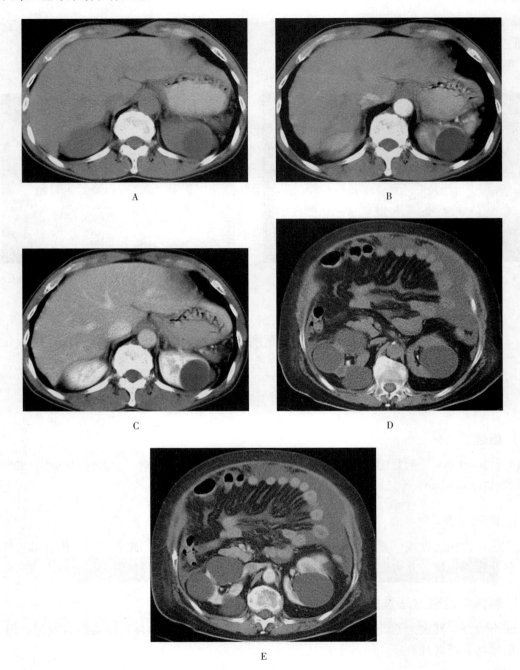

图 1 − 6 − 19　肾囊肿

A. CT 平扫片示左肾实质内圆形低密度影，边缘光滑，密度均匀；B. CT 增强扫描皮质期可见囊肿无增强，边界显示更清晰；
C. CT 增强扫描实质期可见囊肿无增强，囊壁不显示；D. CT 平扫示双肾轮廓增大，左肾轮廓局部隆突，其实质内一圆形
低密度影，边缘光滑，密度均匀；右肾花瓣样，其实质内约见 3 个大小不一类圆形低密度影，边缘光滑，密度均匀；
E. CT 增强扫描示病灶显示更清晰，以上低密度灶均无增强

2. 肾盂旁囊肿　位于肾窦内，排泄期扫描和 CTU 显示造影剂进入到肾盂肾盏内但不进入囊肿内（图 1 − 6 − 20）。

3. 肾复杂囊肿 囊内出血或囊液蛋白成分较高时，囊肿呈高密度，称为高密度肾囊肿。复杂囊肿病灶内常见不均匀信号，可见出血、分隔或实性成分等（图1-6-21，图1-6-22）。

（五）鉴别诊断

1. 肾囊肿与其它肾囊性占位病变的鉴别 后者可见囊壁，可有软组织成分，可有囊内分隔，可有钙化；并且囊壁、软组织成分和分隔可有造影剂增强。

2. 肾盂旁囊肿与肾盂积水的鉴别

（1）增强CT扫描尤其是排泄期扫描显示：造影剂进入肾盂肾盏内但不进入肾盂旁囊肿内。

（2）尿路造影显示：肾盂旁囊肿者肾盂肾盏受压变细拉长，而肾盂积水者肾盂肾盏扩张。

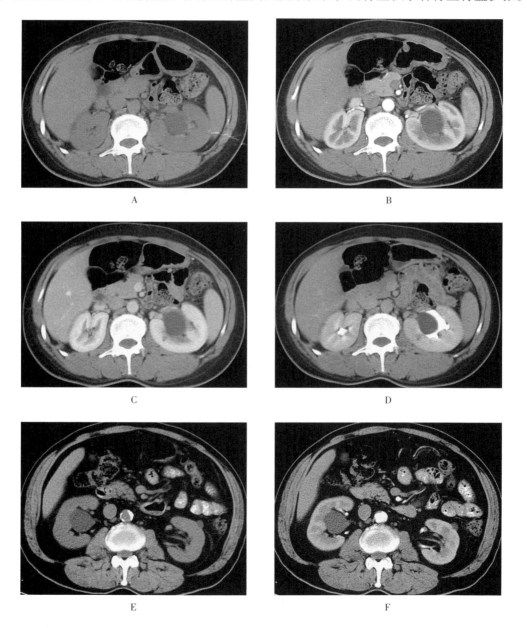

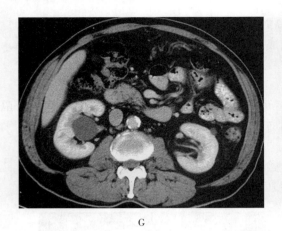
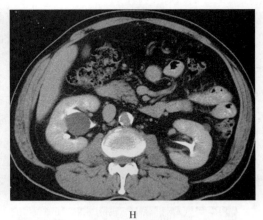

G   H

图 1 - 6 - 20   肾盂旁囊肿

A. CT 平扫示左侧肾窦内类圆形低密度病灶，密度均匀，边界尚清晰，但不能排除为肾盂扩大积水；B. CT 增强扫描皮质期显示病灶无增强；C. CT 增强扫描实质期显示病灶无增强；D. CT 增强扫描排泄期显示造影剂充盈肾盏、肾盂但未进入病灶内，肾盂、肾盏受压变形；E. CT 平扫示右侧肾窦内类圆形低密度病灶，密度均匀，边界尚清晰，但不能排除为肾盂扩大积水；左侧肾实质一小类圆形低密度影突出于肾轮廓之外，边缘光滑，密度均匀；F. CT 增强扫描皮质期显示病灶均无增强；G. CT 增强扫描实质期显示病灶均无增强；H. CT 增强扫描排泄期显示造影剂充盈肾盏、肾盂但未进入病灶内，肾盂、肾盏受压变形

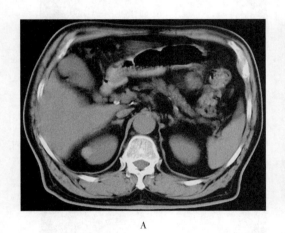
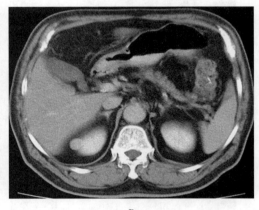

A   B

图 1 - 6 - 21   右肾高密度囊肿

A. CT 平扫示右肾上极一圆形高密度影，密度均匀、高于肾实质密度，
边缘光整，部分突出于肾轮廓之外；B. CT 增强扫描示病灶无增强

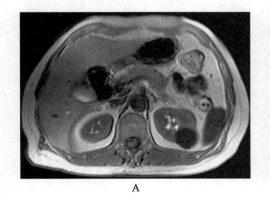
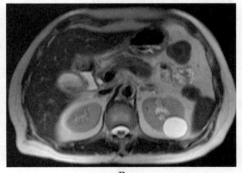

A   B

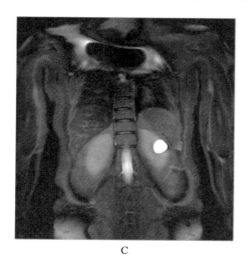

C

图 1 - 6 - 22　肾囊肿，MRI 检查

A. 轴位 T_1WI 示左肾近上极可见类圆形稍低信号影，边界清晰，突出于正常肾轮廓之外；
B. 轴位 T_2WI 示左肾病灶呈高信号；C. 冠位压脂 T_2WI 示左肾病灶呈高信号

二、肾血管平滑肌脂肪瘤

（一）概述

肾血管平滑肌脂肪瘤也称为肾错构瘤（renal hamartoma），是肾最常见的良性肿瘤。约 80% 结节性硬化病人合并肾错构瘤且多为双侧性。女性多见，好发年龄 20～50 岁。

（二）临床表现

肾血管平滑肌脂肪瘤多无症状。常见临床症状为腹痛、血尿、腹部包块。结节性硬化患者尚有多发皮脂腺瘤，面部蝴蝶斑，以及癫痫等神经系统症状。

（三）影像学检查方法选择

首选超声，进一步检查选择 CT、MRI。

（四）CT 和 MRI 表现

（1）多为单侧单发，少数为双侧多发。

（2）病灶为边界清楚的混杂密度/信号肿块，在 CT 检查上其内的脂肪成分 CT 值为 - 20 HU ～ - 80 HU，具有特异性（图 1 - 6 - 23），但肿瘤内脂肪成分少于 20% 时，CT 定性诊断困难；在 MRI 检查上脂肪成分呈 T_1WI 高信号，T_2WI 中等信号，脂肪抑制序列上高信号减低，为本病的特征性 MRI 表现；肿瘤内脂肪成分较少时，可应用 MRI 影像同相位与反相位扫描，可见同相位较高信号，反相位信号减低。

（3）增强 CT 扫描，非脂肪部分可见中度增强，肿瘤内的假性动脉瘤可明显增强；MRI 可明确显示其内的血管成分。

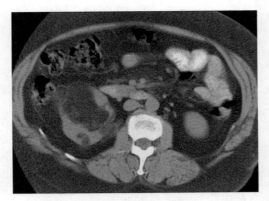

图 1 - 6 - 23 肾错构瘤

CT 平扫示右肾影增大，肾实质内不规则形混杂密度肿块影，大部分为低密度、
与腹腔内脂肪组织和皮下脂肪密度相近，测得 CT 值为 - 78 HU

（4）肿瘤内出血时，CT 平扫表现为高密度区，MRI 可呈现不同时期的出血信号。

（5）肿瘤大时，可使肾盂肾盏受压变形移位。

三、肾细胞癌

（一）概述

肾细胞癌（renal cell carcinoma，RCC）是肾最常见的恶性肿瘤，主要来源于肾小管上皮细胞，以透明细胞癌最常见，易出血、坏死。多发生于肾上极或下极的皮质内，与相邻肾实质分界尚清楚，可形成假包膜。

RCC 多发生于 40 岁以上，男性较多见。

（二）临床表现

早期多无症状。常见症状：无痛性肉眼血尿、患侧肾绞痛、腰痛、腹部包块。晚期：下肢水肿、腹水等下腔静脉梗阻的症状，以及远处转移的相应表现。

（三）影像学检查方法选择

应首选超声检查，发现病变后再行 CT 检查，进一步明确诊断和肿瘤分期。MRI 检查通常作为 CT 检查的补充方法。

（四）影像表现

1. CT 表现（图 1 - 6 - 24）

（1）肾实质内类圆形肿块，边界清楚。肿瘤较小时，肾轮廓正常；肿瘤较大时，肾轮廓局限增大，表面凹凸不平。

（2）肿块呈不均匀的略低、等或略高密度。肿瘤内出现坏死、液化时可见则肿块内不规则低密度区；肿瘤出血时可见肿块内斑片状高密度。

（3）增强扫描使肿块边界显示更清楚，在皮质期，富血供的肿块多呈不均匀明显强化，强化程度与相邻肾皮质相近。在实质期，肿块密度比正常肾实质相对稍低。肿瘤内低密度的坏死、液化区无增强。

（4）肾窦显示受压、变形、中断、移位。

（5）肾静脉、下腔静脉受累：瘤栓表现为静脉增宽、静脉腔内不增强的软组织密度肿块。下腔静脉内瘤栓可向上延伸至右心房。下腔静脉完全梗阻，可见肝脏增大、腹腔积液及腰静脉曲张等侧支循环。

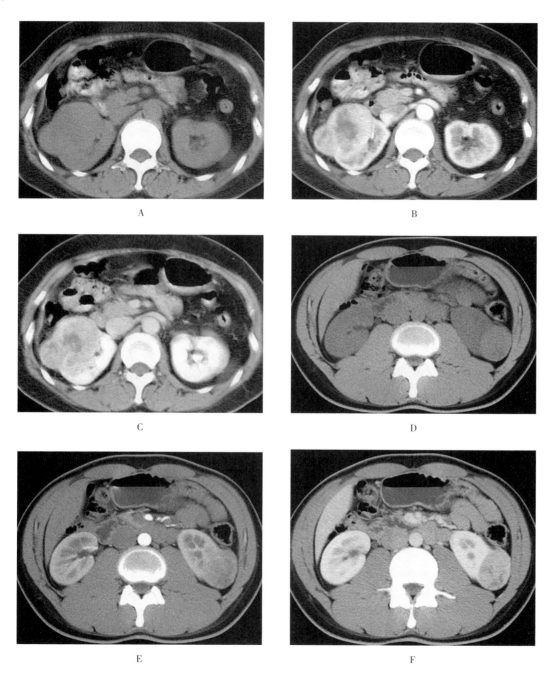

A

B

C

D

E

F

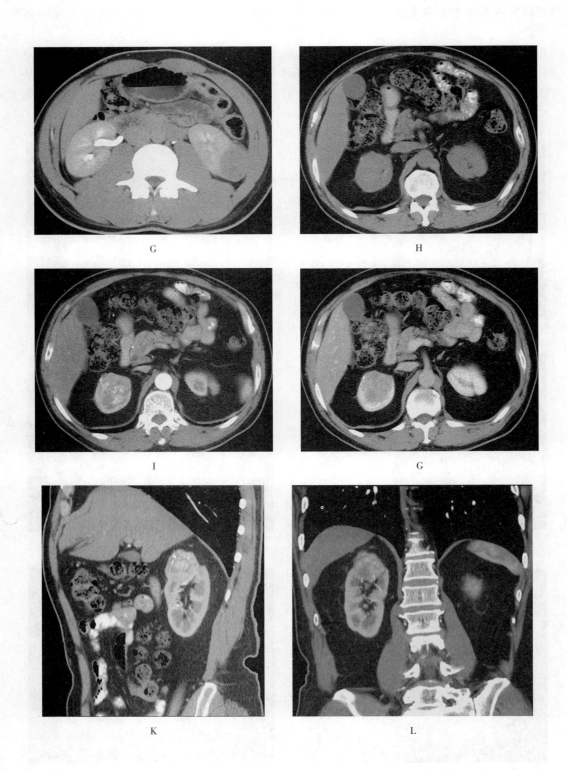

G

H

I

G

K

L

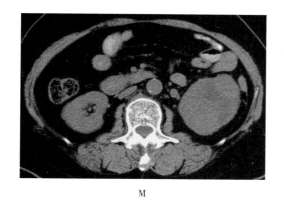
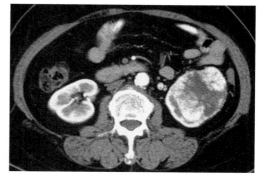

M

N

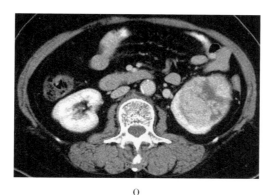

O

图 1 - 6 - 24 肾癌 (CT)

A. CT 平扫示右肾轮廓增大、呈分叶状，肿块呈等密度，其内似见稍低密度区；B. CT 增强扫描皮质期可见病灶周边不规则增强、与肾皮质增强程度相近，病灶边界显示清晰，肿瘤内低密度的坏死区无增强；C. CT 增强扫描实质期示病灶强化程度较正常肾实质相对稍低，坏死区仍呈不规则低密度影；D. CT 平扫示左肾轮廓增大、向外隆突，可见稍高密度肿块影，其内可见稍低密度区和病灶边缘一点状钙化斑；E. CT 增强扫描皮质期可见病灶周边不规则增强、比肾皮质增强程度略低，肿瘤内低密度的坏死区无增强；F. CT 增强扫描实质期示病灶强化程度较正常肾实质相对稍低，坏死区仍呈不规则低密度影，病灶边界显示清晰；G. CT 增强扫描排泄期示病灶相对于正常肾实质仍呈相对低密度；H. CT 平扫示右肾上极轮廓饱满，边缘可见短弧形钙化斑，上极肾盏变扁左移；I. CT 增强扫描皮质期显示出病灶不规则强化，与肾皮质增强程度相近；G. CT 增强扫描实质期示病灶比肾皮质增强程度低，密度欠均匀，边界显示清晰；K. CT 增强扫描，矢状位重建，显示病灶位于右肾上极，向肾轮廓之外突出；L. CT 增强扫描，冠状位重建，显示病灶位于右肾上极，向肾轮廓之外突出，右侧肾周筋膜稍增厚；M. CT 平扫示左肾影增大，其内可见低密度区，周围肾筋膜增厚；N. CT 增强扫描皮质期显示出病灶周边不规则增强、与肾皮质增强程度相近，病灶边界显示清晰，肿瘤内低密度的坏死液化区无增强；

O. CT 增强扫描实质期示病灶强化程度较正常肾实质相对稍低，坏死区仍呈不规则低密度影

(6) 周围侵犯：肾周脂肪间隙模糊、消失，肾筋膜增厚。

(7) 淋巴结转移肿大与远处转移。

2. MRI 表现

(1) 肾轮廓变形，局部皮髓质分界欠清，邻近肾盂、肾盏受压推移或受侵。

(2) 多数肾癌 T_1WI 呈低信号，T_2WI 呈不均匀高信号；少数可于 T_1WI、T_2WI 均呈等信号，或于 T_1WI 呈高信号，于 T_2WI 呈低信号；病灶较大时其内常见出血、囊变坏死信号 (图 1 - 6 - 25)。

(3) T_2WI 上病灶周边可见线状低信号影，代表肿瘤的假包膜。肾癌的假包膜为受压的肾实质和(或) 血管、纤维成分，T_2WI 较 T_1WI 显示清楚。

(4) 增强检查肿瘤组织可见不同程度均匀强化，强化程度低于肾实质。

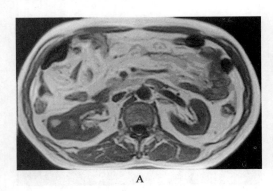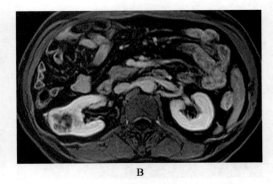

图 1 – 6 – 25　肾癌（MRI）

A. 轴位 T_1WI 示右肾于肾门水平可见不规则形稍低信号团块影，突出正常肾轮廓之外，其内信号不均，
可见片状高信号区，病灶边界欠清；B. 轴位压脂 T_2WI 示病灶呈不均匀高信号，其内可见高信号

（5）晚期可见肿瘤侵及肾筋膜甚至直接侵犯邻近组织器官；静脉、下腔静脉瘤栓形成可见局部血管流空影消失；腹主动脉周围、肾门周围可见淋巴结转移病灶。

（五）鉴别诊断

肾癌须与以下疾病鉴别诊断：肾囊肿，肾错构瘤，肾淋巴瘤，肾黄色肉芽肿。

四、膀　胱　癌

（一）概述

膀胱癌（bladder cancer）是泌尿系统最常见的肿瘤之一，男性多于女性，单发或多发。多为移行细胞癌，少数为腺癌或鳞状细胞癌。

（二）临床表现

80%～90% 患者出现间歇性或持续性无痛性全程肉眼血尿，70% 患者出现尿频、尿急和尿痛等膀胱刺激症状。当有血块或肿瘤阻塞尿道口时，可发生排尿困难或尿潴留。晚期可触及下腹部包块，并食欲减退、发热、贫血、消瘦、腹痛等表现。

（三）影像学检查方法选择

膀胱癌的诊断和确诊主要依靠膀胱镜。影像学检查首选超声检查，进一步选择 CT、MRI。尿路造影用于了解双侧肾功能情况。

（四）影像表现

1. X 线膀胱造影

膀胱内大小不一、不规则菜花状或乳头状充盈缺损，基底较宽，局部僵硬（移行上皮癌）；或局部、或多发、或广泛的膀胱壁僵硬、增厚、凹凸不平（腺癌和鳞状上皮细胞癌）。

2. CT 表现（图 1 – 6 – 26）

（1）膀胱壁局限性增厚，或结节样或菜花样肿块向腔内突出，可在周围脂肪中出现软组织密度影；晚期肿瘤可充满整个膀胱，膀胱轮廓可变形；肿块大多呈中度增强。

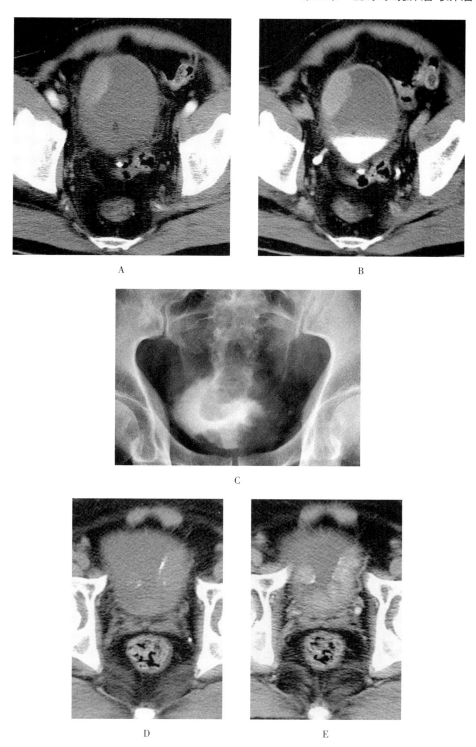

图1-6-26　膀胱癌

A. CT平扫示由右侧前膀胱壁向腔内突入一类圆形肿块影；B. CT增强扫描示病灶中度增强；C. IVP示膀胱较广泛不规则不均匀
造影剂充盈缺损，以左侧显著；D. CT平扫示膀胱左、后和右侧壁不均匀明显增厚，病灶呈略高密度，并肩弧形和点状钙化斑；
两侧膀胱精囊角尚呈锐角；E. CT增强扫描显示病灶中度强化，主要位于左侧壁和后壁

（2）肿瘤位于输尿管口时，可导致输尿管梗阻。

（3）累及膀胱周围组织时，周围脂肪层分界模糊。

（4）盆腔淋巴结直径大于 15 mm 时，提示有淋巴结转移。

（5）CTU 所见同 X 线膀胱造影表现。

3. MRI 表现

（1）自膀胱壁突向腔内的结节状或菜花状肿块，或膀胱壁不规则增厚、僵硬。

（2）肿瘤 T_1WI 上多呈等或稍低信号，T_2WI 呈稍高信号。

（3）周围组织和邻近器官的侵犯，以及盆腔淋巴结转移。

（4）增强 MRI 检查有助于确定肿瘤侵犯膀胱壁的深度。

（五）鉴别诊断

膀胱癌须与以下疾病鉴别诊断：膀胱结核，膀胱结石，膀胱内血块或尿盐沉积，腺性膀胱炎，前列腺癌，前列腺增生症。

第六节　肾上腺及其常见疾病

一、常用的影像学检查方法

肾上腺（suprarenal gland）是人体的重要内分泌腺之一，位于腹膜之后，肾的上内方，与肾共同包在肾筋膜内。肾上腺左、右各一；左侧者近似半月形，右侧者呈三角形。

肾上腺影像学检查方法包括 CT 检查、MRI 检查、超声检查和核素显像等。CT 检查是目前肾上腺疾病最佳影像检查方法。

（一）CT 检查技术与方法

1. 肠道准备与泌尿系统的相似。

2. 窗宽 300 ~ 400 HU，窗位 30 ~ 50 HU。层厚 3 ~ 5 mm。

3. 扫描范围　一般起始于剑突下 30 ~ 60 mm，终止于肾门水平，必要时，如高度怀疑肾上腺嗜铬细胞瘤时，扫描范围应包括纵隔到腹主动脉分叉处。

4. 平扫与增强扫描

（1）平扫能够显示病变某些组织特征（脂肪、钙化、液体等），明确病变的解剖关系，从而可诊断出某些肾上腺疾病（增生、萎缩、髓脂瘤等）。

（2）对平扫检出的肾上腺肿块，常需行增强扫描以明确诊断。

（二）特殊处理

CT 薄层并靶扫描有利于检出小的功能性病变。小病灶需放大照片。

（三）MRI 检查技术和方法

1. 常规行 SE 序列 T_1WI 和 FSE 序列 T_2WI。

2. 横断面检查为主，结合冠状面和矢状面检查，层厚 3~5 mm。

3. 结合脂肪抑制技术可确定病变内的脂肪成分。应用梯度回波序列的同相位（in phase）和反相位（opposed phase）成像技术，能对病变内的脂质成分进行确定，常用于肾上腺腺瘤的诊断和鉴别诊断。

4. 多数肾上腺肿块需行增强 MR 影像检查。静脉快速注入 Gd – DTPA 0.1 mmol/kg 后行脂肪抑制 T_1WI 或 T_2WI 成像。

二、正常影像表现

（一）CT 表现

1. 位置 左肾上腺位于左肾上极前内方，前外方毗邻胰体、尾和脾血管，内侧为左侧膈脚；右肾上腺位于右肾上极内上方，下腔静脉背侧，右侧膈脚与肝右叶内后缘之间。

2. 形态 左肾上腺呈倒"Y"字形、倒"V"字形或三角形；右肾上腺呈斜线状、倒"V"字形或倒"Y"字形。

3. 密度 呈均匀软组织密度，不能分辨肾上腺皮质和髓质。

4. 大小 肾上腺侧支厚度小于10 mm，一般不会超过同一扫描层面上的同侧膈脚最厚部分。肾上腺面积小于 150 mm^2。

（二）CT 增强扫描

肾上腺均匀强化，仍不能分辨皮、髓质。

（三）MRI 表现

1. 正常肾上腺在 T_1WI 和 T_2WI 上信号强度类似肝实质，明显低于周围脂肪，不能分辨皮、髓质（图 1 – 6 – 27）。

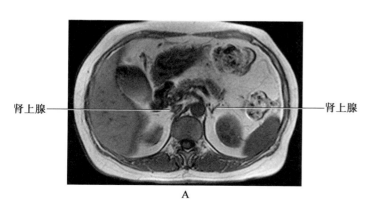
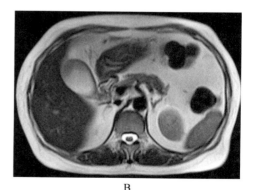

肾上腺　　　　　　　　　　　　　　肾上腺

A　　　　　　　　　　　　　　　　B

图 1 – 6 – 27　正常肾上腺
A. T_1WI 相；B. T_2WI 相

2. 肾上腺的形态因人而异，横断面右侧者常为斜线状、倒"V"字形或倒"Y"字形；左侧者多为倒"V"字形、倒"Y"字形或三角形。冠状面上，肾上腺位于肾上极上方，呈倒"V"字形或倒"Y"字形。

3. 正常侧支厚度小于 10 mm，一般不超过同侧膈肌脚最厚的部分。

4. 增强检查，肾上腺呈均一强化。

三、肾上腺增生

（一）概述

肾上腺皮质增生可发生于任何年龄，以青壮年多见。女性明显多于男性。

（二）临床表现

1. 皮质醇增多症　向心性肥胖、皮肤紫纹、多毛、肌肉萎缩、高血压、骨质疏松、性功能障碍等。尿 17 – 羟皮质类固醇增多。

2. 原发性醛固酮增多症　消瘦、周期性肌无力或麻痹、高血压及多尿。低血钾、高尿钾、碱中毒，肾素水平低，血和尿醛固酮增高。

3. 肾上腺性征异常　性早熟，女性男性化或男性女性化，先天性者可有假两性畸形。尿中孕三醇增高。

（三）影像学检查方法选择

首选 CT 检查，婴幼儿首选超声检查。

（四）CT 或 MRI 表现

1. 肾上腺弥漫性增生　两侧肾上腺对称性均匀增大，外形多正常，边缘清晰，密度均匀，或信号类似正常肾上腺。

2. 肾上腺结节状增生　腺体局部有结节状凸起，边缘可不光整。部分病例可呈大结节甚至巨大结节，使肾上腺的形态发生改变。结节内因含有丰富的脂类激素可呈稍低密度或脂质信号。

四、肾上腺腺瘤

（一）概述

根据其是否引起临床内分泌紊乱，分为无功能性肾上腺皮质腺瘤和功能性肾上腺皮质腺瘤。

（二）临床表现

1. 无功能性肾上腺皮质腺瘤　多无临床症状，多数是体检时发现。

2. 功能性肾上腺皮质腺瘤　主要表现为原发性醛固酮增多症和皮质醇增多症。

（三）CT 表现

1. 好发于肾上腺内、外支分叉处。

2. 肿块呈边界清楚的圆形或椭圆形（图 1 - 6 - 28A）。

3. 肿块呈等密度或低密度，大多密度均匀。

4. 增强扫描肿块呈均质或不均质性一过性强化（图 1 - 6 - 28B）。

5. 功能性皮质腺瘤的对侧肾上腺萎缩，而无功能性皮质腺瘤的对侧肾上腺正常。

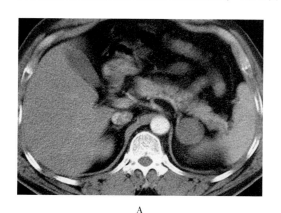 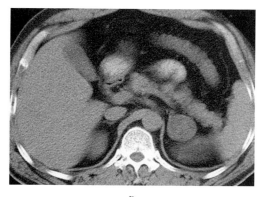

A   B

图 1 - 6 - 28　肾上腺腺瘤

A. CT 平扫示左侧肾上腺等密度类圆形肿块影，边界清晰，密度均匀；B. CT 增强扫描示肿块均匀性轻度强化

（四）MRI 表现

1. 圆形或椭圆形软组织肿块，边界清楚，多位于肾上腺内支外支夹角之间。

2. T_1WI 和 T_2WI 信号与肝脏信号相似或稍高。

3. 各种类型的腺瘤均有完整包膜，并含有丰富的脂质，反相位可见信号明显减低。

4. 增强扫描时肿瘤可呈均匀或不均匀强化。

（五）鉴别诊断

1. 肾上腺腺瘤与肾上腺结节状增生鉴别　影像学表现鉴别困难，但前者患者血浆 ACTH 水平升高，后者多受抑制或降低。

2. 醛固酮腺瘤与皮质醇腺瘤鉴别　醛固酮增多症患者消瘦，腺瘤多小于 2 cm，密度多接近于水。皮质醇增多症患者肥胖，腺瘤多 2 ~ 4 cm，呈等密度。

五、嗜铬细胞瘤

（一）概述

嗜铬细胞瘤多发生于肾上腺髓质，也可发生在交感神经系统。嗜铬细胞瘤常较大，易出血、坏死。嗜铬细胞瘤分泌大量儿茶酚胺。

嗜铬细胞瘤多为单侧发生，10% 为双侧，10% 为恶性，10% 发生在肾上腺外（如腹膜后的腹主动脉前，腰椎旁，肾门，胰头、肠系膜下动脉开口处，肝门，甚至膀胱或胸腔内）。

（二）临床表现

阵发性或持续性高血压为嗜铬细胞瘤的主要表现。病情发作时血压升高，常伴有头痛、多汗、面色苍白、心悸、恶心、呕吐等表现。

（三）CT 表现

1. 良性嗜铬细胞瘤表现
（1）肾上腺圆形或椭圆形肿块，3~5 cm，边缘清晰；
（2）密度不均匀，常发生坏死、囊变、出血等，偶有钙化；
（3）增强扫描肿瘤明显强化。
2. 恶性嗜铬细胞瘤　肿块大小 7~10 cm，分叶状，边缘不规则，粘连或包埋主动脉、下腔静脉等大血管，腹膜后淋巴结肿大及远处转移。
3. 因为嗜铬细胞瘤 10% 发生在肾上腺外，对肾上腺区未发现肿块而临床怀疑有嗜铬细胞瘤者，应进行肾门周围、腹主动脉周围等其他部位的 CT 检查。

（四）MRI 表现

1. 多为单侧，偶为双侧，呈圆形或椭圆形。
2. 常较大，直径多在 3 cm 以上。
3. T_1WI 上为低信号，T_2WI 上呈高信号，较大肿瘤易发生出血、坏死和囊变，使肿瘤内信号不均匀。
4. 增强检查示肿块实体部分明显强化。

六、肾上腺转移瘤

（一）概述

肾上腺转移瘤多来源于肺癌，其次来源于肝癌、胰腺癌等，也可为乳腺癌、甲状腺癌或肾癌转移。开始于髓质，而后累及皮质，一般不影响肾上腺皮质功能。

（二）临床表现

多无临床表现，或者有原发肿瘤的临床表现。

（三）CT 表现

发生于单侧或双侧肾上腺，单发或多发结节样病灶，肿块多较小，边界清晰，多为等密度，无明显强化，多无明显邻近组织结构侵犯（图 1-6-29）。

（四）MRI 表现

（1）常为双侧，呈圆形或椭圆形或分叶状，大小不等。
（2）肿瘤内常有坏死和出血，信号强度多不均匀，但病灶内无脂质成分。
（3）增强扫描可均匀或不均匀强化。

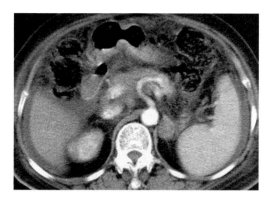

图 1 - 6 - 29　肾上腺转移瘤

原发灶为肺癌，照片显示左侧肾上腺结节样病灶，轻度不均匀强化，边界清晰。
照片另显示腹主动脉和腔静脉前方肿大淋巴结和腹水

本 章 小 结

　　通过本章的学习，我们了解了泌尿系结石、肾细胞癌、膀胱癌等常见疾病的影像学检查方法的优选原则，及其影像学表现。

　　在临床实际工作中，仍首选普通的 X 线摄片（KUB）检查初步排查泌尿系结石，大部分病例可发现尿路投影区的高密度结石影，其形态位置大多与相应部位的尿路形态位置相吻合，需要进一步明确诊断时则选择 B 超或 CT 检查，CT 检查对结石的检查率最为敏感，其表现与平片一致。

　　对于肾细胞癌，B 超和 CT 检查是目前最为常用的检查方法，这两种方法都易于发现肾实质内的实性肿块，CT 检查可显示肿块于皮质期和髓质期的动态强化特点和周围侵犯情况，有助于判断肿瘤的性质和分期。

　　膀胱癌的诊断和确诊主要依靠膀胱镜，但是 CT 和 MR 有助于发现膀胱腔内的肿块或膀胱壁增厚情况，及其肿块向周围的侵犯情况。

　　本章内容简短，但所介绍疾病为临床常见，应熟悉其影像学表现而能做出临床诊断。

复 习 题

　　1. 某男，43 岁，数日劳累后出现左侧腰部疼痛，伴有腹胀、恶心、呕吐半日，发现肉眼血尿 1 小时后就诊。对该患者应该如何申请哪些辅助检查项目？

　　2. 总结泌尿系结石在 X 线平片、尿路造影检查和 CT 包括 CTU 检查上的影像表现。

　　3. 肾细胞癌的 CT 和 MRI 检查表现。

　　4. 拟诊膀胱癌时，作为临床医师应如何采取的影像学检查步骤？叙述各种影像表现。

　　5. 肾癌和膀胱癌须与哪些疾病进行鉴别诊断？

参考文献

［1］ 金征宇．医学影像学．2 版．北京：人民卫生出版社，2010.

［2］ 吴恩惠．医学影像诊断学．北京：人民卫生出版社，2001.

［3］ 马大庆．影像诊断学．北京：北京大学医学出版社，2003.

［4］ 白人驹，张雪林，孟悛非，等．医学影像诊断学．3 版．北京：人民卫生出版社，2012.

［5］ 李果珍．临床 CT 诊断学．北京：中国科学技术出版社，1994.

［6］ 李松年．现代全身 CT 诊断学．北京：中国医药科技出版社，1999.

（徐霓霓）

第七章 | 生殖系统

学习目标

1. 了解生殖系统（genital organs）的影像学检查方法，了解常见生殖系统疾病的影像学检查方法选择。

2. 掌握常见疾病如前列腺增生、前列腺癌、子宫肌瘤、卵巢癌的影像学诊断。

核心概念

【前列腺增生】老年男性常见的良性前列腺肥大，常发生在前列腺移行区，来源于腺组织、结缔组织及平滑肌组织，形成混合性圆球状结节。压迫膀胱颈部或尿道，引起下尿路梗阻，并可合并尿路感染、膀胱结石、以至肾功能损害，引起临床症状。

【前列腺癌】老年男性常见的生殖系统恶性肿瘤，好发于前列腺周围带的前列腺腺泡或导管上皮，95% 为腺癌，其临床症状与前列腺增生相似。

【子宫肌瘤】最常见的子宫良性肿瘤，多发生于 30～50 岁，其发病与雌激素水平有关，以子宫体最多见，瘤体主要由梭形平滑肌细胞和不同量纤维结缔组织所组成，其临床症状与肌瘤的部位、生长速度及肌瘤有无变性等关系密切。

【子宫颈癌】是最常见的妇科恶性肿瘤之一，好发于子宫颈鳞状上皮与柱状上皮移行区，以鳞癌多见，其次为腺癌。常见临床症状为自发性或接触性阴道出血，阴道分泌物增多。

【子宫内膜癌】又称子宫体癌，起源于子宫内膜腺体的恶性肿瘤，绝大多数为腺癌。为女性生殖器三大恶性肿瘤之一。分为局限型和弥漫型。与长期持续的雌激素刺激，肥胖，高血压，糖尿病，不孕或不育及绝经等体质因素及遗传因素有关。

【卵巢囊肿】是发生于卵巢的一组组织学表现相似的薄壁囊性病变，与卵巢功能密切相关，临床上往往能自行消退。分为单纯性囊肿、滤泡囊肿、黄体囊肿、巧克力囊肿等。常无症状，也可使月经周期紊乱。各种年龄均可患病，但以 20～50 岁最多见。

【卵巢癌】是女性生殖器官常见的恶性肿瘤，发病率仅次于子宫颈癌和子宫体癌而列居第三位，但因卵巢癌致死者，却占各类妇科肿瘤的首位。来源于上皮，以囊腺癌最多见，多由囊腺瘤恶变而来。浆液性囊腺癌较粘液性囊腺癌多见。卵巢癌易发生种植播散。卵巢癌的病因尚不清楚，其发病可能与年龄、生育、血型、精神因素及环境等有关。

| 引　　言 |

随着 B 超和 MR 新技术的不断发展，越来越多地应用于男性和女性生殖系统的检查，越来越多地取代了传统的 X 线检查方法。MR 成像无放射性损伤，软组织分辨率高，可多序列多平面成像，对盆腔深部组织显示清晰，不需注射对比剂即可显示血管结构。MR 成像在对盆腔正常结构的显示、肿瘤侵犯范围及分期方面优于其他检查方法，是超声检查的必要补充。但由于 X 平片和子宫输卵管检查简便易行和直观，仍为临床应用于一些检查目的。临床上应根据不同部位的器官、不同病理基础的病变和不同的临床需要选择合适的影像学方法。

第一节　生殖系统常用的影像学检查方法

一、男性生殖系统的影像学检查方法

男性生殖系统（male genital organs）（彩图 1 – 7 – 1）的影像学检查方法主要采用 USG、MRI、CT。

（一）CT 检查

1. 检查前准备

（1）肠道准备：检查前宜禁食水，提前 2 ~ 3 h 分次口服稀释对比剂（1% 泛影葡胺 1 000 mL），以识别盆腔内肠管。

（2）膀胱充盈准备。

2. 扫描技术和方法

扫描范围：自髂骨上缘至耻骨下缘。

窗宽 300 ~ 500 HU，窗位 30 ~ 50 HU。层厚 5 ~ 10 mm，必要时 3 ~ 5 mm。

平扫，必要时增强扫描。

3. CT 检查的目的

显示前列腺大小、形态及毗邻关系，可对前列腺增生肥大和前列腺癌（prostatic carcinoma）等作出较为准确的诊断，还可以通过观察肿瘤有无被膜外侵、淋巴结转移、骨转移，以协助肿瘤分期。但对判断早期前列腺癌有其局限性。

（二）MRI 检查

1. 检查前准备　膀胱适度充盈。检查前可口服稀释对比剂充盈肠道，或注射平滑肌松弛剂减少肠道蠕动。

2. 线圈　一般应用体部表面线圈，应用直肠内表面线圈可明显提高前列腺检查图像质量。

3. 检查序列　常规应用轴位 SE 或 FSE 序列 T_1WI 和 T_2WI 检查，必要时结合冠状位和矢状位。

4. 层厚一般 3 ~ 5 mm，间隔 0. 5 ~ 1 mm。

5. 增强检查　较少应用，可用于前列腺病变的灌注和多期动态增强检查。

6. 弥散加权成像　通常采用 SE – EPI 或 GRE – EPI 序列，常用于前列腺病变的检查，对于前列腺癌和前列腺良性增生的鉴别具有一定价值。

7. 磁共振波谱检查　常用以检查正常前列腺及其病变组织的代谢产物（包括肌酐、胆碱及枸橼酸盐），具有很高的敏感性和特异性。

二、女性生殖系统的常规影像学检查方法

女性生殖系统（female genital organs）（彩图 1 – 7 – 2）首选检查方法是 USG，出于一定的诊断目的需求，目前常用的传统 X 线检查方法包括：腹部平片，子宫输卵管造影（hysterosalpingography）等。判断有无结石、钙化、梗阻、先天变异畸形等。

（一）腹部平片

主要用于观察节育器，还可提供女性生殖系统投影区有无异常钙化斑情况。正常节育器位置为耻骨联合上方 2 ~ 6 cm，左右距中线约 3 cm 处。

（二）子宫输卵管造影

1. 方法　通过插管经宫颈口至子宫腔内，注入对比剂后摄片，以显示子宫腔和输卵管管腔，并观察对比剂是否经过输卵管伞端弥散至盆腔内及其弥散速度，以判断输卵管是否通畅。

2. 检查目的　主要用于检查各种先天性发育异常或输卵管梗阻，以协助判断不孕症病因。

该检查方法为有创性，但同时也具有分离粘连的扩管治疗作用。

（三）CT 检查

1. 检查前准备　与男性盆腔检查类同。为易于观察子宫颈和阴道分界，可在已婚妇女阴道内放置阴道塞，使阴道膨胀从而突出宫颈。

2. 扫描技术和方法　与男性盆腔检查类同。

3. 检查目的　观察子宫（uterus）及其附件区，发现病变，协助定性和定位诊断。还可以通过观察肿瘤有无周围侵犯和转移，以协助肿瘤分期。正常卵巢和输卵管均不能显示。

（四）MRI 检查

1. 检查前准备　膀胱适度充盈。带有金属避孕环的患者取环后方可行 MRI 检查。

2. 检查序列　常规应用 SE 或 FSE 序列 T_1WI 和 T_2WI 检查，可加用脂肪抑制技术。轴位或矢状位检查显示较好，冠状位作为补充；必要时可加做沿子宫长轴的斜冠状位或沿子宫短轴的轴位成像。

3. 层厚一般 5 ~ 6 mm，间隔 1 mm。

4. 必要时可进行对比增强检查。

第二节   生殖系统的正常影像表现

一、男性生殖系统的正常 CT 表现

1. 前列腺（prostate）（图 1 - 7 - 1）

（1）位置：耻骨联合下缘以下，紧邻膀胱下缘，两侧为肛提肌，后方以直肠膀胱筋膜与直肠相隔。

（2）大小：前列腺上下径、左右横径、前后径的正常平均值，年轻人分别约为 3.0 cm、3.1 cm、2.3 cm，老年人分别约为 5.0 cm、4.8 cm、4.3 cm。

（3）密度：均匀软组织密度，老年人常见钙化斑。

（4）形态轮廓：类圆形、横椭圆形，左右对称，边缘光整。

2. 精囊（seminal vesicles）（图 1 - 7 - 2）

（1）位置：位于膀胱后方，前列腺上后方，与膀胱和前列腺相邻。

（2）形态和密度：呈"八"字形，可见小分叶状腺叶，边界清晰，密度均匀。

（3）精囊角（seminal vesicles angles）：两侧精囊与膀胱壁之间的夹角，为清晰的锐角。

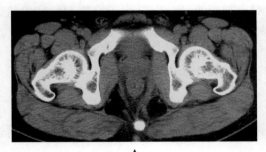

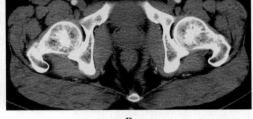

A   B

图 1 - 7 - 1   正常前列腺

A. CT 平扫示前列腺呈横椭圆形软组织密度影，边缘清晰光整，左右对称，密度均匀；B. CT 增强扫描示前列腺轻度强化

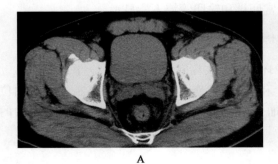
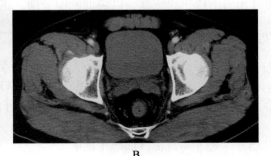

A   B

图 1 - 7 - 2   正常精囊腺

A. CT 平扫示两侧精囊呈"八"字形位于膀胱后方、直肠前方，精囊角锐利；B. CT 增强扫描示两侧精囊轻度强化

二、男性生殖系统的正常 MRI 表现

1. 前列腺 前列腺为倒锥形结构，可分为前纤维肌基质、中央腺体和周围腺体。MR 图像上，可分为移行带（中央腺体）、中央带和边缘带（周围腺体）。

正常前列腺于 T_1WI 上呈均匀的稍低信号，不能分辨各层组织结构，各解剖带在 T_2WI 呈不同信号强度。尿道前列腺部位于前列腺前部，呈圆形高信号，周围环绕的低信号带为前列腺前区，其内的中央带和移行带均呈低信号；前纤维肌基质于 T_2WI 上也呈低信号，位于前列腺最前部。边缘带呈两侧对称的高信号新月形，位于前列腺后外侧（图 1 - 7 - 3）。

磁共振波谱检查：正常前列腺含有较高水平的枸橼酸盐，尤以边缘带明显，较中心带和移行带更高。

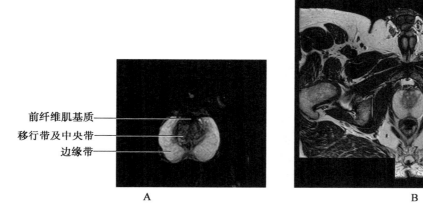

前纤维肌基质

移行带及中央带

边缘带

A

B

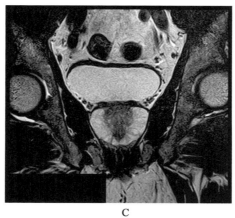

C

图 1 - 7 - 3　正常前列腺 MRI 表现
A. 轴位压脂 T_1WI；B. 轴位 T_2WI；C. 冠状位 T_2WI

2. 精囊腺 精囊腺位于前列腺上方，膀胱底和直肠之间。横断面呈对称性卵圆形位于膀胱后部两侧，仰卧位时与膀胱后下壁间隙形成膀胱精囊角，30°左右。T_1WI 上呈低信号，T_2WI 上呈"铺路石"样高信号，壁为低信号。

三、女性生殖系统的正常影像表现

（一）子宫输卵管造影

1. 子宫腔　呈倒三角形，上边为子宫底；两侧角为子宫角，与输卵管相连；子宫腔下端与子宫颈管相连，宫腔光滑。

子宫颈管呈长柱状，边缘呈羽毛状。

2. 输卵管　自两侧子宫角向外并稍向下走行，呈迂曲柔软线条状，近段细而直，为峡部；远端较粗大，为壶腹部；壶腹部末端呈漏斗状扩大，为伞端（图1-7-4）。

3. 腹膜涂抹征　对比剂经输卵管伞端弥散至盆腔内，呈多发线条状、条片状高密度影，提示输卵管通畅（图1-7-5）。

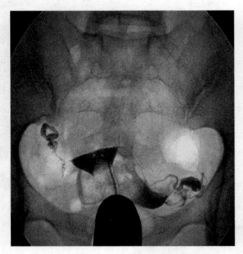
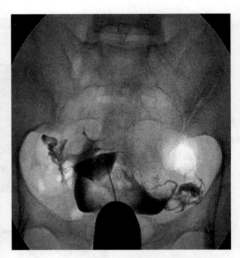

图1-7-4　正常子宫输卵管，　　　图1-7-5　正常子宫输卵管造影腹膜
子宫输卵管造影片　　　　　　涂抹征，子宫周围条片状高密度影

（二）CT表现

1. 子宫（图1-7-6）

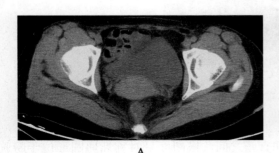
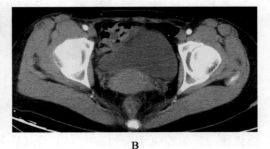

A　　　　　　　　　　　　　　　　　B

图1-7-6　正常子宫

A. CT平扫示子宫位于膀胱后方和直肠前方，呈横椭圆形软组织密度影，密度均匀，边界光整；B. CT增强扫描示子宫中度增强

（1）位置：膀胱和直肠之间。

（2）形态：宫底呈三角形、宫体呈横椭圆形、宫颈呈横置梭形的软组织密度影，边缘光滑清晰。

（3）大小：成人子宫自宫颈至宫底上下径 7~8 cm，左右径 4~5 cm，前后径 2~3 cm。产后子宫可略大，绝经后子宫萎缩变小。

（4）密度：密度均匀，中央可见较小类圆形或 T 形低密度区，为宫腔。

2. 子宫附件　正常卵巢和输卵管均不易显示，卵巢内有较大卵泡时常可显示囊样低密度影。

（三）MRI 表现

MRI 具有良好的软组织对比度，可以很好的显示盆腔的组织解剖结构。宫颈通常显示为低信号。T_2WI 上，子宫体的各层可以很清楚的辨别。子宫内膜层呈线状高信号，子宫肌内层为低信号，子宫肌外层为中等信号。卵巢表现为中等信号，T_2WI 上常可见内包含多个高信号卵泡影。子宫阔韧带也可以被很清楚的显示（图 1-7-7）。

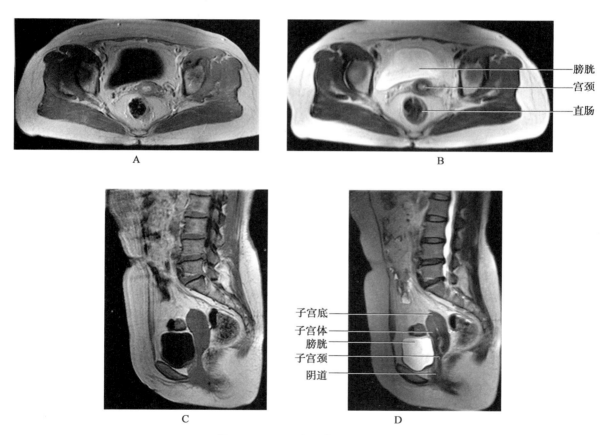

图 1-7-7　正常子宫 MRI 表现

A. 轴位 T_1WI；B. 轴位 T_2WI；C. 矢状位 T_1WI；D. 矢状位 T_2WI

第三节 生殖系统基本病变的影像表现

一、子宫输尿管造影的异常表现

1. 宫腔异常 宫腔大小和/或形态异常，但边缘光整，常见于各种类型子宫先天性发育异常，如双子宫，单颈子宫，单颈羊角子宫等。

宫腔不规则变形且边缘不整，常见于炎性病变或肿瘤。

2. 输尿管异常 输尿管僵硬、狭窄、不通或扩张等，常见于结核或炎症。

二、男性盆腔的 CT 检查异常表现

1. 前列腺

（1）前列腺增大（prostatic enlargement）：前列腺横径超过 5 cm 或者向上超过耻骨联合 2 cm 以上提示前列腺增大；对称性增大，常见于良性前列腺增生（benign prostatic hyperplasia，BPH），不对称性增大或分叶状肿块，常见于前列腺癌。

（2）前列腺内密度异常：低密度影常见于囊肿、肿瘤坏死或脓肿，高密度影常见为钙化斑。

2. 精囊腺

（1）精囊腺增大，对称性增大常见于液体潴留，不对称性增大或形成肿块常见于囊肿、脓肿或肿瘤等。

（2）精囊角变钝或消失，常提示前列腺癌或膀胱癌侵犯精囊。

（3）精囊内液性低密度灶，常见于精囊囊肿或脓肿（cyst or abscess of seminal vesicles），精囊内不均匀软组织密度灶并有造影剂增强，常见于精囊腺肿瘤。

三、女性盆腔的 CT 检查异常表现

1. 子宫（图 1 - 7 - 8，图 1 - 7 - 9）

（1）大小异常：子宫增大常见于子宫肌瘤（uterine leiomyoma）和/或子宫内膜癌（endometrial carcinoma），宫颈增大常见于子宫颈癌，子宫小常见于发育不良或老年萎缩。

（2）形态异常：局部隆突或分叶状改变常见于肿瘤。

（3）密度异常：子宫肿瘤瘤体常为等密度、稍低密度或稍高密度，不规则低密度区常见为肿瘤内的变性或坏死。

2. 盆腔肿块

（1）盆腔肿块常来源于卵巢，可为炎性、囊肿、或肿瘤。

（2）盆腔囊样液性低密度灶：单房或多房，壁薄而均匀，可轻度强化，常见于卵巢囊肿（ovarian cyst）或卵巢囊腺瘤。

（3）盆腔混杂密度肿块：囊实性肿块不均匀增强，常见于卵巢囊腺癌；混杂密度肿块内含有脂

肪成分和钙化成分，提示为卵巢畸胎瘤。

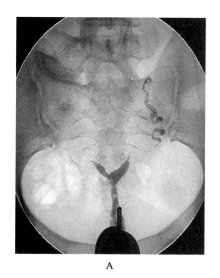 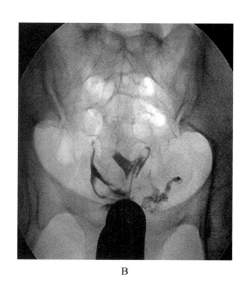

A　　　　　　　　　　　　　　　　　　B

图 1 - 7 - 8　子宫先天发育异常

A. 单颈羊角子宫，子宫底向下凹陷，两侧子宫角延长；左侧输卵管上举、走形迂曲；右侧输卵管远端未见显示；
B. 鞍形子宫，子宫输卵管造影显示子宫呈马鞍形，可见腹膜涂抹征，两侧输卵管通畅

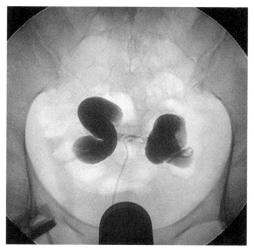

图 1 - 7 - 9　两侧输卵管扩张

子宫输卵管造影显示两侧输卵管囊柱状扩张，远端不通畅

第四节 男性生殖系统常见疾病

一、前列腺增生

（一）概述

前列腺增生（prostatic hypertrophy）常又称良性前列腺肥大，常发生在移行区，基质增生是其主要病理特征，增生结节挤压其余腺体形成假包膜。

（二）临床表现

夜尿次数增多、尿频、排尿困难。前列腺增生可引起下尿路梗阻。合并尿路感染、膀胱结石、肾功能损害时，出现与之相应的临床症状。

（三）影像学检查方法选择

首选经直肠超声检查（TRUS），需要进一步鉴别诊断，或者前列腺很大而超声检查受限时，选用MRI检查。

（四）影像表现

1. CT表现（图1-7-10）
（1）前列腺增大呈圆形、对称，边缘锐利。
（2）增强扫描呈不均匀斑状强化。

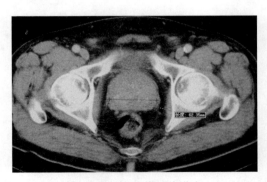

图1-7-10 前列腺增生
CT平扫示前列腺左右横径62.35 mm，左右对称，腺体内可见点状钙化斑

2. MRI表现
（1）T_1WI为均一稍低信号；T_2WI上边缘带仍有高信号，并明显受压变薄，移行区和中央区为高低相间混杂信号。
（2）以间质组织为主的增生结节T_2WI呈不规则低信号。

（3）以腺体为主的增生结节 T_2WI 呈高信号；周围可见环形低信号带，代表假包膜（图 1 – 7 – 11）；
（4）增强扫描：增生结节呈不均匀明显强化。

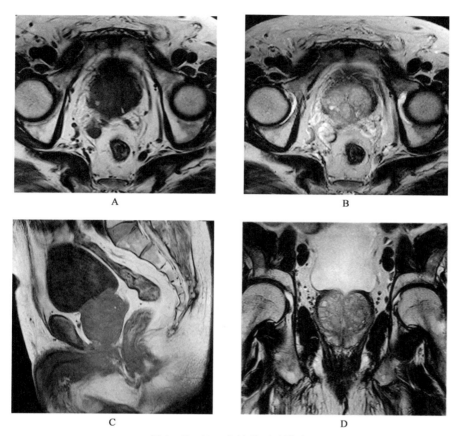

图 1 – 7 – 11　良性前列腺增生

A. 轴位 T_1WI 示前列腺体积增大，形态失常；B. 轴位 T_2WI 示前列腺中央带呈对称性增大，其内可见多发结节状高信号影；
C. 矢状位 T_1WI 示前列腺增大并向膀胱内突入；D. 冠状位 T_2WI 示前列腺中央带多发结节影，信号不均

（五）鉴别诊断

须与尿道狭窄、前列腺癌、神经源性膀胱功能障碍鉴别诊断。

二、前 列 腺 癌

（一）概述

常见于老年男性。前列腺癌（prostatic carcinoma）源于前列腺腺泡或导管上皮，好发于前列腺周围带，后叶、前叶、侧叶分别占 75%、15% 和 10%，多发病灶占 85%。95% 为腺癌，偶见鳞状或移行细胞癌。

（二）临床表现

夜尿增多、尿频、尿线变细尿程延长、排尿困难、尿痛及尿潴留且进行性加重。有时仅表现为骨

转移的症状。

（三）影像学检查方法选择

首选经直肠超声检查（TRUS）加上 MRI 检查（主要是 T_2WI）。TRUS 加上超声引导下穿刺活检是目前最佳的早期诊断方法。

（四）影像表现

1. CT 表现

（1）前列腺不对称性增大，或局部结节状突起，或前列腺一侧肿块影。

（2）周围侵犯：前列腺周围及直肠周围脂肪层消失、密度增高提示肿瘤外侵。膀胱精囊角变钝或闭塞提示肿瘤侵及精囊腺。膀胱壁局部增厚且不规则提示肿瘤侵及膀胱。

（3）淋巴途径转移至髂外、髂内、骶岬前淋巴结等。

（4）易发生骨转移，以腰椎、骨盆多见。混合型或成骨型骨转移。

2. MRI 表现

（1）前列腺非对称性增大，呈分叶状改变（图 1 - 7 - 12）。

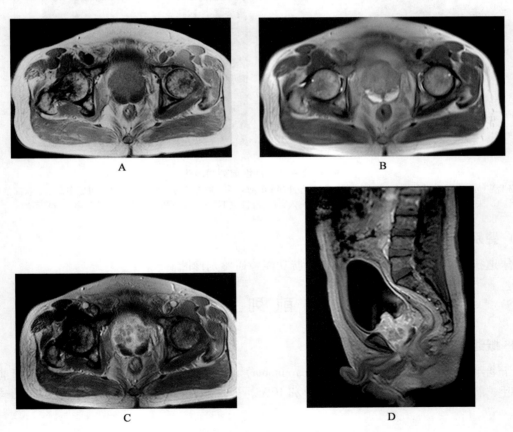

A   B

C   D

图 1 - 7 - 12　前列腺癌

A. 轴位 T_1WI 示前列腺体积不规则增大；B. 轴位 T_2WI 示前列腺呈分叶状，包膜不完整，其内结构显示不清，信号不均；C. 轴位增强扫描示前列腺呈明显不均匀强化；D. 矢状位增强扫描示前列腺向膀胱内突入，明显不均匀强化

（2）内部信号不均，T_2WI 上表现为前列腺边缘带的正常高信号区内出现低信号结节。

（3）早期前列腺包膜完整，晚期肿瘤突破包膜可见包膜信号不连续或不完整；前列腺边缘不规则呈毛刺状，轮廓成角状改变。

（4）神经血管丛不对称提示邻近神经血管结构受累。

（5）膀胱受累时可见膀胱壁不规则增厚；直肠受累时可见前列腺直肠间隙脂肪层消失；精囊腺受侵时可见膀胱精囊角消失，精囊腺可见局限性 T_2WI 低信号区。

（6）^1H 磁共振波谱检查：枸橼酸盐水平明显降低，甚至检测不到；胆碱水平升高，胆碱/枸橼酸盐和肌酸/枸橼酸盐比值升高。

（五）鉴别诊断

前列腺癌须与前列腺增生、前列腺炎鉴别诊断（表1-7-1）。

表1-7-1　前列腺增生与前列腺癌的 CT 鉴别

鉴别点	前列腺增生	前列腺癌
病变好发部位	移行带	周围带
前列腺形态	规整、呈对称性增大	不规整、左右不对称性增大
前列腺包膜	完整	模糊或中断
周围侵犯	无	可有
淋巴结肿大、骨转移	无	可有

第五节　女性生殖系统常见疾病

一、子宫肌瘤

（一）概述

是最常见的子宫良性肿瘤，多发生于 30 ~ 50 岁，以子宫体最多见。分为三种：肌壁间肌瘤、浆膜下肌瘤、黏膜下肌瘤。肌壁间肌瘤最为常见，各种类型的肌瘤可混合发生在同一子宫中。肿瘤组织坚实致密，表面光滑，周围的子宫肌纤维可受压形成假包膜。

（二）临床表现

与肌瘤的部位、生长速度及肌瘤有无变性等关系密切。常见的症状为月经量过多、白带过多，也可出现阴道出血、腹部肿块、不孕、腹痛及便秘等压迫症状。

（三）影像学检查方法选择

首选超声检查。MRI 能发现直径仅 0.3 cm 的小肌瘤，准确诊断肌瘤大小、数目、部位以及各种继发变性，适用于较复杂的病例及鉴别诊断。

（四）影像表现

1. CT 表现（图 1 - 7 - 13）

（1）子宫均匀或分叶状增大，轮廓呈波浪状。

（2）平扫：子宫肌瘤与肌层均呈均匀或不均匀的等密度，有时可见肿瘤内的钙化。

（3）增强扫描：子宫肌瘤与肌层呈明显均匀强化。伴有变性时，多数肌瘤低于子宫肌层密度。

（4）动态增强扫描：肉瘤变在早期有明显强化。

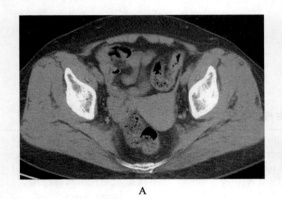 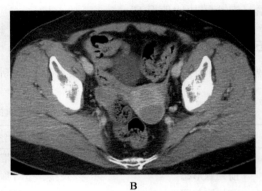

A   B

图 1 - 7 - 13　子宫肌瘤

A. CT 平扫可见子宫体后部膨隆，肌瘤与子宫实体分界不清；

B. CT 增强扫描示子宫实体较子宫肌瘤强化明显，肌瘤呈相对类圆形低密度影，边界清晰，密度均匀

2. MRI 表现

（1）对肌瘤检出敏感性高，能发现小至 3 mm 的肌瘤；体积较大的病灶可导致子宫轮廓变形。

（2）T_2WI 上与正常子宫肌层相比呈低信号，T_1WI 上呈等信号。

（3）不典型病灶可于 T_2WI 上呈高信号，可能与黏膜退变或囊性变相关；肌瘤出现坏死或出血时可表现信号不均。

（4）增强扫描，病灶常呈不均一强化（1 - 7 - 14）。

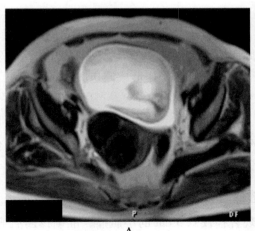

A

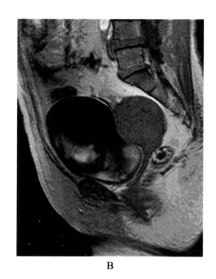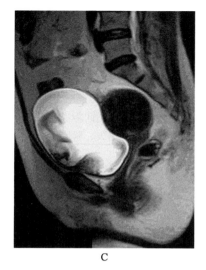

B   C

图 1 – 7 – 14 子宫肌瘤

A. 轴位 T_2WI 示子宫后壁浆膜下可见巨大类圆形低信号影，其内信号欠均；B. 矢状位 T_1WI 示
子宫后壁浆膜下病灶呈等信号；C. 矢状位 T_2WI 示病灶呈欠均匀低信号

二、子宫颈癌

（一）概述

　　子宫颈癌是最常见的妇科恶性肿瘤之一，最多发生于 55～65 岁左右。初次性交过早、性生活紊乱、过早妊娠等是主要的发病危险因素。性传播疾病中某些病毒感染与子宫颈癌的发病关系最密切。子宫颈癌好发于宫颈鳞状上皮与柱状上皮移行区，以鳞癌多见，其次为腺癌。MRI 早期即可发现病灶，对子宫颈癌诊断准确。MRI 的主要优势是有助于对肿瘤的浸润范围进行确定，明确分期，协助治疗计划的确定。

（二）临床表现

　　自发性或接触性阴道出血，阴道分泌物增多。

（三）影像学检查方法选择

　　首选经阴道超声检查。MRI 检查对各期子宫颈癌尤其是早期子宫颈癌的诊断、术前分期、治疗后随诊优于 B 超和 CT 检查。确诊主要依靠宫颈刮片细胞学检查。

（四）影像表现

1. CT 表现
（1）子宫颈癌分期与 CT 表现参见表 1 – 7 – 2。
（2）增强后肿块呈不规则强化。
（3）放疗后增强 CT 扫描表现为肿瘤缩小，宫颈周围组织及膀胱、直肠壁增厚。

表 1-7-2　子宫颈癌分期与 CT 表现

分期	CT 表现
Ⅰ期	宫颈增大，边缘光整。肿块呈软组织密度，有坏死时可见低密度。无宫旁肿块。CT 诊断可靠性低
Ⅱa 期	肿瘤诊断可靠性低
Ⅱb 期	宫旁软组织肿块，边缘模糊，与盆腔肌肉之间距离 >3 cm
Ⅲ期	宫旁软组织肿块与盆腔肌肉间距离 <3 cm。输尿管末端周围脂肪间隙不清，伴肾盂积水
Ⅳ期	膀胱或直肠旁脂肪间隙消失，膀胱或直肠壁不规则增厚或腔内肿块。腹盆腔可见肿大淋巴结。远处转移

2. MRI 表现

（1）肿瘤与正常的低信号宫颈基质相比呈高信号。

（2）根据国际妇产科联合会分期标准：

Ⅰa 期可能显示宫颈内体积小的强化病灶。

Ⅰb 期肿瘤局限于宫颈，周围可见线状宫颈基质低信号环绕。

Ⅱa 期肿瘤侵犯阴道上 2/3，可见低信号的阴道壁受累不连续。

Ⅱb 期肿瘤扩展至子宫旁组织。宫颈基质完全破坏，子宫旁脂肪不规则或其内带状异常信号。

Ⅲa 期：阴道下 1/3 受累。

Ⅲb 期：肿瘤扩散至盆腔软组织或扩张的尿道。

Ⅳ期：膀胱或直肠受累，膀胱壁或直肠壁低信号消失显示不清。

三、子宫内膜癌

（一）概述

子宫内膜癌又称子宫体癌，是女性生殖道常见三大恶性肿瘤之一。好发于 50～60 岁。分为局限型和弥漫型。弥漫型较为多见，肿瘤累及大部分或全部子宫内膜，病变的内膜明显增厚、粗糙不平，可不同程度的浸润子宫肌层。局限型多位于宫底及宫角，后壁多见，内膜呈息肉或结节状。腺癌占绝大多数。

（二）临床表现

子宫出血、阴道分泌物过多、下腹痛。

（三）影像学检查方法选择

首选经阴道超声检查（TVS），进一步选用 MRI。

（四）影像表现

1. CT 表现

（1）子宫不对称增大，宫腔扩张积液。

（2）肿瘤的强化程度低于正常肌层。

（3）宫外侵犯可表现为软组织肿块影。发生广泛盆腔内播散，盆腔内脂肪间隙消失，称为冰冻骨盆。

（4）腹盆腔淋巴结的转移。

2. MRI 表现

（1）MRI 表现可多样：早期见内膜结节状增厚，在 T_2WI 上呈高信号，但低于正常内膜信号。

（2）肿瘤侵犯肌层时 T_2WI 上肿块呈不均匀高信号，并使邻近正常低信号联合带中断。

（3）增强扫描肿块呈不均一强化，子宫肌层强化早于肿瘤，可评价肌层受累程度。

（4）晚期子宫不规则增大，宫腔积液。盆腔、腹膜后淋巴结肿大及骨盆转移（图 1 – 7 – 15）。

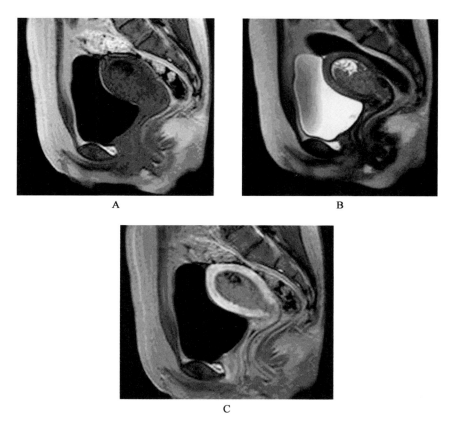

图 1 – 7 – 15　子宫内膜癌

A. 矢状位 T_1WI 示子宫增大；B. 矢状位 T_2WI 示宫腔内可见稍高信号不规则团块影，邻近联合带局部中断；

C. 矢状位增强扫描示病灶呈轻度欠均匀强化，子宫肌层明显强化

（五）鉴别诊断

子宫内膜癌须与子宫内膜不典型增生、子宫黏膜下骨瘤或内膜息肉鉴别诊断。

四、卵巢囊肿

（一）概述

卵巢囊肿是发生于卵巢的一组组织学表现相似的薄壁囊性病变，与卵巢功能密切相关，临床上往往能自行消退。有多种类型，包括单纯性囊肿、滤泡囊肿、黄体囊肿、巧克力囊肿等。

（二）临床表现

常无症状，也可使月经周期紊乱。

（三）影像学检查方法选择

首选超声，其次 MRI 和 CT。

（四）影像表现

1. CT 表现（图 1 − 7 − 16）

（1）单侧或双侧卵巢区圆形或卵圆形液样低密度影。

（2）无造影剂增强。

2. MRI 表现

（1）单侧或双侧卵巢圆形或类圆形病灶，边界清楚光滑。

（2）T_1WI 上可表现为低、中或高信号，T_2WI 上为高信号。

（3）MR 信号视囊内成分而有所变化，囊内出血或囊液蛋白含量高时可见 T_1WI 高信号。

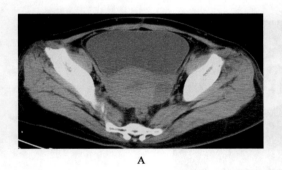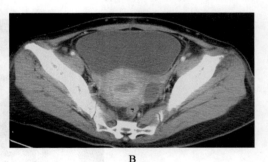

图 1 − 7 − 16 卵巢囊肿

A. CT 平扫示子宫左旁一卵圆形液性低密度影，密度均匀，边界清晰；B. CT 增强扫描示囊肿无强化

五、卵巢囊腺瘤

（一）概述

发病年龄大多在 20 ~ 50 岁。属于上皮性来源的卵巢良性肿瘤，包括浆液性囊腺瘤和黏液性囊腺瘤，浆液性囊腺瘤又分为单纯性囊腺瘤和乳头状囊腺瘤。

（二）临床表现

少数患者有腹部不适或隐痛、腹部包块、消化不良、月经紊乱等。

（三）影像学检查方法

选择首选超声检查，其次 CT，MRI 用于鉴别诊断。

（四）影像表现

CT 平扫卵巢区可见薄壁、外缘光滑的单房或多房囊性病变（图 1 – 7 – 17A）。浆液性囊腺瘤以单房多见，囊壁薄，内壁光滑。黏液性囊腺瘤常为多房性，体积较大，囊壁厚，囊内可见乳头，乳头可伴有沙砾样钙化。

CT 增强扫描囊壁、乳头明显强化（图 1 – 7 – 17B）。

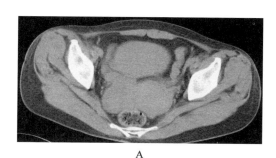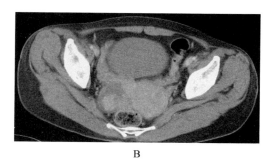

A　　　　　　　　　　　　　　　　　　　B

图 1 – 7 – 17　卵巢囊腺癌

A. CT 平扫示子宫右旁肿块影，密度欠均匀、其内可见低密度区；
B. CT 增强扫描示肿块软组织部分不均匀强化，低密度区无增强

六、卵　巢　癌

（一）概述

卵巢癌（ovarian carcinoma）是女性生殖器官常见的恶性肿瘤，来源于上皮，以囊腺癌最多见，多由囊腺瘤恶变而来。浆液性囊腺癌较粘液性囊腺癌多见。卵巢癌易发生种植播散。

（二）临床表现

早期无症状，确诊时常为晚期，可及盆腔肿块和腹水。

（三）影像学检查方法选择

首选超声检查，平扫及增强 CT 检查用于进行术前评估，MRI 用于鉴别诊断。

（四）影像表现

子宫附件区可见囊性、囊实性或实性肿块，类圆形，形态不规整，可与子宫分界不清。肿块在CT 上呈低密度、混杂密度或软组织密度。囊壁与间隔均增厚，有较多的乳头样或菜花样软组织密度结节，增强后明显强化。腹水，约 30% 患者可见。大网膜转移。腹腔播散。钙化转移，6% 的患者可见。CT 可见肝、脾边缘或肠管周围钙化斑，以及盆腔肿块内可见钙化灶。淋巴结转移，主要位于主动脉旁、髂内和髂外淋巴结。

卵巢囊腺癌与囊腺瘤的 CT 鉴别诊断参见表 1 – 7 – 3。

表 1 – 7 – 3　卵巢囊腺癌与囊腺瘤的鉴别

鉴别点	囊腺瘤	卵巢囊腺癌
肿块边缘	清晰，光滑	模糊，不规则
囊壁	薄，均匀光滑，有乳头状突起	厚，不规则，有较多乳头状突起或团块
CT 增强	囊壁、分隔与乳头状突起呈均匀轻度增强	囊壁与分隔明显增强，乳头状突起或团块不均匀增强
种植转移	无	有
淋巴结肿大	无	有
远处转移	无	有

本 章 小 结

本章简短介绍了生殖系统常用的 CT、MRI、子宫输卵管造影和平片等影像学检查方法，简短描述了前列腺增生、前列腺癌、子宫肌瘤、子宫颈癌、子宫内膜癌、卵巢囊肿、卵巢癌等常见疾病的影像学表现。

男性生殖系统中前列腺癌的鉴别诊断和早期诊断是临床常见诊断难点，积极的方法是 B 超引导下穿刺活检，及早诊治。MRI 有助于前列腺增生结节的发现、前列腺癌早期的诊断和对周围侵犯情况的了解。

女性生殖系统子宫和卵巢的检查，临床上常规依赖于 B 超检查和阴道检查，MRI 是其重要辅助，对于子宫肌瘤的定位和定性、子宫颈癌早期的诊断、卵巢囊肿和卵巢癌的定性诊断等具有优越性。

复 习 题

1. 某男，65 岁，夜尿增多数月就诊，对该患者应该考虑申请哪些辅助检查项目？
2. 前列腺增生和前列腺癌的影像学鉴别诊断。
3. 子宫肌瘤的 CT 和 MRI 检查表现。
4. 卵巢癌的 MRI 表现。
5. 了解子宫颈癌的 MRI 分期。

参 考 文 献

[1] 金征宇. 医学影像学. 2 版. 北京：人民卫生出版社，2010.

[2] 吴恩惠. 医学影像诊断学. 北京：人民卫生出版社，2001.

[3] 马大庆. 影像诊断学. 北京：北京大学医学出版社，2003.

[4] 白人驹，张雪林，孟悛非，等. 医学影像诊断学. 3 版. 北京：人民卫生出版社，2012.

[5] 李果珍. 临床CT诊断学. 北京：中国科学技术出版社，1994.

[6] 李松年. 现代全身CT诊断学. 北京：中国医药科技出版社，1999.

（沈　宓）

第八章 骨骼系统

| 学习目标 |

掌握骨骼系统正常影像表现及常见疾病的影像表现，了解骨骼系统常用的影像检查方法及优先选择原则。

| 核心概念 |

【骨质破坏】局部骨质为病理组织所取代而造成的骨组织的缺失。主要 X 线表现为局部骨质密度减低，骨小梁稀疏，正常骨结构消失。

【骨膜增生】又称骨膜反应，因骨膜受到刺激所产生的骨膜新生骨。主要 X 线表现是与骨皮质表面平行的线状、层状或花边状致密影。

【骨质坏死】骨组织局部代谢的停止，坏死的骨质称为死骨。X 线表现是骨质局限性密度增高，骨小梁增粗。

【骨肉瘤】骨肉瘤的特征性 X 线表现，骨破坏区和软组织肿块内的高密度影，可为云絮状、斑块状或针状。

| 引 言 |

骨骼系统的疾病种类多而复杂，本章主要介绍常见的损伤、感染及肿瘤等疾病。由于骨骼系统组织结构的特点使医学影像的各种成像检查方法都能不同程度反映相关疾病的病理变化，不同检查对不同病理变化的反映都有其特点，有优点也有不足，所以我们要掌握各种影像检查方法在不同疾病的表现，从而在实际工作中用最少的费用、最短的时间达到诊断及指导治疗的目的。

第一节   骨与关节的解剖及基本 X 线表现

一、骨与关节的解剖

（一）骨的形态

1. 长管状骨   呈长管状，两端较粗。四肢骨的大部分属于此类（如肱骨，股骨等）。
2. 短管状骨   较长管状骨短且直径较细。手足骨多属此类（如指骨、跖骨等）。
3. 扁骨   形态扁平。如颅骨、肩胛骨等。
4. 异形骨   形态不规则。如脊椎骨、腕骨等。

（二）骨的组织学结构

1. 层板骨（lamellar bone）   一岁以后全部骨均由层板骨组成。
（1）哈佛骨板（haversian lamellar）。
（2）骨间板（intermediate lamellar）。
（3）内、外环骨板（internal and external circumfereutial lamellar）。
2. 非层板骨（woven bone）   1 岁以前的婴儿或骨痂形成的初期及肿瘤性成骨。

（三）骨的结构（图 1 – 8 – 1）

1. 密质骨（compact bone）和松质骨（spongy bone）。
2. 骨膜（periosteum）和骨内膜（internal periosteum）。
3. 骨髓腔（medullary）。
4. 骨的血供   四个途径：①滋养动脉；②骨骺动脉；③干骺动脉；④骨膜动脉。

（四）骨的生理

1. 骨组织的成分
（1）骨的细胞成分：成骨细胞（osteoblast）、骨细胞（osteocyte）和破骨细（osteoteoclast）。
（2）细胞间质：胶原纤维和基质。
2. 成骨和破骨活动
（1）成骨活动：骨基质的形成和骨盐沉积的过程，成骨细胞起主要作用。
（2）破骨活动：骨质（骨基质和骨盐）

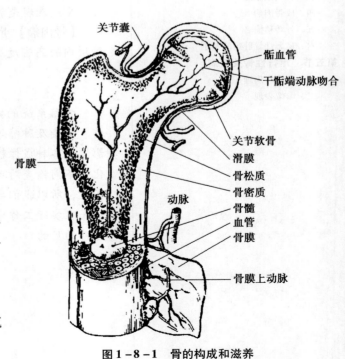

图 1 – 8 – 1   骨的构成和滋养

关节囊
骺血管
干骺端动脉吻合
关节软骨
滑膜
骨松质
骨密质
骨髓
血管
骨膜
骨膜上动脉
骨膜
动脉

吸收和消失的过程，破骨细胞活动的结果。

通常，在生长发育阶段成骨占优势；在成年期，成骨和破骨活动相对平衡；而在老年期，破骨活动占优势。

3. 钙与磷的代谢 两者都来源于食物（经小肠吸收），主要以结晶的骨盐形式存在于骨和牙中，少部分以有机结合或离子的形式存在于体液和软组织中。正常情况下，这三种形式保持动态平衡。

4. 骨的发育

（1）膜化骨：颅盖诸骨、面骨及锁骨、下颌骨的一部分。

（2）软骨内化骨：颅底、躯干及四肢骨。

（五）关节的解剖（图 1 - 8 - 2）

1. 间接连接（滑膜关节）

（1）关节软骨（joint cartilage）：关节面覆盖着透明软骨，关节盂唇为纤维软骨；是骨骼活动和力的承受部位，缓冲受力以保护软骨下的骨质；软骨无直接血供，无再生能力。

（2）关节囊（joint capsule）：外层是纤维层，加强关节的稳定性。内层是滑膜层，分泌滑液润滑关节和营养关节软骨。

（3）关节腔（joint cavity）：是关节骨端和滑膜所包围的潜在间隙，内有少量滑液。

（4）滑液囊（bursa）：肌腱与骨面相接触之处往往有滑液囊以减少摩擦，结构与关节囊相似，内含有滑液。

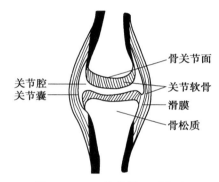

图 1 - 8 - 2 关节的 X 线解剖

2. 直接连接

（1）纤维连接：两骨相对面之间借结缔组织相连。

（2）软骨连接：两骨之间借透明软骨或纤维软骨结合。

（3）骨性结合：两骨之间以骨相连。

二、骨与关节的正常 X 线解剖

1. 成人管状骨的 X 线解剖

（1）骨干：① 骨膜：X 线片上不显影；② 骨皮质：密质骨，在骨干中段最厚，在 X 线片上显示密度较高；③ 骨松质：由骨小梁及其间的骨髓构成，在 X 线片上显示为网格样骨纹理，密度低于骨皮质；④ 骨髓腔：常因骨皮质及骨小梁的遮盖而显示不清。

（2）骨端：横径大于骨干，骨皮质一般较菲薄。

2. 关节的 X 线解剖

（1）关节间隙（joint space）：两个相对骨端的骨性关节面之间的透亮间隙。

（2）骨性关节面（bony articular surface）：X 线片上为边缘锐利光滑的线样致密影。

（3）关节囊：X 线片上不显影。

（4）韧带（ligament）：可在脂肪组织的对比下被显示。

（5）关节内、外脂肪层。

3. 儿童骨关节的 X 线解剖特点

（1）骨骺：位于长骨骨端或某些突出部位，初期为一个或多个小点状骨化影，逐渐增大形成骨松质，最后与骨干愈合。

（2）干骺端：骨干两端增宽部称为干骺端。

（3）骨骺板（epiphyseal piate）和骨骺线（epiphyseal line）：是干骺端和继发骨化中心之间的软骨投影。

（4）关节间隙：较成人的宽。

三、骨与关节的异常 X 线表现

（一）骨骼基本病变的 X 线表现

1. 骨质疏松（osteoporosis）单位体积内骨组织的含量减少（有机成分和无机成分都减少，但比例仍正常）。主要 X 线表现是骨质密度减低：骨小梁变细、数量减少、间隙增宽，骨皮质变薄和出现分层现象。

2. 骨质软化（osteomalacia）单位体积内骨组织有机成分正常而钙化不足（骨内钙盐含量减低），骨质变软。主要 X 线表现与骨质疏松相似，如骨密度减低、骨皮质变薄和骨小梁减少变细等；不同的是骨小梁和骨皮质含大量未钙化的骨样组织而边缘模糊。有时可见假骨折线（looser zone）。

3. 骨质破坏（bone destruction）局部骨质为病理组织所取代而造成的骨组织的缺失。主要 X 线表现（图 1 - 8 - 3）：① 局部骨质密度减低；② 骨小梁稀疏；③ 正常骨结构消失。

4. 骨质增生硬化（hyperostosis/osteosclerosis）单位体积内骨量的增多。主要 X 线表现：骨质密度增高，骨小梁增粗、增多、密集，骨皮质增厚。

5. 骨膜增生（periosteal proliferation）又称骨膜反应（periosteal reaction）因骨膜受到刺激所产生的骨膜新生骨。主要 X 线表现：与骨皮质表面平行的线状、层状或花边状致密影，如引起骨膜反应的病变进展，已形成的骨膜新生骨可重新被破坏，破坏区两端的残留骨膜反应呈三角形或袖口状，称为 Codman 三角。

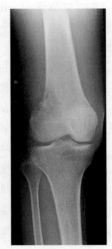

图 1 - 8 - 3   骨质破坏

6. 软骨钙化（chondral calcification）肿瘤软骨钙化是病理性的钙化，X 线表现为大小不同的环形或半环形高密度影，钙化可融合成片状而呈现蜂窝状影。

7. 骨质坏死（osteonecrosis）骨组织局部代谢的停止，坏死的骨质称为死骨。死骨的 X 线表现是：骨质局限性密度增高，骨小梁增粗，骨髓腔内也有新骨形成，或坏死的骨质被压缩。

8. 骨内矿物质沉积   生长期主要沉积在生长较快的干骺端。X 线表现为干骺端多条横行的相互平行且厚薄不一的致密带（于成年则一般不易显示）。

9. 骨骼变形（bone deformity）多与骨骼的大小改变并存，可累及一骨、多骨或全身骨骼。

（二）关节基本病变的 X 线表现

1. 关节肿胀（swelling of joint）X 线表现是周围软组织影膨隆，脂肪垫和肌肉间脂肪层移位变形或模糊消失，整个关节区密度增高；大量关节积液可见关节间隙增宽。

2. 关节破坏（destruction of joint） 关节软骨及其下方的骨质为病理组织所侵犯、代替所致。X 线表现：① 关节间隙狭窄（破坏只累及关节软骨）；② 关节面骨质破坏和缺损。

3. 关节退行性变（degeneration of joint） ①早期：骨性关节面模糊、中断和部分消失；②中晚期：关节间隙狭窄，骨性关节面增厚、不光滑，关节面下骨质增生致密并可出现囊变区，关节面边缘骨赘形成。

4. 关节强直（ankylosis of joint） ①骨性强直：关节间隙明显变窄或消失，骨小梁通过关节连接两侧骨端；②纤维性强直：仍可见狭窄的关节间隙，无骨小梁贯穿。

5. 关节脱位 两个骨端正常相对位置的改变或距离的增宽。包括全脱位和半脱位。

第二节 骨与关节创伤

一、骨　折

骨折（fracture） 骨的连续性中断，包括骨小梁和（或）骨皮质的断裂。

（一）创伤性骨折

创伤性骨折（traumatic fracture） 是指直接或间接暴力引起正常骨的骨折（最常见），其分类见图 1 - 8 - 4。X 线诊断主要根据骨折线和骨折断端移位或断段成角。

1. X 线表现

（1）完全骨折（complete fracture）：骨的完全性中断，成人多见。

（2）不完全骨折（incomplete fracture）：仅有部分骨皮质、骨小梁断裂时。

（3）骨折线的形态：横形骨折、斜形骨折和螺旋形骨折等。

（4）粉碎性骨折（fragmental fracture）：骨折断裂 3 块以上者。

（5）压缩骨折（compression fracture）：椎体骨折常表现为楔形。

（6）儿童青枝骨折（greenstick fracture）：儿童骨内钙盐沉积较少而柔韧性较大，受外力后仅表现为骨皮质皱褶、凹陷或隆起而不见骨折线，好像嫩枝折曲后的表现。

（7）骨折断端移位：以骨折近侧断段为标准描述远侧段向何方移位。① 横向移位；② 断端嵌

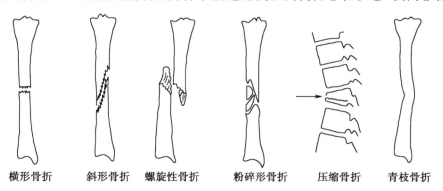

| 横形骨折 | 斜形骨折 | 螺旋性骨折 | 粉碎形骨折 | 压缩骨折 | 青枝骨折 |

图 1 - 8 - 4　骨折的类型

入；③ 重叠移位；④ 分离移位；⑤ 成角；⑥ 旋转移位。

2. CT 表现

（1）X 线平片的重要补充，可发现平片上不易发现的隐匿骨折（occult fracture）。

（2）更精确显示结构复杂和有骨性重叠部位的骨折。

（3）三维重建可以更好更全面地观察骨折的整体情况。

（4）当骨折线与 CT 扫描平面平行时，可能漏掉骨折。

3. MRI 表现

（1）比 CT 更敏感地发现隐匿骨折和骨挫伤。

（2）更清晰地显示软组织及脊髓的损伤。

（3）显示有结构重叠部位骨折的关系不如 CT。

（二）骨骺损伤

骨骺损伤（epiphyseal injury）是骨干、骺愈合前骨骺部发生的创伤。

1. X 线表现

（1）骨骺移位。

（2）骺板增宽。

（3）临时钙化带变模糊或消失。

（4）不能显示无移位的骨折。

2. CT 可显示平片上有其他结构重叠的骨折移位情况。

3. MRI 表现

（1）可以直接显示软骨、软组织和骨成分。

（2）T_2WI 显示骺板较好。

（3）T_2WI 上骺板为高信号，急性断裂处为局灶线性低信号。

（三）疲劳骨折

1. 疲劳骨折（fatigue fracture）指长期、反复的外力集中作用于骨的某一部位，可发生慢性骨折，有时骨痂已形成，也称应力骨折（stress fracture）。

2. 好发于跖骨和胫、腓骨。

3. 骨折线的特点是横形的，周围有明显不规则硬化。

4. 有时需与恶性骨肿瘤鉴别。

（四）病理性骨折

1. 病理性骨折（pathological fracture）是指骨折前已存在骨的病变使其强度下降，轻微的外力也可引起骨折。（如肿瘤、肿瘤样病变、炎性病变、骨质疏松、骨质软化和骨发育障碍等）

2. 除了有骨折的征象外还呈现原有病变的特点。

3. CT、MRI 显示骨质破坏及骨髓的病理改变较敏感。

（五）常见的几种骨折

1. 肱骨外科颈骨折 骨折部位发生在解剖颈下 2~3 cm，常合并大结节撕脱骨折。

2. 肱骨髁上骨折 常见于 3～10 岁的儿童，分为① 伸直型：远侧断段向背侧倾斜，此型多见；② 屈曲型：远侧断段向掌侧倾斜。

3. 柯莱斯骨折（Colles fracture）桡骨远端，距离关节面 2.5 cm 以内的骨折（图 1 - 8 - 5）。远侧断段常向背侧移位和向掌侧成角，手呈银叉状畸形。常合并尺骨茎突骨折。

4. 股骨颈骨折 易损伤股骨头的供血血管，愈合缓慢，易并发股骨头缺血性坏死（图 1 - 8 - 6）。

（1）嵌入型：断端骨小梁相互嵌插，X 线上不易显示骨折线而容易漏诊。

（2）错位型：断端错位，较常见。

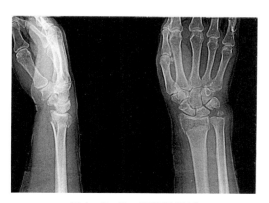

图 1 - 8 - 5 柯莱斯骨折

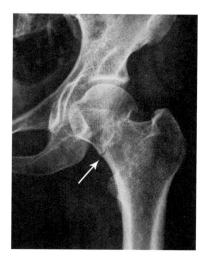

图 1 - 8 - 6 股骨颈骨折

5. 胫骨中下 1/3 处骨折 远侧断段的滋养动脉中断，容易延迟愈合或不愈合。

6. 脊柱骨折

（1）压缩或楔形骨折（compression or wedge fracture）：胸腰椎常见，X 线表现为椎体前侧上部终板塌陷，皮质断裂，而后柱正常，椎体呈楔形（图 1 - 8 - 7）。

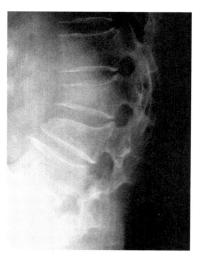

图 1 - 8 - 7 椎体压缩骨折

（2）爆裂骨折（burst fracture）：椎体轴向压缩，上和（或）下部终板粉碎性骨折，常有骨碎片突入椎管压迫脊髓。CT 显示爆裂骨折最佳。

二、关节创伤

（一）关节脱位

关节脱位（dislocation of joint）是关节组成诸骨之间正常解剖关系的异常改变。肘关节脱位发生率最高。

1. 完全性脱位　X 线表现为关节组成诸骨的关节面对应关系完全脱离或分离（图 1 - 8 - 8）。

2. 半脱位　X 线表现为关节间隙失去正常均匀的弧度，而分离移位，宽窄不均。

（二）关节周围软组织损伤

关节周围软组织损伤包括关节囊、韧带和肌腱等的损伤。MRI诊断价值最高。

（三）关节囊内骨折

骨折波及关节面和关节软骨。

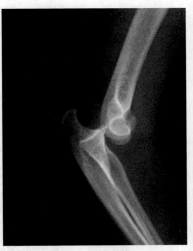

图 1 - 8 - 8　肘关节完全性脱位

第三节　骨关节感染性病变

一、骨关节结核

（一）长骨结核

好发于股骨上端、尺骨近端、桡骨远端及胫骨上端。

1. 中心型　X 线表现为圆形、椭圆形或不规则形破坏区，边缘多较清晰，邻近无明显骨质增生现象，骨膜反应较轻微，有时在骨质破坏区可见砂粒状死骨，破坏灶常横跨骺线。

2. 边缘型　多见于骺板愈合后的骺端，表现为不规则的骨质缺损，可伴有薄层硬化边缘，周围软组织肿胀。

（二）脊柱结核

脊柱结核（tuberculosis of spine）在骨关节结核（tuberculosis of bone and joint）中最常见。腰椎最多见，胸椎次之（图 1 - 8 - 9）。

1. X 线表现

（1）骨质破坏：① 中心型（椎体型）：椎体内圆形或不规则形骨质破坏区，边缘不清，椎体可塌陷变扁或呈楔形；② 边缘型（椎间型）：骨质破坏开始于椎体的上、下缘，向椎体和椎间盘侵蚀蔓延，椎体破坏扩大，椎间隙变窄；③ 韧带下型（椎旁型）：病变常开始于前纵韧带下，椎体前缘糜烂性或凹陷性破坏，椎间盘初时可保持完整，后期病灶向后扩散可同时累及多个椎体及椎间盘；④ 附件型：棘突、横突、椎弓、椎板及椎小关节结核，骨小梁模糊，骨质密度减低，骨皮质模糊中断；

（2）椎间隙变窄或消失：相邻两椎体的软骨板被破坏，髓核疝入椎体并被破坏。

（3）后突畸形：可伴有侧弯。

（4）冷性脓肿：椎周软组织中的干酪性脓肿。腰椎结核表现为腰大肌轮廓不清或呈弧形突出。胸椎结核表现为胸椎两旁梭形软组织肿胀影。

（5）死骨：有时可见于脊柱中心型结核，表现为砂粒状死骨。

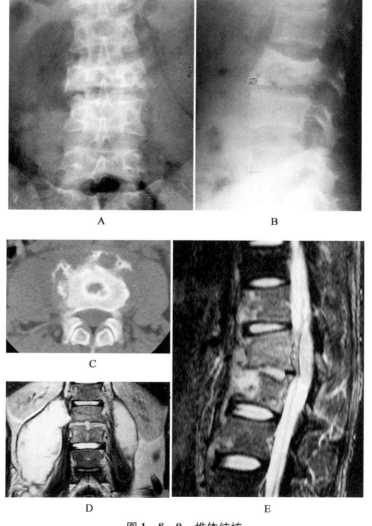

图 1-8-9　椎体结核

A、B. X线片，腰椎正侧位；C. CT轴位；D、E. MRI冠状位、矢状位；
椎体塌陷变扁，骨质破坏，椎间隙变窄；椎体两旁冷性脓肿形成

2. CT 与 X 线检查相比

（1）能更清楚地显示骨质破坏，特别是较隐蔽和较小的破坏，但不具特异性。

（2）可更容易和更多的发现死骨及病理骨折碎片。

（3）平扫结合增强检查可帮助了解脓肿位置及大小，与周围组织的关系。

（4）显示椎管内受累情况。

3. MRI 检查　目前被公认为诊断脊柱结核最有效的检查方法。

（1）可发现早期的椎体内炎性水肿。

（2）椎体信号改变：T_1WI 呈现均匀的较低信号，T_2WI 多呈混杂高信号。

（3）增强扫描呈不均匀强化。

（4）椎体终板附近可见到低信号的米粒状病变（rice body formation）。

（5）受累椎间盘 T_1WI 多呈低信号，T_2WI 常呈不均匀混杂高信号。

（6）可清楚地显示椎旁软组织的脓肿，T_1WI 呈低信号，T_2WI 呈混杂高信号。

4. 鉴别诊断

（1）化脓性脊柱炎：骨质增生硬化明显，骨赘或骨桥形成。

（2）脊柱转移瘤：椎弓根破坏常是脊椎转移瘤明显的平片征象，转移瘤很少累及椎间盘。

（3）椎体压缩骨折：多有明显外伤史，一般无椎间隙狭窄和侵蚀性骨质破坏。

（三）关节结核

关节结核多见于少年和儿童，髋关节和膝关节最常见。

1. X 线表现（图 1 - 8 - 10，图 1 - 8 - 11）

（1）骨型关节结核：在骨骺与干骺结核的基础上，又出现关节周围软组织肿胀、关节骨质破坏及关节间隙不对称狭窄等。

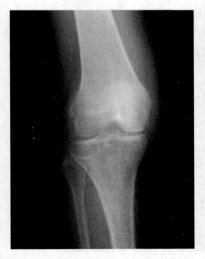
图 1 - 8 - 10　膝关节结核（X 线平片，正位）

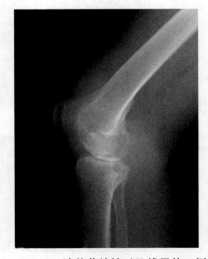
图 1 - 8 - 11　膝关节结核（X 线平片，侧位）

（2）滑膜型关节结核：① 早期：关节囊和关节软组织肿胀膨隆，密度增高，层次模糊，邻近关节骨质疏松，关节间隙正常或稍宽；② 进展期：首先在关节非承重面即骨端的边缘部分出现虫蚀状或鼠咬状骨质破坏，边缘模糊，关节上下边缘多对称受累；进而向内侵犯使骨性关节面模糊；③ 关节软骨破坏出现较晚：关节间隙改变不明显，待晚期关节软骨破坏较多时则关节间隙变窄，可发生关节半脱位；④ 骨端骨质疏松明显，周围肌肉萎缩变细。

2. CT 表现　可清楚地显示关节囊增厚，关节腔积液和周围软组织肿胀（图 1 – 8 – 12 ~图 1 – 8 – 14）。增强检查关节囊和脓肿壁呈现均匀强化。

3. MRI 表现　能全面显示关节结核的病理改变：如关节腔积液、滑膜肿胀充血、结核肉芽组织、软骨及软骨下骨破坏、关节周围的冷性脓肿等。

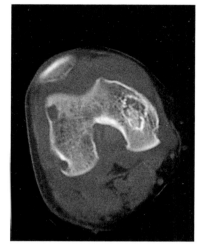
图 1 – 8 – 12　膝关节结核（CT 骨窗）

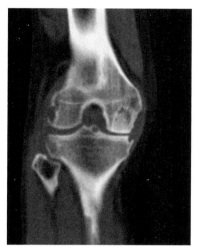
图 1 – 8 – 13　膝关节结核
（CT 骨窗矢状面）

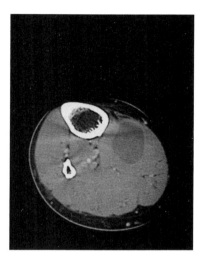
图 1 – 8 – 14　膝关节结核
（CT 软组织窗）

4. 鉴别诊断

（1）化脓性关节炎：起病急，进展快，关节软骨较早破坏而出现关节间隙狭窄（匀称性狭窄），骨质破坏发生在承重面，多伴有增生硬化，骨质疏松不明显，最后多形成骨性强直。

（2）类风湿性关节炎：常对称性侵及多个关节，关节间隙变窄出现较早。

二、急性化脓性骨髓炎

（一）临床与病理

细菌栓子经滋养动脉进入骨髓，形成局部化脓性炎症，在骨髓腔内蔓延，可扩延至骨皮质并穿过骨皮质形成骨膜下脓肿，使骨外膜与骨皮质分离。急性期多发病突然，高热，寒战，患肢剧痛，拒动，有压痛，局部皮肤灼热，触之有波动感。

（二）X 线表现

1. 软组织肿胀　发病 7 ~ 10 d 内，骨质改变常不明显，主要为软组织肿胀，表现为肌肉间隙模糊、消失，皮下脂肪层内出现致密的条纹状和网状阴影（图 1 – 8 – 15）。

2. 骨质破坏　发病半个月后，形成多数分散不规则的骨质破坏区，骨小梁模糊、消失，破坏区边缘模糊，以后骨质破坏范围扩大，小的破坏区融合成大的破坏区，骨皮质也遭到破坏，开始出现骨质增生（表现为骨破坏区周围密度增高）。骨破坏很少跨过骺板累及骨骺或穿过关节软骨侵入关节。

3. 死骨 小片状或长条状高密度致密影，周围正常骨质疏松。

4. 骨膜增生 骨膜下脓肿刺激骨膜，在骨皮质表面形成葱皮状、花边状或放射状致密影。

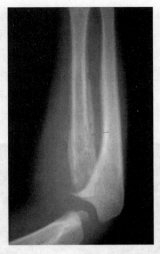

（三）CT 表现与 X 线表现相比

（1）更易发现骨内小的侵蚀破坏和骨周软组织肿胀。

（2）空间分辨率稍差，对早期薄层骨膜反应常难以发现。

（3）增强扫描软组织内脓肿壁环形强化。

（四）MRI 表现

图 1 - 8 - 15　急性化脓性骨髓炎

在确定骨髓炎和软组织感染方面明显优于 X 线和 CT。

（1）易于区分髓腔内的炎性浸润与正常黄骨髓，可确定骨质破坏前的早期感染。

（2）T_1WI 破坏表现为低或中等信号，与高信号的骨髓脂肪形成鲜明对比。

（3）T_2WI 病灶的脓液和出血呈高信号，死骨呈低信号，骨膜反应为与骨皮质相平行的细线状高信号，外缘为骨膜骨化的低信号，周围高信号为相邻软组织水肿。

（4）增强扫描 T_1WI 炎性病灶信号增强，坏死液化区不增强，脓肿壁强化。

（五）鉴别诊断

（1）成骨肉瘤、尤文肉瘤等恶性骨肿瘤。

（2）骨结核。

三、慢性化脓性骨髓炎

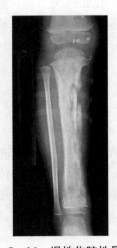

1. 急性化脓性骨髓炎治疗不及时或不彻底，引流不畅，则可转化成慢性化脓性骨髓炎。

2. X 线表现

（1）广泛的增生硬化，仍有脓腔和死骨存在。

（2）脓腔周围明显增生硬化，骨内膜增生致髓腔变窄甚至闭塞消失，使骨密度明显增高。

（3）骨外膜增厚、增浓，其深层与骨皮质融合，表面呈层状、花边状，致骨干增粗、轮廓不规整（图 1 - 8 - 16）。

3. CT 检查比 X 线检查更容易发现死骨和骨内脓肿；慢性期可见局限性软组织肿块，逐渐缩小。

图 1 - 8 - 16　慢性化脓性骨髓炎

第四节　骨　肿　瘤

一、分　类

（一）原发性骨肿瘤

1. 骨基本组织发生的肿瘤　骨、软骨和纤维组织。
2. 骨附属组织发生的肿瘤　血管、神经、脂肪和骨髓。
3. 特殊组织来源的肿瘤　如脊索瘤。
4. 组织来源未定的肿瘤　如骨巨细胞瘤。

（二）继发性骨肿瘤

（1）恶性肿瘤的骨转移。
（2）骨良性病变的恶变。

（三）瘤样病变

临床、病理和影像表现与骨肿瘤相似而并非真性肿瘤，如骨纤维异常增殖症、畸形性骨炎等。

二、骨 软 骨 瘤

（一）临床与病理

（1）骨软骨瘤（osteochondtoma）是最常见的骨肿瘤。
（2）在骨的表面覆以软骨帽的骨性突出物。
（3）可单发或多发，以单发多见。
（4）骨性基底＋软骨帽＋纤维包膜三部分构成。
（5）好发于 10～30 岁，男性多于女性。
（6）早期无症状，肿瘤增大时可有轻度压痛和局部畸形，邻近关节的可引起活动障碍。

（二）影像表现

1. X 线表现
（1）长骨干骺端好发，股骨下端和胫骨上端最常见。
（2）背离关节生长。
（3）骨性基底为母体骨，骨皮质向外延伸突出的骨性赘生物，其中可见骨小梁与母体骨的小梁相延续（图 1 - 8 - 17）。
（4）软骨帽在 X 线平片上不显影，当软骨钙化时可见点状或环形钙化影。

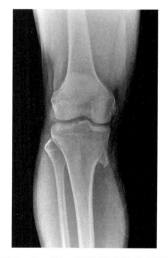

图 1 - 8 - 17　胫骨近段骨软骨瘤

2. CT 表现

（1）骨性基底的骨皮质和松质骨均与母体骨相延续。

（2）软骨帽边缘多光整，其内可见点状或环形钙化。

（3）增强扫描无明显强化。

3. MRI 表现　软骨帽在 T_1WI 上呈低信号，在脂肪抑制 T_2WI 上为明显的高信号。

（三）鉴别诊断

1. 骨旁骨瘤　肿瘤来自骨皮质表面，不与母体骨的髓腔相通。

2. 表面骨肉瘤　不具有骨皮质和骨松质结构的基底，基底部与母体骨没有骨皮质和骨小梁的延续。

3. 皮质旁软骨瘤和皮质旁软骨肉瘤　鉴别点同表面骨肉瘤。

三、骨巨细胞瘤

（一）临床与病理

（1）骨巨细胞瘤（giant cell tumor of bone）是常见的骨肿瘤之一，占所有骨肿瘤的 14.13%，居第三位。

（2）大部分为良性，也有少数一开始就是恶性。可分三级：Ⅰ级为良性；Ⅱ级为过渡类型；Ⅲ级为恶性。

（3）目前尚难以确定何种细胞来源，一般认为来源于骨内不成骨的间充质组织。

（4）好发年龄 20~40 岁，通常发生于骨骺愈合后。

（5）好发于四肢长骨骨端，尤其是股骨远端、胫骨近端和桡骨远端。

（6）患部功能活动受限，表面皮温升高，压之可有捏乒乓球感；恶性者疼痛剧烈、肿块增大迅速，并伴有不同程度的全身症状。

（二）X 线表现

1. 一般 X 线表现

（1）好发于干骺愈合后的骨端。

（2）多呈膨胀性、多房性、偏心性骨破坏。

（3）骨壳较薄，其轮廓一般完整。

（4）其内可见纤细骨嵴，构成分房状。

（5）膨胀明显者可将关节对侧的另一骨端包绕起来。

（6）肿瘤常直达骨性关节面下，以至骨性关节面就是肿瘤的部分骨性包壳。

（7）多呈横向膨胀，其最大径线常与骨干垂直。

（8）骨破坏区与正常骨的交界清楚，无硬化边（图 1 – 8 – 18）。

（9）骨破坏区内无钙化和骨化影。

（10）一般无骨膜反应。

2. 提示恶性的 X 线表现

（1）有较明显的侵袭性表现，交界处模糊，有虫蚀样、筛孔样

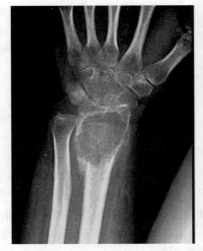

图 1 – 8 – 18　桡骨远端骨巨细胞瘤

骨破坏，骨性包壳和骨嵴残缺不全。

（2）骨膜增生较显著，可有 Codman 三角。

（3）软组织肿块较大，超出骨性包壳的轮廓。

（4）患者年龄较大，疼痛持续加重，肿瘤突然生长迅速。

（三）CT 表现

（1）可清楚显示骨性包壳，大多数肿瘤的骨性包壳并不完整连续，但无包壳外的软组织肿块影（图 1 - 8 - 19）。

（2）肿瘤内并无真正的骨性间隔，故 X 线平片上的分房征象实际上是骨壳内面骨嵴的投影。

（3）瘤内可见低密度的坏死区，有时可见液 - 液平面（图 1 - 8 - 20）。

（4）交界多清楚，但无骨质增生硬化。

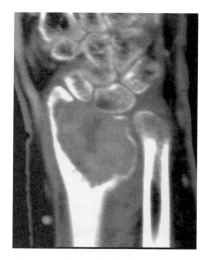

图 1 - 8 - 19 桡骨远端骨巨细胞瘤

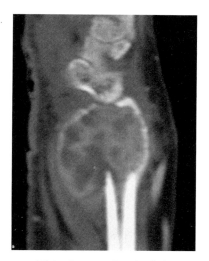

图 1 - 8 - 20 骨巨细胞瘤

（四）MRI 表现

优势在于显示肿瘤周围的软组织情况，与周围神经、血管的关系。

（五）鉴别诊断

1. 骨囊肿

（1）多在干骺愈合前发生。

（2）位于干骺端而不在骨端。

（3）膨胀不如骨巨细胞瘤明显。

（4）沿骨干长轴方向发展。

2. 成软骨细胞瘤 多发生在干骺愈合前的骨骺，骨壳较厚且破坏区内可见钙化影。

3. 动脉瘤样骨囊肿

（1）多发生在干骺端。

（2）常有硬化边。

（3）可有液－液平面。

（4）CT 可显示囊壁有钙化或骨化影。

四、成骨肉瘤

（一）临床与病理

1. 瘤细胞能直接形成骨样组织或骨质的恶性肿瘤。

2. 成骨肉瘤（osteogenic sarcoma）是国内最常见的骨恶性肿瘤。

3. 主要成分

（1）肿瘤性成骨细胞。

（2）肿瘤性骨样组织。

（3）肿瘤骨。

4. 恶性程度高，进展快　主要通过血行转移，最常见的是肺转移，其次为骨转移。

5. 多见于青年男性　年龄愈大发病率愈低。

6. 好发于长骨干骺端　股骨远端和胫骨近端最多见。

7. 三大症状

（1）疼痛：持续性，夜间尤甚，药物治疗无效。

（2）局部肿胀：皮温增高，有压痛，后期可有静脉扩张和水肿。

（3）运动障碍。

8. 实验室检查　血清碱性磷酸酶升高。

（二）X 线表现

1. 骨质破坏　松质骨呈小斑片状骨质破坏，皮质边缘示小而密集的虫蚀样破坏区，皮质内呈筛孔状破坏（图 1－8－21），骨破坏区可融合扩大形成大片状的骨缺损。

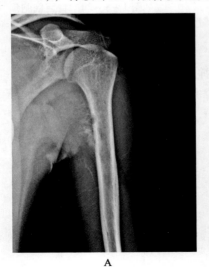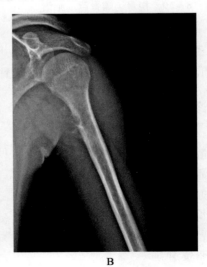

A　　　　　　　　　　　　　　B

图 1－8－21　肱骨上段骨肉瘤

A. 皮质内筛孔状破坏；B. 大片骨缺损

2. 肿瘤骨

（1）云絮状：密度较低，边界模糊，是分化较差的瘤骨。

（2）斑块状：密度较高，边界清楚，多见于髓腔内或肿瘤的中心部，为分化较好的瘤骨。

（3）针状：位于骨外软组织肿块内，多数细长骨化影，大小不一，彼此平行或呈辐射状。

3. 肿瘤软骨钙化　分布于肿瘤外围的小点状、弧形或环形钙化影。

4. 软组织肿块　多呈圆形或半圆形，境界不清，内可见瘤骨。

5. 骨膜反应　骨膜增生和 Codman 三角。

（三）CT 表现

（1）CT 发现肿瘤骨较 X 线平片敏感。

（2）能很好地显示肿瘤与邻近结构的关系（图 1 – 8 – 22，轴位、冠状位显示肱骨上段骨肉瘤侵犯周围肌组织）。

（3）能较好地显示肿瘤在髓腔内的蔓延范围，表现为低密度的骨髓被软组织密度的肿瘤所取代。

（4）增强扫描肿瘤的实性部分可有较明显的强化。

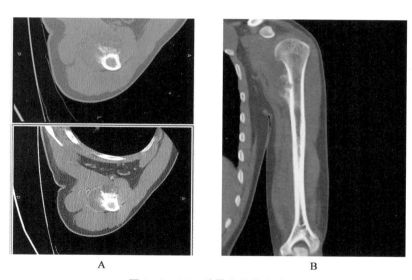

图 1 – 8 – 22　肱骨上段骨肉瘤

A. 横断面显示肱骨上段骨皮质局限性增厚；B. 冠状面显示局部骨皮质破坏、骨膜反应及肿瘤骨形成

（四）MRI 表现

（1）显示细小、淡薄的骨化或钙化的能力远不如 CT。

（2）大多数骨肉瘤在 T_1WI 上表现为不均匀的低信号，而在 T_2WI 上表现为不均匀的高信号。

（3）可以较清楚地显示肿瘤与周围的软组织、神经、血管的关系。

（五）鉴别诊断

1. 成骨性骨转移瘤

（1）发病年龄较大。

（2）好发于躯干骨和四肢长骨骨端。

（3）松质骨内的多发性骨硬化灶，边界清楚。

（4）骨破坏少见，骨皮质一般不受累。

2. 化脓性骨髓炎

（1）骨髓炎的骨破坏、新生骨和骨膜反应从早期到晚期的变化有规律。

（2）骨髓炎的骨增生和骨破坏是联系在一起的，即骨破坏的周围有增生，而增生的骨中有破坏。

（3）骨髓炎早期有较广泛的软组织肿胀，骨质破坏出现后肿胀反而消退。

（4）动态观察，骨髓炎急性期进展迅速，经治疗后相对稳定。

3. 骨巨细胞瘤

（1）多见于已与骨干愈合后的骨骺部。

（2）起病缓慢，症状较轻。

（3）偏心性膨胀性骨质破坏，破坏区内无新生骨。

五、骨 转 移 瘤

（一）骨转移瘤的临床与病理

（1）转移途径主要是血行转移，少数为邻近病灶直接蔓延。

（2）原发灶以前列腺癌、肾癌、甲状腺癌、乳癌、肺癌等较常见。

（3）发生部位以骨盆、脊柱、颅骨和肋骨最多见。

（4）疼痛，多为持续性，夜间加重。

（5）有时可出现肿块、病理性骨折。

（二）X 线表现

1. 溶骨型转移

（1）长骨骨干或邻近的干骺端。

（2）骨松质中多发或单发的斑片状骨质破坏。

（3）破坏区融合扩大，形成大片状溶骨性骨质破坏。

（4）骨皮质也被破坏，但一般无骨膜增生和软组织肿块。

（5）常并发病理性骨折。

（6）发生在脊椎时常见椎弓根受侵蚀、破坏，椎体可因承重而被压扁，但椎间隙多保持完整。

2. 成骨型转移

（1）原发肿瘤最常见的是前列腺癌，少数为乳癌、鼻咽癌、肺癌。

（2）不是肿瘤细胞成骨，而是宿主骨反应性成骨。

（3）松质骨内多发斑片状、结节状高密度影，密度均匀。

（4）骨皮质多完整，骨轮廓多无改变。

（5）椎体常不被压缩、变扁。

3. 混合型转移　兼有溶骨型和成骨型转移的骨质改变。

（三）CT 表现

（1）显示骨转移瘤远较 X 线平片敏感。

（2）能清楚显示局部软组织肿块。

（3）溶骨型转移表现为低密度缺损区，边缘较清楚，无硬化（图 1 - 8 - 23）。

（4）成骨型转移为松质骨内斑点状、片状、棉团状或结节状边缘模糊的高密度灶（图 1 - 8 - 24）。

（5）少有骨膜反应。

（四）MRI 表现

（1）对肿瘤组织及其周围水肿非常敏感，能检出 X 线平片、CT 不易发现的病灶。

（2）能发现尚未引起明显骨质破坏的骨转移瘤。

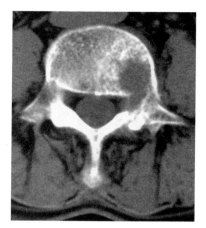

图 1 - 8 - 23 椎体骨转移瘤（溶骨型）

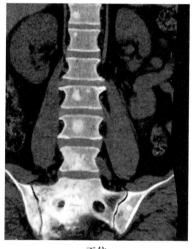

正位

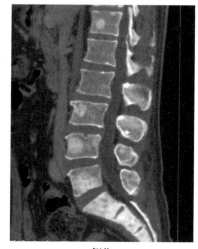

侧位

图 1 - 8 - 24 成骨型骨转移瘤

（3）能明确转移瘤的数目、大小、分布和邻近组织是否受累。

（4）T_1WI 上呈低信号。

（5）T_2WI 上呈不同程度的高信号，脂肪抑制序列可以清楚显示。

（五）鉴别诊断

多发性骨髓瘤：① 病灶大小多较一致，常呈穿凿样骨破坏。② 常伴有明显的骨质疏松。③ 可出现软组织肿块和膨胀性骨破坏。④ 血清球蛋白增高，尿中可出现凝溶蛋白。

六、良恶性骨肿瘤的鉴别

良恶性骨肿瘤的鉴别见表1-8-1。

表1-8-1 良恶性骨肿瘤的鉴别

鉴别点	良性骨肿瘤	恶性骨肿瘤
生长情况	生长缓慢，不侵及邻近组织，但可引起压迫性移位；	生长迅速，易侵及邻近组织、器官；
转移	无转移	可有转移
局部骨质变化	膨胀性骨质破坏，与正常骨界限清晰，边缘锐利，骨皮质变薄但保持其连续性	浸润性骨破坏，病变区与正常骨界限模糊，边缘不整
骨膜增生	一般无骨膜增生，病理骨折后可有少量骨膜增生，骨膜新生骨不被破坏	可出现不同形式的骨膜增生且多不成熟，可被肿瘤侵犯破坏
周围软组织变化	多无肿胀或肿块影，如有肿块，其边缘清楚	长入软组织形成肿块，与周围组织分界不清

第五节　退行性骨关节病

一、临床与病理

（一）退行性骨关节病

退行性骨关节病（degenerative osteoarthrosis）是以动关节关节软骨退变、关节面和其边缘形成新骨为特征的一组非炎性病变。

（二）分类

1. 原发性　最多见，无明显原因，多见于老年人，随年龄增长退行性变的结果。
2. 继发性　任何原因引起的关节软骨破坏所致，如外伤。

（三）软骨改变

水含量减少、表层侵蚀或磨损而引起的软骨变薄，严重时可完全被破坏而剥脱。

（四）好发部位

髋关节、膝关节、指间关节、脊椎等关节，以关节活动不灵、疼痛为主要症状。

二、影 像 表 现

（一）X 线表现

（1）关节间隙变窄，是最常见的早期征象。

（2）关节软骨下广泛骨质密度增高、硬化，可有骨赘形成，呈唇样或鸟嘴样（图 1 - 8 - 25）。

（3）关节面下囊变：单个或多个圆形、类圆形透光区，边缘清楚，常有窄硬化带。

（4）后期出现关节失稳、畸形、游离体等。

（5）临床症状往往与 X 线表现的严重程度相关。

（二）CT 表现

（1）检查复杂关节对显示病变较好，如脊柱、髌股关节。

（2）后期出现滑膜炎关节积液时，CT 比 X 线平片敏感。

（三）MRI 表现

（1）是唯一可以直接清晰显示关节软骨的影像学方法。

（2）早期软骨肿胀 T_2WI 上为高信号。

（3）后期局部纤维化 T_2WI 上为低信号，软骨变薄甚至剥脱（图 1 - 8 - 26）。

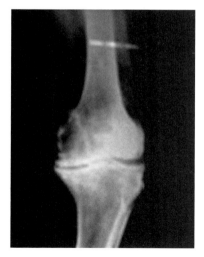
图 1 - 8 - 25 膝关节退行性骨关节病

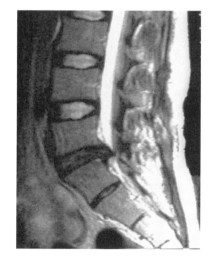
图 1 - 8 - 26 腰椎间盘退行性改变并向后突出

本 章 小 结

本章简明阐述了骨骼系统正常影像表现及常见疾病的各种影像检查表现，介绍了常用的影像检查方法及优先选择原则。

复 习 题

1. 简述骨骼系统基本病变的 X 线表现。
2. 简述柯莱斯骨折（Colles fracture）及其主要 X 线表现。
3. 简述慢性化脓性骨髓炎的 X 线表现。
4. 简述良恶性骨肿瘤的鉴别。

参考文献

［1］吴恩惠. 医学影像诊断. 北京：人民卫生出版社，2001.
［2］金征宇. 医学影像学. 2 版. 北京：人民卫生出版社，2010.
［3］盛元相. 正常人体 X 线图谱. 哈尔滨：黑龙江科学技术出版社，1983.

（周　楠）

第九章 | 乳腺

学习目标

1. 了解乳腺的正常解剖结构及常用的检查方法。
2. 掌握乳腺常见病变的影像学表现。

核心概念

【乳腺恶性钙化】单位面积内数目多；密集呈簇；密度不一；钙化粒微小；钙化位于肿块内或边缘。

【BI - RADS】Breast Imaging Reporting And Data System，是指 1992 年美国放射学会提出的乳腺影像报告和数据系统。BI-RADS 不仅是乳腺影像报告的标准化语言、一种质控手段，更提供了对医疗实践效果的评估体系，是提高乳腺诊疗水平和规范医疗行为的重要举措。

引　言

当今随着人们生活水平的提高，我国妇女乳腺癌的发病率呈上升和年轻化的趋势，而早期发现、早期诊断、早期治疗是治疗乳腺疾病的关键。乳腺影像学检查方法中钼靶 X 线检查、超声和 MRI 检查被认为是乳腺检查的黄金三组合，已成为乳腺疾病必不可少的常规检查方法。

第一节　乳腺的正常解剖结构

乳腺自胚胎期以后，始终处于内分泌影响下，可以说乳腺是一个终身变化的器官。乳腺为圆锥状，位于胸骨两侧的胸大肌表面，相当于第 2 ~ 6 肋骨前方，内侧缘在胸骨旁，外侧缘直至腋窝前线，并向上突入到腋窝内，此为乳腺的腋尾部。乳腺的中央为乳晕，乳晕的中央为乳头。在组织结构上乳腺主要由乳导管、腺泡和间质组成。成人乳腺有 15 ~ 20 支乳管系统组成，起自乳头皮肤的开口部向乳房内部呈放射状延伸（彩图 1 – 9 – 1，彩图 1 – 9 – 2）。

乳腺的筋膜：乳腺组织位于皮下浅筋膜的浅层和深层间。浅筋膜的浅层纤维与皮肤间有网状束带相连，为乳腺悬吊韧带，又称 Cooper 韧带。

乳腺的血管：乳腺的动脉血供主要来自：内乳动脉、腋动脉和肋间动脉。乳腺的静脉引流分为浅层和深层两种。浅层静脉引流位于皮下与浅筋膜间，注入内乳静脉和颈前静脉。深层静脉引流有三组，第一组，内乳静脉的穿行支注入无名静脉；第二组，引流至腋静脉；第三组，乳腺静脉直接引流至肋间静脉。

乳腺的淋巴管：乳腺的淋巴管极其丰富，起始于腺泡周围的毛细淋巴间隙，主要引流到腋窝淋巴结。乳腺的淋巴引流也分为深浅两组。

第二节　乳腺常用的影像学检查方法

一、软 X 线检查

40 kV 以下管电压产生的 X 线，其波长较长、能量较低，穿透物质的能力较弱，称为软 X 线，利用这种软 X 线进行的摄影为软 X 线摄影或低千伏摄影。适用于组织器官较薄，不与骨骼重叠的软组织，如乳腺、喉部等。一般认为，乳腺软 X 线检查对绝大多数乳腺疾病可以做出正确诊断。

由于乳腺腺体组织随月经周期有变化，故乳腺 X 线检查的最佳时间是在月经后 1 ~ 2 周。乳腺的常规摄影应包括双侧，以利于对比，患者通常取立位摄片。常规的位置是乳腺内外侧斜位和头尾位。

（1）乳腺内外侧斜位 MLO（mediolateral oblique）在此投照位上，X 线束从乳腺的内上向外下方向投射，影像接收器平面须与水平面呈 30° ~ 60° 角使之与胸大肌平面平行。在标准的 MLO 位中：胸大肌充分显示，上部比下部宽，呈向前方的外凸形，延伸至后乳头线；深部和表浅乳腺组织被充分分离；乳房无下垂；无运动模糊；乳腺下方皱褶被展平；可见到乳后脂肪。

（2）乳腺头尾位 CC（craniocaudal）亦称为上下位或正位，转动患者直至影像接收器紧贴胸骨。在 CC 位上要确保在 MLO 位中可能被遗漏的组织能显示出来，尤其是乳腺内侧组织。在标准的 CC 位中：所有的乳腺内侧组织均可见；乳头位于影像中心；可见胸大肌影。

（3）其他辅助投照位：90° 侧位是最常用的辅助投照位，与 CC 位结合构成三角形定位，可对乳腺病变做出精确定位。

二、乳腺超声检查

乳腺超声检查使用高频线阵探头，患者取仰卧位或斜侧卧位，抬高手臂，充分暴露乳房。检查时以乳头为中心，做多切面放射状扫查。超声能清晰显示乳腺各层次结构。乳腺病变的超声定位常用时钟定位法，即以乳头为中心，以 12 时制钟点和病变距乳头的距离来描述病变具体位置。

三、乳腺 MRI 检查

MRI 对软组织的分辨力高，对乳腺病变的检出敏感，多方位成像使病灶定位更准确、显示更直观，无辐射，已成为 X 线及超声检查的重要补充方法。特别是对于以下情况的检查更具备优势：病变位于乳腺高位、深位等特殊位置；致密型乳腺；乳腺癌术后局部复发的观察；乳房成形术后观察假体位置、有无遗漏或并发症；多中心、多灶性病变的检出；胸壁侵犯以及胸骨后、纵隔、腋窝淋巴结转移的确定。但 MRI 检查对微小钙化不敏感，检查时间较长，费用高，图像受呼吸运动伪影的影响。而且良恶性病变的 MRI 表现存在一定重叠之处。因此，乳腺 MRI 表现仍应结合 X 线平片和乳腺超声进行诊断。

（1）患者俯卧位。

（2）应用双侧乳腺相控阵线圈，双乳自然悬垂于线圈内。

（3）扫描范围包括双乳及腋窝，层厚 5 mm。

（4）扫描方位以横断面为主，结合冠状及矢状面。

（5）成像方法：①MR 平扫常用自旋回波序列，结合脂肪抑制技术。②增强扫描：应用三维梯度回波 T_1WI 序列，可结合脂肪抑制技术。动态扫描应用高压注射器静脉团注对比剂，一般 1~2 次/min，延迟 7~10 min；应用 MR 动态增强检查可通过病灶的强化程度了解病变血流灌注情况，还可以通过信号强度—时间曲线的绘制了解病灶的强化廓清特点。③弥散加权成像。

第三节 乳腺的正常影像表现

一、钼靶 X 线表现

皮肤呈线样阴影，均匀一致；乳头位于乳晕的中央，密度两侧均匀、大小相等；乳晕呈盘状，位于乳头四周，在 X 线上乳晕区皮肤厚度 0.1~0.5 cm，乳晕表面因有 Montgomery 腺，有时表现为微小隆起；正常人有 15~20 支乳导管，开口于乳头，以放射状向乳腺深部走行。

二、超 声 表 现

皮肤表现为弧形带状稍强回声，光滑、整齐，乳晕区皮肤厚 3~5 mm；乳头显示为圆形、界清的中等回声结节；皮下脂肪层位于皮肤和纤维腺体之间，其厚度因年龄和肥胖程度不同差别很大，声像图表现为条形低回声带，内有三角形强回声带为 Cooper 韧带；腺体层由导管系统及其周围结缔组织间质组成，声像图表现为腺体强回声内交织低回声乳腺导管，乳腺导管在乳头旁放射状切面易于显示，正常有 15~20 支乳腺导管，开口于乳头。

三、MRI 表现

增强后乳腺皮肤可呈程度不一渐进性强化，皮肤厚度大致均匀；脂肪组织通常在 T_1WI 和 T_2WI 上均呈高信号，在脂肪抑制序列上呈低信号，增强厚几乎无强化；纤维腺体组织在 T_1WI 呈低或中等信号，T_2WI 呈中等信号，T_2WI 脂肪抑制序列表现为中等或较高信号，动态增强检查，正常乳腺实质呈轻度渐进性强化，不超过平扫信号强度的 1/3；乳导管呈长 T_1 长 T_1 信号，每侧乳腺 15～20 支，开口于乳头，向乳腺深部呈放射状走行。

第四节　乳腺基本病变的影像表现

1. 肿块　乳腺良、恶性病变均可见肿块。良性肿块多为圆形、卵圆形，大多边界清楚、光整，密度均匀，部分在肿块边缘可见透明晕环；恶性肿块形态常为不规则形分叶状，边缘模糊、伴有长短不一的毛刺，密度较高，部分肿块周边可见宽窄不等的水肿带。

2. 钙化　乳腺良、恶性病变均可见钙化影。良性钙化多粗大、呈环状、新月状、条状，分布分散；恶性钙化多呈沙砾样，密集呈簇，可位于肿块内或肿块外。

3. 局部皮肤增厚、乳头内陷、回缩　常见于恶性肿瘤的浸润、手术、炎症或外伤后形成的斑痕。

4. 皮下脂肪层异常　局限性的皮下脂肪层出现模糊的片状稍高密度影，多见于炎症所致。皮下脂肪层出现网状稍高密度影，多为恶性病变的淋巴浸润所致。

5. 血管增粗、迂曲　多见于恶性肿瘤的异常血供造成的血管增多、增粗、迂曲。

6. 乳房后脂肪间隙消失　多见于恶性肿瘤，乳房后脂肪间隙消失取代软组织密度影，提示肿瘤已侵犯胸壁。

7. 淋巴结肿大　见于炎症或乳腺癌的转移。正常腋窝淋巴结最大直径为 1 cm，若大于 1.5 cm，有诊断意义。

第五节　乳腺常见疾病

一、乳腺常见良性病变

（一）乳腺增生症

乳腺增生症（hyperplasia of breast）又称乳腺纤维囊性改变，是乳腺增生中最常见的表现。病因与雌激素过多、黄体酮缺乏，卵巢的内分泌功能失调有关，多见于 30～50 岁的妇女，发生率为 30%～90% 不等。常常出现与月经周期有关的乳腺胀痛不适，多为双侧，多数患者在月经前疼痛加重，月经后症状减轻或消失。在症状明显时，临床可扪及乳腺局部压痛，乳腺组织增厚。

1. 钼靶 X 线表现

（1）乳腺可没有任何异常征象显示。

（2）双侧乳腺弥漫性密度增高，边缘模糊，以外上象限最常见，双侧乳头后方沿导管走形的片状致密影。

（3）亦可表现为双侧或单侧局限性密度增高影。

（4）当小乳导管高度扩张而形成囊肿时，可见单发或多发局部边界清楚或不清楚的肿块影。

（5）Cooper 悬韧带增厚，排列倒向。

（6）可出现钙盐沉积，呈边界清楚的细点状钙化影。

2. 超声表现　双侧乳腺内部结构紊乱，以高、低回声相间的海绵样回声最为常见。如果有囊性扩张，乳腺内还可见大小不等无回声区，彩色多普勒显示血流信号正常或增加，频谱多为低速中阻型，RI < 0.7，但纤维化型乳腺病的血流信号减少。

3. MRI 表现　T_1WI 上增生的导管腺体组织与正常乳腺组织信号相似，T_2WI 上信号强度主要依赖于增生组织内含水量，含水量越高信号强度越高；动态增强扫描示多数病变表现为多发或弥漫性斑点状、斑片状轻至中度的渐进性强化，强化程度与增生的严重程度成正比；当导管、腺泡扩张严重，分泌物潴留时可形成大小不等的囊肿，呈 T_1WI 低信号，T_2WI 高信号改变，增强扫描不强化。

（二）急性乳腺炎

急性乳腺炎（acute mastitis）多见于初产妇的产后 3 ~ 4 周，病原菌常为金黄色葡萄球菌，少数为链球菌感染。感染途径为细菌自破溃的乳头进入，沿淋巴管蔓延至乳腺间质内，或沿乳导管至乳腺小叶，导致急性炎症。可有寒战、发热、患侧乳房肿大、合并跳痛和触痛，腋窝淋巴结肿大。

1. 钼靶 X 线表现　因患者具有典型的临床表现，另外，因压迫摄片让患者无法承受，故很少行 X 线检查。钼靶 X 线见乳腺内斑片状不规则形高密度影，病变可限于一个或多个腺叶，病灶处皮肤增厚、腋窝淋巴结肿大。

2. 超声表现　乳腺腺体层明显增厚，回声减低。乳腺导管尤其是输乳管呈不同程度扩张，炎性包块边界不清，内部回声增强、不均匀，形成脓腔时，内部呈不均质无回声区，脓肿壁增厚、不光滑（图 1 - 9 - 1）。彩色多普勒炎性区血流信号稍增加，形成脓肿时，脓肿区无血流信号，但壁上可探及低速低阻力血流信号（彩图 1 - 9 - 3）。

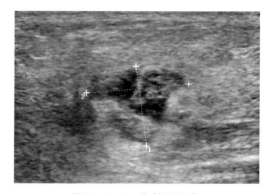

图 1 - 9 - 1　急性乳腺炎

3. MRI 表现　T_1WI 上表现为片状低信号，T_2WI 上表现为不均匀高信号；边缘模糊，皮肤水肿、增厚；动态增强扫描表现为轻至中度渐进性强化。

（三）乳腺纤维腺瘤

乳腺纤维腺瘤（fibroadenoma of breast）是最常见的乳腺良性病变，多见于 30 岁以下妇女，病因与体内雌激素水平增高有关。患者多无症状，偶见轻微触痛，触诊可及类圆形包块影，质韧、边界清楚，与皮肤无粘连。症状与月经周期无关。

1. 钼靶 X 线表现　乳腺内可见圆形或类圆形肿块影，边缘光滑，密度均匀，部分肿块内可见斑点状、片状粗大的钙化影（图 1 - 9 - 2）。

2. **超声表现** 病灶多呈椭圆形或浅分叶状，纵横比多 <1，边界清晰，包膜完整，可有侧方声影，内部多为均匀低回声，彩色多普勒肿块内血流多不丰富，可见点状或棒状血流信号（图1-9-3）。

乳腺纤维腺瘤须与乳腺增生症和乳腺癌鉴别。乳腺增生症通常多发，双侧对称，症状与月经周期有关；乳腺癌患者多为 40 岁以上，病变边缘不光滑、可见带有毛刺的肿块或沙砾样钙化。

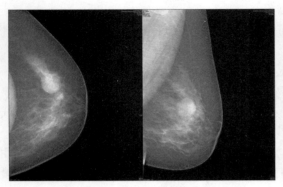

图1-9-2 乳腺纤维腺瘤

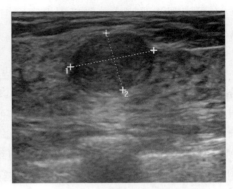

图1-9-3 乳腺纤维瘤

3. **MRI 表现** T_1WI 上呈现低信号或略低信号，T_2WI 上依据病灶内成分不同可呈低等高不同的信号强度；呈类圆形，边缘锐利，可有分叶，内部信号均匀；病灶内可见分隔，呈中低信号；增强扫描示病灶可呈渐进性强化、快速显著或不强化（图1-9-4）。

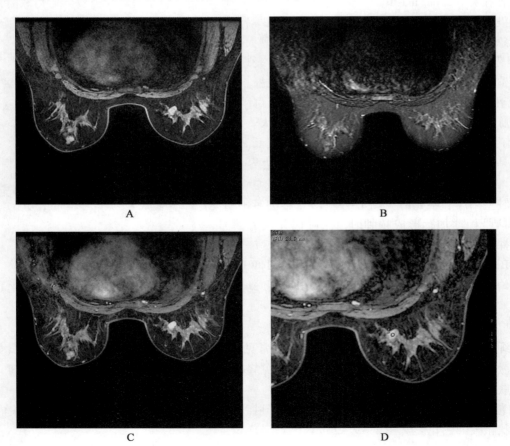

A

B

C

D

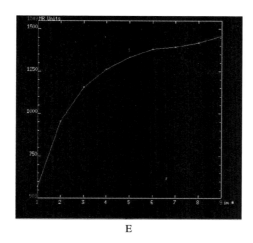

E

图1-9-4 乳腺纤维腺瘤

A. 压脂T$_1$WI示右乳内上象限可见类圆形稍高信号影，边界清晰，边缘光滑，其内信号尚均匀，左乳上象限另可见多个卵圆形稍高信号影；B. 压脂T$_2$WI示右乳病灶呈稍低信号，左乳病灶呈等信号；C. T$_1$WI增强扫描示右乳病灶呈明显强化，左乳病灶呈中等程度强化；D、E. 右乳病灶增强早期呈快速强化，时间-信号强度曲线呈渐进型

二、乳　腺　癌

乳腺恶性肿瘤绝大多数（98%）为乳腺癌（breast cancer），少数为乳腺肉瘤。乳腺癌的发生与家族史、生育、哺乳史、月经情况、饮食、乳腺外伤史等均有关。

早期多无临床表现，乳腺肿块常为首发症状，触诊可及不规则形肿块，活动度差，晚期可见乳腺外形改变、橘皮症、乳头内陷等。

1. 钼靶X线表现

（1）直接征象：肿块和恶性钙化。肿块边缘不规则，可见长短不一的毛刺，密度不均匀，肿块大小常小于临床测量大小。肿块内或外部可伴沙砾样钙化。

（2）间接征象：皮肤局部增厚、凹陷呈酒窝征；乳头内陷；可见粗大、迂曲的血管影；腺体结构紊乱、纠集；彗星尾征，指病灶后或上方逐渐变细的狭长三角形致密影；乳房后脂肪间隙消失；腋窝淋巴结肿大（图1-9-5）。

2. 超声表现　肿块形态不规则，可见分叶，纵横比常>1，肿块边界不清晰，无包膜，向周围组织浸润生长，可见蟹足样毛刺，内部多为不均质低回声，可见微小强回声钙化，周边可见厚薄不均的高回声环（图1-9-6）（即"恶性环"，为肿块周围纤维结缔组织增生形成）。约30%癌肿后方可见回声衰减。可同时伴有腋窝和（或）锁骨上下窝淋巴结转移。彩色多普勒肿块内部可见丰富穿入性血流，动脉多为高阻力型，RI>0.7（彩图1-9-4）。

3. MRI表现

（1）直接征象：肿块和非肿块样强化。肿块T$_1$WI上呈现等低信号，T$_2$WI信号与肿瘤内部成分相关，信号可不均匀；边缘不规则，可见毛刺、分叶或放射状改变；MR对病灶内钙化显示不佳；动态增强扫描一般可见病灶的信号强度明显快速增高且快速廓清。非肿块样强化可表现为局灶性、线样、导管样、节段性、区域性、多区域性及弥漫性分布7类。

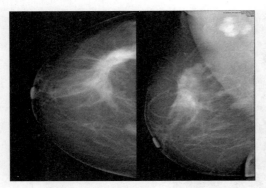

图 1 - 9 - 5 乳腺癌（钼靶 X 线）

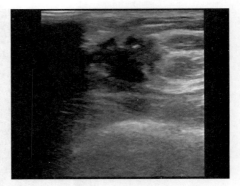

图 1 - 9 - 6 乳腺癌（超声）

乳腺腺体内见一低回声肿块，形态不规则，纵横比
大于 1，边界不清晰，见蟹足样毛刺，内回声不均匀，
可见数枚微小钙化斑

（2）间接征象：皮肤局部增厚、凹陷呈酒窝征、破坏，可呈不同程度强化；乳头内陷、异常强化；胸肌异常强化；胸壁包括肋骨、肋间隙、胸骨破坏；可见粗大、迂曲的血管影；腋窝淋巴结肿大（图 1 - 9 - 7）。

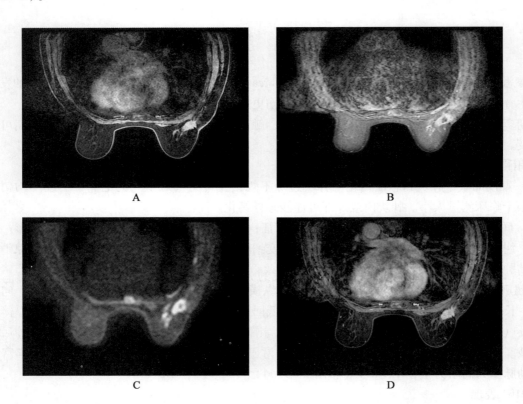

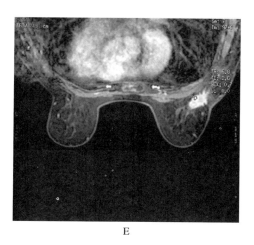
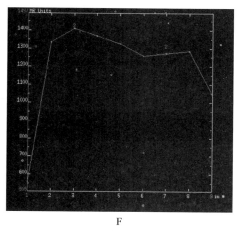

E　　　　　　　　　　　　　　　　　　　F

图 1 – 9 – 7　乳腺癌（MRI）

A. 压脂 T_1WI 示右乳外上象限可见不规则形稍高信号影，边界清晰，边缘可见短毛刺及浅分叶；B. 压脂 T_2WI 示病灶呈稍高信号，其内信号不均，可见低信号区；C. DWI 示病灶呈不均匀弥散受限；D. T_1WI 增强扫描示病灶呈明显欠均匀强化；E、F. 病灶增强早期呈快速强化，时间 – 信号强度曲线呈流出型

第六节　乳腺影像诊断报告的规范化书写

1992 年，美国放射学会提出的乳腺影像报告和数据系统（ACR Breast Imaging Reporting And Data System，BI-RADS）。BI-RADS 不仅是乳腺影像报告的标准化语言、一种质控手段，更提供了对医疗实践效果的评估体系，这个系统对于乳腺诊断的书写规范性起到了重要的作用，是我国的乳腺影像技术与评估体系与国际接轨，是提高乳腺诊疗水平和规范医疗行为的重要举措。

一份乳腺 X 线报告应包括四个内容：乳腺腺体分型、病灶定位、征象描述、印象与结论。

评估分为不完全评价（0 类）和最终评价（6 类）。

0 类：需要进一步影像学评估和 / 或与既往检查比较。只有在需要对比既往检查才能获得最终诊断评价时才能使用 0 类。

1 类：隐性，无异常表现。没有肿块影、没有结构扭曲、没有可疑钙化。

2 类：良性病变。包括钙化的纤维腺瘤、多发的分泌性钙化，含脂肪的病变、乳腺内淋巴结、血管钙化、植入体、有手术史的结构扭曲等。总体上无恶性征象。

3 类：可能是良性病变，建议短期随访。

4 类：可疑恶性，考虑活检。可能需要临床干预，无特征性癌形态学改变，但有恶性可能。又分为

4A：需活检但恶性可能性低的病变。将可扪及肿块的 X 线表现为边缘清楚而超声提示可能为纤维腺瘤的实质性肿块、复杂囊肿和脓肿均归为此类。对活检或细胞学检查良性结果可以信赖，可常规随访。恶性率约为 10%。

4B：中度恶性可能。边界部分清晰部分模糊的肿块。恶性率约为 30%。

4C：怀疑恶性病变的可能性高。形态不规则、边缘浸润的实性肿块和簇状分布的细小多形性钙化灶。恶性率约为 60%。

5 类：高度怀疑恶性，应采取适当的处理措施。恶性检出率的可能性 >95%。本类别包括那些不

需术前活检直接手术的病变。形态不规则星芒状边缘的高密度肿块、段样和线样分布的细小钙化，不规则星芒状边缘肿块伴多形性钙化均归于此类。

6类：已活检证实为恶性，应采取适当的行动。本类别用于经活检证实的、影像检查能够确认的、接受确切治疗前的恶性病变。目的是评价先前活检后的影像变化，或监测手术前新辅助化疗的影像变化。

本 章 小 结

乳腺癌是女性最常见的恶性肿瘤之一，早期发现、早期诊断乳腺癌，对降低乳腺癌的病死率和提高生存率具有举足轻重的作用。各种检查方法的联合使用显著提高乳腺疾病的诊断率。

复 习 题

1. 简述乳腺纤维瘤与乳腺癌的影像学鉴别要点。
2. 简述 BI – RADS 临床分级。

参 考 文 献

[1] 金征宇. 医学影像学. 2 版. 北京：人民卫生出版社，2010.
[2] 马大庆. 影像诊断学. 北京：北京大学医学出版社，2003.
[3] 吴恩惠. 医学影像诊断学. 北京：人民卫生出版社，1993.
[4] 鲍润贤. 中华影像医学：乳腺卷. 2 版. 北京：人民卫生出版社，2010.

第二篇 超声影像学

第一章 超声诊断基础

| 学习目标 |

初步了解超声概念，超声基本物理特性，B 型超声及多普勒超声成像原理及主要特点、局限性等，以便能够更好地理解及合理利用超声影像。

| 核心概念 |

【超声】或称超声波，是指频率在 20 000 赫兹（Hz）以上的高频机械振动波，可在弹性介质中以固有的速度传播。超声属于声波范畴，具有声波的共同物理特性，如传播特性、方向性、衰减特性、多普勒效应等。

【超声反射特点】①大界面对入射超声束产生反射（reflection）现象，界面反射回声强度取决于界面两侧介质的声阻抗（Z_1，Z_2）差异程度，可用声强反射系数（I_R）表达，I_R 与介质声阻抗之间有如下关系：

$$I_R = (Z_2 - Z_1 / Z_2 + Z_1)^2$$

界面反射还具有明显的角度依赖性，随着入射角增大反射回声逐渐减弱直至完全消失。②组织内细微结构小界面对入射超声束产生散射（scattering）现象，散射波向四面八方散射能量，只有朝向探头的散射信号即背向散射（back scatter）才能被接收到，散射是一种特殊的反射。

【多普勒效应】是由奥地利物理学家 Christian Johann Doppler 在 1842 年发现的，它是一种在声波、光波等各种波动现象中普遍存在的物理现象。多普勒效应（Doppler effect）是指声源与反射体之间发生相对运动时，声源的发射频率与反射体接收频率发生变化的现象，是多普勒超声的基础。

| 引　言 |

超声是无创、简便、廉价的影像学检查方法，在临床多系统疾病的诊断和鉴别诊断中发挥着重要作用，超声检查与临床各科关系密切，医务工作者必须对超声影像知识有初步了解，以便能合理应用超声影像检查和正确理解超声报告。

第一节　超声及其基本物理特性

一、超声的概念及产生

　　声波是一种机械振动波。超声（超声波）是指频率在 20 000 赫兹（Hz）以上的高频机械振动波，属于机械能，可在弹性介质中以固有的速度传播。超声属于声波范畴，具有声波的共同物理特性。用于临床诊断的超声频率范围多在 1～15 MHz。

　　有多种方法可以产生超声，医学超声中最常用的是电声转换法中的压电式换能法，即压电效应，电能向声能转换是逆压电效应，声能向电能转换是正压电效应。用压电材料制成的产生和接收超声的装置称为换能器（即超声仪的探头），是超声仪的声源。

二、超声的基本物理量及其之间的关系

　　频率（F）：指在单位时间内声源振动的次数，以赫兹（Hz）表示，1 Hz = 1 次/s，高频率用兆赫兹（MHz）表示，1 MHz = 1 000 000 Hz。

　　声速（C）：指超声在介质中传播的速度，即单位时间内传播的距离，单位为米/秒（m/s）。医学诊断超声在人体组织中的平均传播速度是 1 540 m/s。

　　波长（λ）：是超声在振动一个周期的时间里传播的距离，与频率成反比，单位毫米（mm）。3 MHz 超声波长约 0.5 mm，7 MHz 超声波长约 0.2 mm。频率、声速、波长三者之间的关系如下：

$$C = \lambda \times F$$

三、超声的基本物理特性

（一）方向性和传播特性

　　超声是高频机械波，超声束频率高，波长短，在介质中传播有明显的方向性。表达人体组织介质物理特性的声学物理量是声阻抗（Z），声阻抗与介质的密度和声速有关。超声传播通过两种声阻抗不同的介质接触处称为界面，相对于不同波长被分为大界面和小界面。大界面对入射超声束产生反射（reflection）现象。两种介质的声阻抗（Z_1，Z_2）相同时，超声全部透射过界面，声阻抗不同时，一部分在界面反射，一部分发生透射，反射声能大小即界面反射的回声强度，取决于界面两侧介质的声阻抗差异程度，可用声强反射系数（I_R）表达，I_R 与介质声阻抗之间有如下关系：

$$I_R = (Z_2 - Z_1/Z_2 + Z_1)^2$$

　　当超声遇到声阻抗差很大的界面，如气体与软组织界面，大部分声能被反射，只有极少声能透射，这是超声不能探查肺等含气器官的主要原因。除声阻抗差以外，界面反射还具有明显的角度依赖性，当声束垂直于界面入射时，反射回声最强，增大入射角时反射回声会逐渐减弱甚至完全消失，因此，超声探查时，应尽量保持声束（探头）与检测目标接近垂直。小界面对入射超声束产生散射

（scattering）现象。医学超声诊断中，超声遇到的肝、脾等实质器官或软组织内的细小结构，即散射体，会产生微弱的散射波，散射波向四面八方散射能量，只有朝向探头的散射信号即背向散射（back scatter）才能被接收到，故散射是一种特殊的反射。

（二）衰减特性

声能在介质中传播，随距离增加而减弱的现象称声衰减，声像图表现为回声减弱或消失以至后方出现声影。声能衰减主要原因是声能的吸收、反射、散射和声束扩散。人体不同组织的声能衰减是不同的，一般来说，组织含水越多，声能衰减越小；含胶原蛋白和钙质越多，声能衰减越大。超声在人体组织中传播时的衰减排序是：肺＞骨骼＞肌＞肝＞肾＞乳腺＞脂肪＞血液＞尿液、胆汁。

（三）穿透力和分辨力

超声在人体组织中传播时，能产生有效反射回声的传播距离即是穿透力，主要与超声频率有关，频率越高，声能衰减越大，穿透力越小；分辨力是指超声在人体组织中传播时对目标分辨的能力，受超声频率、超声脉冲宽度、声束宽度、声场位置、探头类型等多种因素影响。

（四）多普勒效应

多普勒效应见本章第二节。

四、B　型　超　声

（一）B 型超声成像原理

B 型成像是将扫查平面内众多界面反射及散射产生的强弱不等回声信号，以不同的亮度进行编码并显示在荧光屏上形成的人体器官组织结构灰阶图像，呈辉度调制型（brightness modulation）二维图像显示，由于显示的帧频足够高，故可以实时动态地观察人体组织结构及其运动。B 型超声显示具有直观、分辨力高、实时显示等优点，为目前临床应用最广的超声检查技术。

（二）人体组织反射回声强度分级及规律

在超声诊断中，通常将组织器官的反射回声划分为以下 4 个等级：

1. 高（强）回声　灰阶图上，呈白亮水平的反射回声，多为纤维组织、钙化灶及骨组织等。

2. 等回声　灰阶图上，处于白亮与黑暗之间水平的反射回声，如正常肝、脾等实质脏器及部分软组织。

3. 低回声　介于等回声与无回声之间的灰暗水平反射回声，如皮下脂肪、淋巴结、肾实质等结构。

4. 无回声　正常情况下，血液、尿液、胆汁等体液内部均匀无声阻抗差异，超声全部透过无反射波，屏幕上呈黑暗区，即无回声。

（三）声像图伪像

声像图伪像是指声像图中回声信息较实际图像增加、减少或失真的现象，超声诊断中需要正确识别伪像并加以利用。常见的伪像有：

1. 混响伪像　也称多次反射伪像，是声束通过两个反射较强的界面时，在两个反射界面之间来回反复传播造成的，声像图表现为平整界面后方等距离排列、回声强度依次递减的反射回声。多见于含气的肺及肠腔表面，膀胱壁等浅表部位（图 2 - 1 - 1）。

2. 镜面伪像　当声束遇到平滑的高反射界面，如声阻抗差很大的膈 - 肺界面，在声像图中，膈下出现真实的影像，膈上出现对称性虚像（彩图 2 - 1 - 1）。

3. 后方回声增强　当声束通过声衰减很小的器官组织或病变，如胆囊、膀胱、囊肿时，其后方回声超过同深度相邻组织的回声，这是由于仪器内部设置的距离增益补偿

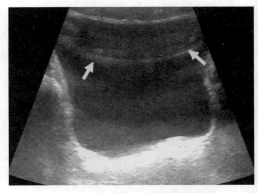

图 2 - 1 - 1　膀胱前壁混响伪像

对于超声进入衰减很少的液体仍起作用所致，可以借此鉴别囊性病变与实性病变（图 2 - 1 - 2）。

4. 声影　超声束遇到强反射或声能衰减很高的结构时，如结石、钙化等，致超声束不能达到其后方，使其后方出现条带状无回声区即声影（图 2 - 1 - 3）。

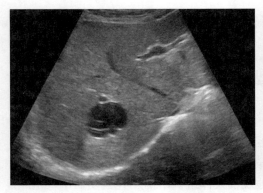

图 2 - 1 - 2　肝囊肿后方的回声增强效应

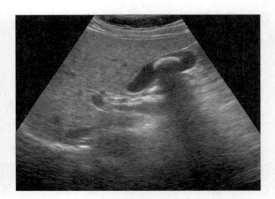

图 2 - 1 - 3　胆囊结石后方的衰减声影

第二节　多普勒超声诊断基础

一、多普勒效应

多普勒效应是由奥地利物理学家 Christian Johann Doppler 在 1842 年发现的，它是一种在声波、光波等各种波动中普遍存在的物理现象。多普勒效应（Doppler effect）是指声源与反射体之间发生相对运动时，声源的发射频率与反射体接收频率之间发生变化的现象。多普勒效应是多普勒超声能够检测心血管内血流的基础。

多普勒效应可用多普勒方程表示：

$$F_D = F_R - F_T = \frac{2VF_T\cos\theta}{C}$$

还可改写为：

$$V = \frac{F_D C}{2F_T \cos\theta}$$

公式中，频移（F_D）指反射体接收频率（F_R）和声源发射频率（F_T）之间的变化；V 为反射体运动速度，C 为声速，超声在人体组织的传播速度相对稳定在 1 540 m/s 左右，一般被视为常量；θ 为声束方向与反射体运动方向间的夹角。因此，可根据多普勒方程计算出血流速度，这是利用多普勒超声仪测定血流速度的基本原理。若保持 V 及 F_T 不变，根据多普勒方程，则频移在很大程度上依赖于声束与血流方向的夹角，从余弦函数的特点可知，在 0°~90°范围内，当夹角超过 60°时，误差迅速增加，故在外周血管血流检测中，多普勒夹角越小越好，最大不应超过 60°，否则会导致测值误差过大。

二、频谱多普勒

频谱多普勒血流检测是对心血管内运动血流的多普勒频移分布进行分析的超声诊断法，分为脉冲多普勒（pulse wave，PW）、连续多普勒（continuous wave，CW）。

PW 只有一个超声换能器（探头），交替发射和接收超声信号，两次脉冲发射的间隔时间称为脉冲重复时间，每秒钟内所发射的脉冲次数称为脉冲重复频率（pulse repetition frequency，PRF），超声换能器通过控制延迟接收时间选择接收不同深度、某一区域的反射信号，达到对靶目标进行定位检测，这种定位探查的能力称为距离选通或距离分辨力，可避免声束上经过的其他血管内血流信号的干扰。PW 受 PRF 所限，检测人体高速血流会发生频谱失真现象（彩图 2-1-2）。

CW 通常有两个超声换能器（探头），两个探头分别连续发射和接收超声信号，沿超声束上的来自不同深度的血流和组织运动多普勒频移都被接收后叠加显示出来，因此，CW 对检测部位没有距离选通或距离分辨力，不能区分层流和湍流。另一方面，由于 CW 的 PRF 与超声发射频率相同达百万赫兹以上，所能检测的血流速度大大超过了人体所需，故检测人体高速血流不会发生频谱失真。

频谱显示是 PW 和 CW 输出的主要形式，临床最常用为流速/频移-时间谱图显示，横坐标 x 轴也称为基线，代表时间（单位 s）；y 轴代表速度/频移（单位 Hz 或 kHz）或速度（单位 cm/s 或 m/s）。血流频谱可以显示血流的方向、速度、性质及时相等信息，频谱定量参数主要包括：收缩期峰值流速、舒张末期流速、平均流速、加速时间、血管搏动指数、血流阻力指数等。

三、彩色多普勒血流成像

彩色多普勒血流成像（colour doppler fluid imaging，CDFI）是在脉冲多普勒基础上发展起来的技术，以解剖结构的灰阶声像图为背景，对感兴趣区域实时多点取样进行多普勒检测，对多普勒频移信号进行处理分析后得到血流的动态信息，将其以伪彩色编码的形式显示后叠加在灰阶图像上的超声成像技术。CDFI 可以快速、直观显示血流方向、血流性质等。实际应用中，CDFI 往往和频谱多普勒结合使用。

CDFI 对血流状态的显示主要是通过彩色类别、辉度及紊乱程度来实现的。彩色类别表示血流方向，通常将朝向探头方向的血流以红色显示，背离探头方向的血流以蓝色显示；彩色辉度代表血流速度，颜色暗代表流速慢，颜色亮代表流速快；彩色紊乱程度显示血流流速离散度即血流性质，当血流为层流时显示为较单一均匀颜色，当血管狭窄时，狭窄段血流为流速高低不同、方向杂乱无章的湍流，在彩色多普勒血流图中通过加绿色来表示湍流，根据三原色原理：红色、蓝色与绿色相加分别呈现黄色或青色，彩色越亮表示血流紊乱程度越重，狭窄严重的湍流区呈红、蓝、绿、青、黄、白等五彩镶嵌样血流（彩图 2 – 1 – 3）。

现代多普勒超声诊断仪是在 B 型实时二维灰阶成像基础上，融入了频谱多普勒、彩色多普勒等技术，故常被称为"彩超"，彩超于 20 世纪 80 年代以后开始普及并日臻完善，由于能提供检测目标的血流信息，使超声诊断适用范围不断扩大，近年来加之超声新技术不断涌现，超声诊断水平日益提高，已成为临床首选的影像检查方法。

本 章 小 结

本章简要介绍了超声及相关基本概念，超声基本特性，B 型、频谱多普勒及彩色多普勒超声成像原理及主要特点等，使学员初步了解医用超声影像学知识，达到更好得理解及合理应用的目的。

复 习 题

1. 简述超声的概念。
2. 简述超声界面的反射特点。
3. 简述 B 型超声成像的基本原理。
4. 简述声能衰减的含义及规律。
5. 简述多普勒效应的内容。
6. 简述 PW 和 CDFI 的特点。

参 考 文 献

[1] 何文. 颈动脉彩色多普勒超声与临床. 北京：科学技术文献出版社，2007.

[2] 袁光华，张武. 超声诊断基础与临床检查规范. 北京：科学技术文献出版社，2004.

[3] 唐杰，温朝阳. 腹部和外周血管彩色多普勒诊断学. 3 版. 北京：人民卫生出版社，2007.

[4] 徐智章，张爱宏. 外周血管超声彩色血流成像. 北京：人民卫生出版社，2002.

[5] 李治安. 临床超声影像学. 北京：人民卫生出版社，2003.

[6] 张缙熙. 新编超声诊断问答. 北京：科学技术文献出版社，2003.

（张红霞）

第二章

消化、泌尿、呼吸系统

| 学习目标 |

1. 通过学习消化、泌尿及呼吸系统常见疾病的超声表现能够系统掌握其中常见疾病的超声特点。

2. 理解并掌握超声检查在消化、泌尿及呼吸系统常见疾病中的适用范围。

| 核心概念 |

【小肝癌】指单个结节直径<3 cm 或多个结节不超过 2 个，相邻两个结节直径之和在 3 cm 以下的肝癌。小肝癌中超声声像图大多呈圆形或椭圆形，边界清晰，但内部回声各异，以低回声为主。小肝癌病灶内部及周边血供较丰富，血流速度及阻力指数明显偏高。

【牛眼征】也称为"靶环征"，是转移性肝癌的特征性表现，即瘤体内部呈高回声，周围可见较宽的无回声环，其内缘与外缘分界清晰，似牛眼状，故称为"牛眼征"。

| 引　言 |

消化、泌尿及呼吸系统疾病繁多，超声具备操作简便、实时、无创、可重复性强及经济实用，而且容易被患者接受等特点，是此类疾病的主要检查及诊断方法。

第一节　消化系统常见疾病

一、肝

超声诊断是肝疾病的首选影像学诊断方法。其目的主要在于：① 确定肝内占位性病变并提示定性、定位诊断；② 对某些弥漫性肝疾病或肝弥漫性疾病的某个阶段作出明确诊断。

（一）肝的正常解剖及超声声像图

正常肝的外形在肝横切面上近似楔形，右侧厚而大，为楔底，左侧小而薄，为楔尖。正常肝轮廓光滑、整齐，轮廓线是由含纤维结缔组织的肝包膜形成的，呈一条线状纤细、光滑强回声围绕整个肝脏。在肝膈面肝轮廓线与腹膜线状回声之间有微小的间隙。二者易分辨，而肝顶部的肝轮廓线与顶部膈肌粗带状强回声间的间隙常不明显，二者不易分辨。正常肝实质灰阶呈中等细小点状回声，分布均匀。肝内管道结构呈树状分布，肝内门静脉管壁回声较强，壁较厚，可显示至三级分支。肝静脉管壁回声弱，壁薄，可显示一至二级分支，肝内胆管与门静脉平行伴行，管径较细，均为伴行门静脉内径的 1/3，位于肝门处的肝动脉常显示，穿行于门静脉和胆管之间。彩色多普勒检查，肝内门静脉血流为入肝流向，而肝静脉为离肝血流，肝动脉为花色高速血流。脉冲多普勒检查，肝内门静脉呈持续平稳频谱，随呼吸略有波动，肝静脉呈三相波型频谱，肝动脉呈高阻动脉频谱。

1. 肝右叶最大斜径标准测量断面见图 2 - 2 - 1。

正常值：9. 97 ~ 14. 33 cm（95% 的正常值范围）

2. 肝左叶上下径及前后径的标准测量断面见图 2 - 2 - 2。

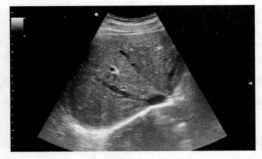　　　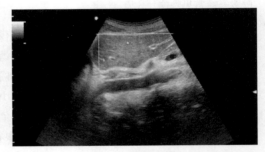

图 2 - 2 - 1　肝右叶最大斜径标准测量断面　　　图 2 - 2 - 2　肝左叶上下径及前后径的标准测量断面

正常值：上下径（a）：4. 02 ~ 8. 3 cm（95% 的正常值范围）
　　　　　前后径（b）：4. 14 ~ 7. 4 cm（95% 的正常值范围）

3. 肝库氏（Couinand）分段法见图 2 - 2 - 3。

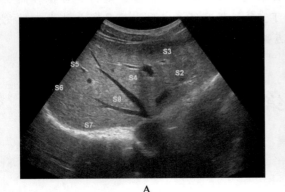　　　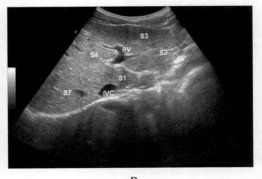

A　　　　　　　　　　　　　　　　B

图 2 - 2 - 3　肝库氏分段法

S1：尾状叶；S2：左外叶上段；S3：左外叶下段；S4：左内叶；S5：右前叶下段；
S6：右后叶下段；S7：右后叶上段；S8：右前叶上段；PV：门脉；IVC：下腔静脉

（二）肝疾病

1. 脂肪肝

【超声表现】

根据肝声像图特点分为三度。

（1）轻度脂肪肝：肝形态大小基本正常，边缘较锐，肝表面尚清晰，实质回声呈密集"细点"状，前场增强、远场衰减不明显或轻度衰减，后缘轮廓尚清楚，肝内管道结构显示尚清，或血管偏细。

（2）中度脂肪肝：声像图则介于轻、重度之间，肝右叶肋下斜径增大，肝缘略钝，肝实质回声细密增强，远场1/2衰减，后缘轮廓隐约可见，肝内血管网络细少但可辨认。

（3）重度脂肪肝：肝增大，形态饱满，边缘明显变钝，实质回声明显细密增强，前场呈"云雾"状，远场2/3衰减为低回声或无回声，后缘轮廓显示不清（图2-2-4）。

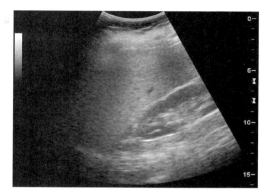

图2-2-4 脂肪肝超声声像图

【临床意义】

根据声像图对脂肪肝作出诊断，对不同病因引起的脂肪肝不能作鉴别。

2. 病毒性肝炎

【超声表现】

（1）急性肝损害期：声像图表现为肝稍增大或正常大小，实质弥漫性回声偏低，密集模糊，管壁回声增强。胆囊表现为不同程度缩小，壁明显增厚水肿，囊腔内胆汁少，甚至无胆汁。胆系管壁增厚回声增强，肝内胆管可稍扩张。

（2）慢性肝炎期：超声声像图表现为肝实质密集稍粗，回声增强，分布欠均匀，包膜不同程度皱缩，门静脉不同程度扩张。胆囊体积正常或增大，壁毛糙增厚。慢性肝炎病变是一个慢性损害过程，超声诊断有局限性。

【临床意义】

超声检查诊断慢性肝炎其敏感性和特异性均较低，对于慢性肝炎的诊断，超声检查结果只能作为一种参考资料。超声检查对急性肝炎，特别是急性肝炎早期有一定诊断价值。超声引导下肝穿刺活检给临床提供了安全的肝组织标本。

3. 淤血性肝病 淤血性肝病是右心衰竭下腔静脉回流受阻，继而肝静脉回流受阻而引起的肝淤血。

【超声表现】

肝体积增大，为左、右叶普遍性增大，形态饱满，边缘钝。肝静脉内径明显增宽，并可见到肝静脉搏动，下腔静脉内径明显扩张。在吸气时，其内径较少改变，肝实质回声可无改变或回声略增粗，分布均匀。

【临床意义】

（1）鉴别由其他原因引起的肝大：淤血性肝大以肝静脉及下腔静脉内径明显扩张为特点，而肝炎所致肝大，肝静脉内径变细。

（2）观察急性右心衰竭疗效：肝体积及肝静脉压相关，故通过测量肝各径线及肝静脉内径作右心衰竭疗效判断。

4. 肝硬化

【超声表现】

（1）肝硬化早期在超声图像上表现不明显或缺乏特异性，仅表现为肝增大或正常大小。

（2）晚期表现为肝体积缩小，以右叶萎缩更明显，外形不规则；实质增粗、强弱不等，分布不均匀见短小粗线状增强回声，呈虫蚀样改变；包膜呈锯齿状或波浪状；肝静脉走行不规则，肝静脉变细甚至显示不清；门静脉系统扩张，彩色多普勒显示门静脉血流速度变慢，甚至出现反流，肝动脉血流速度增快。胆囊不同程度增大，壁毛糙增厚，水肿。胆汁淤积性肝硬化则可见胆管壁回声增强，若为胆道梗阻引起，则肝内外胆管可见结石声像。严重肝硬化可出现门静脉高压征象，包括门静脉系统侧支形成，脾大，实质回声增粗，脾静脉扩张；部分病人显示腹腔深度不同的无回声区（腹水形成）（图2-2-5）。

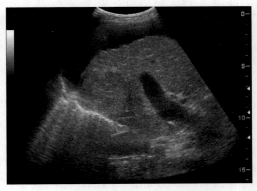

图2-2-5 肝硬化腹水超声声像图

【临床意义】

超声对早期肝硬化的诊断需要结合临床及其他检查，典型肝硬化超声容易诊断。

5. 肝囊肿

【超声表现】

单纯性肝囊肿典型声像图特点为肝实质内可见无回声区，呈圆形或椭圆形，具有完整囊壁，壁薄、光滑，与周围肝组织的境界清楚，后壁光整，回声增强，两侧壁常回声失落，囊肿后方呈增强效应，两侧伴有侧影（图2-2-6）。

【临床意义】

超声检查为确诊肝囊肿的首选方法。对于巨大肝囊肿可在超声引导下进行肝囊肿穿刺硬化治疗。

6. 肝脓肿

【超声表现】

（1）肝内炎症期：此期病理特征为肝局部炎性充血、水肿及肝细胞局灶性坏死；超声表现为边界不清的不均质低回声区。此声像图表现并无特异性，必须密切结合临床并作动态观察才有诊断意义，否则极易误诊。

（2）脓肿形成期：① 低回声内有蜂窝状无回声或肝内无回声区内见游离点状回声；② 脓肿边界清晰，壁较厚，内壁不光滑；③ 后方回声增强，内壁凹凸不平，而肝脓肿虽有厚壁及脓腔形成，但一般无光滑的包膜回声。

（3）吸收恢复期：此期病理特征为脓腔壁新生肝组织和肉芽组织生长，脓腔逐渐缩小，脓液被吸收。声像图表现为脓肿内部无回声区明显减少或消失，代之以斑片状或条索状高或低回声（图2-2-7）。

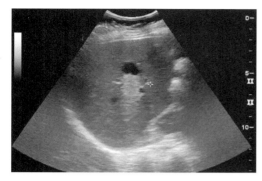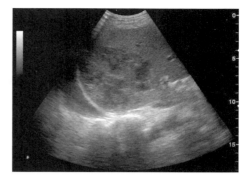

图2-2-6　肝囊肿超声声像图　　　　　图2-2-7　肝脓肿超声声像图

【临床意义】

超声是诊断肝脓肿首选而敏感的方法，超声引导下对已液化的肝脓肿进行穿刺引流治疗效果良好。

7. 肝血管瘤

【超声表现】

（1）强回声或低回声，内部回声欠均匀，多呈网络状改变或管道状回声；多呈圆形或类圆形，边界清晰；部分血窦大者声像图上可见小的圆形无回声区。

（2）彩色多普勒：部分肝血管瘤周边及内部未见明显血流信号，部分可见斑点状或短棒状血流信号，大的混合性血管瘤周边及内部见枝状血流（图2-2-8）。

【临床意义】

超声诊断肝血管瘤因其敏感性和特异性均较高而列为诊断该病的首选影像学方法，它能准确给出肝内血管瘤的位置、数目及大小。

8. 原发性肝癌

【超声表现】

（1）原发性肝癌超声声像图主要特征：① 肝癌多呈圆形、类圆形，瘤体较大时呈不规则形；② 肝实质回声不均匀，瘤体回声可见低回声型、高回声型、等回声型、混合型回声；③ 肝内管道系统绕行或中断、走向不清；④ 门脉增宽常伴有栓子形成（图2-2-9）。

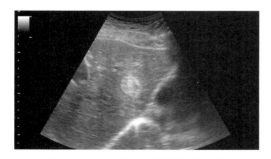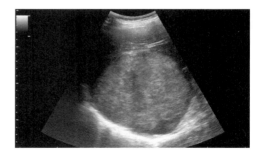

图2-2-8　肝血管瘤超声声像图　　　　　图2-2-9　肝癌超声声像图

（2）弥漫性肝癌超声声像图特征：① 肝显著弥漫性肿大，以右叶明显，形态失常；② 肝被膜凹凸不平、呈锯齿状，可有局限性隆起或结节状改变；③ 肝内结构紊乱，回声不均，呈弥漫性小结节分布，以不均匀低回声多见。

（3）小肝癌是指单个结节直径＜3 cm 或多个结节不超过 2 个，相邻两个结节直径之和在 3 cm 以下的肝癌。小肝癌超声声像图大多呈圆形或椭圆形，边界清晰，但内部回声各异，以低回声为主。小肝癌病灶内及周边血供较丰富，血流速度及阻力指数明显偏高。

【临床意义】

（1）确诊肝癌存在，对肿瘤进行确切定位及临床分期。

（2）为早期肝癌筛选的主要方法之一，目前超声可发现 1 cm 甚至 1 cm 以下的小肝癌。

9. 转移性肝癌

【超声表现】

转移性肝癌以多发性结节为主，常有晕圈；特征性表现是"靶环征"和"牛眼征"，即瘤体内部呈高回声，周围可见较宽的无回声环，其内缘与外缘分界清晰，似牛眼状。结节回声多样化，有高回声型，低回声型，混合回声型；以低回声型最多见，尤其以肺癌和胃癌为主，胆管癌、胰腺癌、乳腺癌、鼻咽癌也多为低回声型；其次为高回声，以直肠癌、结肠癌为主。同一种原发灶、同一种组织学的转移癌可以表现为多种不同的回声类型。转移性肝癌以瘤周供血为主，结节内部呈少血管型，转移性肝癌很少合并肝硬化，门静脉癌栓远比原发性肝癌少见（图 2 - 2 - 10）。

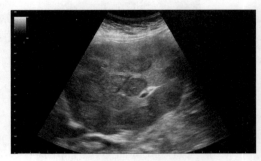

图 2 - 2 - 10　转移性肝癌的超声声像图

【临床意义】

确诊原发性肝外的恶性肿瘤患者是否有肝内转移，对肿瘤临床分期和治疗方案提供了主要的依据。

二、胆　　囊

（一）胆囊的正常解剖及超声声像图

胆囊超声检查时被检查者须禁食 8 h 以上。

胆囊测量的标准断面正常值：长径小于 10 cm，横径小于 3.5 cm。胆囊壁空腹状态下小于 3 mm。

（二）胆囊疾病

1. 胆囊结石

【超声表现】

（1）典型胆囊结石超声表现的三个特征：① 胆囊腔无回声区内的强回声；② 强回声后方伴干净的声影；③ 结石随体位改变而移动（图 2 - 2 - 11A）。

（2）非典型的胆囊结石声像图表现：① 充满型结石：胆囊失去正常的形态与轮廓，胆囊内的液性透声消失，出现"囊壁—结石—声影"三联征（图 2 - 2 - 11B）；② 胆囊颈部结石：胆囊颈部强回声，后方伴声影，结石活动度差；③ 泥沙样结石：胆囊后壁沉积多发的强回声带，后方伴声影，随体位改变可移动。

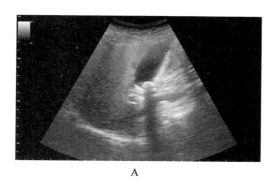
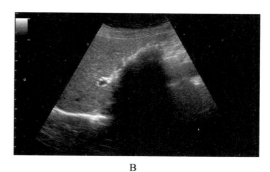

A   B

图 2 - 2 - 11 胆囊结石

A. 胆囊结石超声声像图；B. 充满型胆囊结石超声声像图

【临床意义】

超声诊断胆囊结石是首选的影像学检查方法，其诊断准确率达 95%。

2. 胆囊炎

【超声表现】

（1）急性单纯性胆囊炎超声表现为胆囊内发现结石、胆囊壁增厚（>3～5 mm）呈双层水肿，胆囊周围积液。急性坏疽性胆囊炎与急性单纯性胆囊炎的许多超声特征是重叠的。

（2）坏疽性胆囊炎的超声表现是腔内漂浮膜状结构（代表脱落的黏膜）、胆囊壁内或腔见气体回声、壁的高回声和低回声线状区交替存在（胆囊壁中断）、胆囊周围积液（脓肿形成）。

（3）慢性胆囊炎最常见的超声表现为胆结石，胆囊壁毛糙、增厚，胆囊可以缩小。

【临床意义】

超声检查根据胆囊大小、形态、囊壁增厚、胆汁透声性等信息为临床诊断胆囊炎提供证据，但总的来讲超声检查法对胆囊炎的诊断特异性远不如胆囊结石高，尤其是对慢性胆囊炎的诊断。

3. 胆囊腺瘤

【超声表现】

胆囊大小形态一般正常，腺瘤呈中等或高回声结节，自胆囊壁向胆囊腔隆起，好发于颈部及底部。平均体积较胆固醇性息肉大，基底较宽，且有彩色血流信号，脉冲多普勒检测到低速低阻动脉血流。

【临床意义】

现代高分辨力超声仪，特别是高彩色灵敏度及高彩色信噪比，大大提高了超声诊断该病的特异性。目前超声成为诊断此病的首选影像学诊断方法。

4. 胆囊癌

【超声表现】

（1）二维超声检查能直观显示胆囊肿大或缩小，胆囊壁厚度等，并可发现肿瘤有无转移灶、有无淋巴结肿大。

（2）根据胆囊癌的病理特征可将超声声像图分为以下四型：① 厚壁型：胆囊壁局限型或弥漫型不均匀增厚，内壁不光整；② 实块型：胆囊腔内液性暗区消失，腔内充满等回声的肿块影，胆囊与肝分界不清；③ 覃伞型：基底宽而边缘不整齐的覃伞样团块突入胆囊腔，呈低回声或等回声，常见多发，可连成一片，单发病灶以乳头状为基本图像；④ 混合型：认为是厚壁型和覃伞型特征的混合

（图 2 - 2 - 12）。

（3）在肿块内和胆囊壁内出现高速动脉血流信号，是原发性的胆囊癌区别于良性肿块和转移癌的重要鉴别特征。

【临床意义】

超声检查诊断实块型、混合型和部分隆起型（覃伞状、圆球形）具有较高的特异性和敏感性，且能判断是否有肝内局部转移、淋巴结转移，对临床分期提供资料。然而对厚壁型及结节状隆起型，特别是早期胆囊癌则存在一定的假阴性。

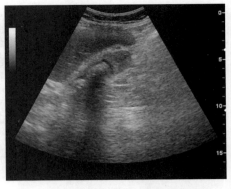

图 2 - 2 - 12　胆囊癌二维超声声像图

三、胰　　腺

（一）胰腺的正常解剖及超声声像图

1. 胰腺形态　胰腺横切面时，呈蝌蚪形、哑铃形或腊肠形，边界整齐、光滑，纵切时，胰头呈椭圆形，胰体呈近似三角形，胰尾呈梭形或菱形（图 2 - 2 - 13）。

2. 正常值　目前多数作者认为：胰头 < 2.0 cm；胰体、尾 < 1.5 cm，主胰管内径 < 0.3 cm。

（二）胰腺疾病

1. 胰腺炎

【超声表现】

（1）急性水肿型胰腺炎：超声声像图表现为胰腺不同程度肿大，以前后径（厚度）肿大为主，多数呈弥漫性肿大，胰腺边缘大多规整，清晰，多呈较均匀的低回声，少数主胰管扩张。当炎症细胞浸润较重时，胰腺周围炎症渗出，超声表现为胰腺周围有液性区，后壁及后部回声增强（图 2 - 2 - 14）。

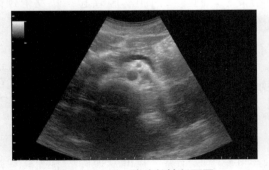

图 2 - 2 - 13　胰腺长轴断面图

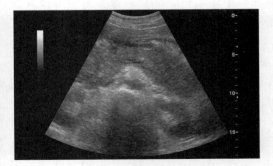

图 2 - 2 - 14　急性胰腺炎超声声像图显示胰腺肿大

（2）急性出血坏死型胰腺炎：超声声像图表现为胰腺重度弥漫性或局限性肿大，形态失常，边界模糊不清，表面不规则；胰腺内部出现不均匀的低回声液化坏死区和片状强回声出血灶，在胰腺周围部可探到局限性或大范围不规则无回声或低回声区，其内可见少量絮状或条索状中等回声。

急性胰腺炎患者有时腹腔内产生大量积气，超声检查时呈气体全层反射，胰腺常无法显示，也是超声检查急性胰腺炎的间接征象。

（3）慢性胰腺炎：超声声像图表现为胰腺体积正常或缩小，边缘不光整、呈锯齿状或小结节状，部分患者呈局限性隆起；胰腺内部回声不均匀、增强，有时可见囊肿样声像图；主胰管呈不规则扩张型，40%～74%患者合并主胰管内结石。

【临床意义】

超声诊断慢性胰腺炎，特别是仅表现为胰腺回声增强的慢性胰腺炎较为困难，但当伴有胰管结石及扩张时，则超声诊断慢性胰腺炎的价值大为增高。

2. 胰腺癌

【超声表现】

（1）胰腺癌主要超声声像特征是：①直接征象：胰腺形态失常，局限性或弥漫性增大。肿块内部回声多数为低回声，或中间夹杂不均质点状回声，后方超声可衰减，少部分呈强弱不等回声或偏强回声。肿块边界不清晰，轮廓不整，部分呈蟹足样浸润。当肿块较大时，中心易液化、坏死，超声呈混合性回声。彩色多普勒超声显示肿块内散在星点状或短线状血流信号，胰腺周围血管常因肿块挤压变形、移位形成彩色环使肿瘤边界更清晰。②间接征象：肿块压迫周围脏器，使十二指肠扩大，肝、脾、胃等受压移位；压迫血管、胆管、胰管等引起梗阻，胆道扩张，胰管扩张，门静脉受压变扁或移位，肠系膜上静脉受压移位等。

（2）晚期胰腺癌常有转移征象，淋巴转移较早发生，血行播散常有肝转移。

【临床意义】

超声对于肿块大于 1 cm 并向胰腺外突出的胰腺癌诊断的正确率较高，但对于肿块小于 1cm 且不向胰腺外突出的胰腺癌，尤其是胰腺钩突癌、胰体、尾癌诊断的敏感性和特异性均较差。由于胰头癌在整个胰腺癌中占 3/4，故超声可作为诊断及早期胰腺癌筛选的首选方法之一。

四、脾

（一）脾的正常解剖及超声声像图

超声检查脾主要用于：测量脾大小，诊断脾大；确定脾内占位病变，并提供定性诊断。冠状断面（图2-2-15）。

正常值：脾厚径：男性<4 cm，女性<3.8 cm。

长径：8～12 cm。

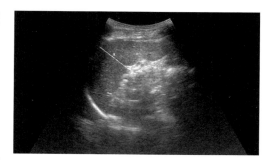

图2-2-15　正常脾测量超声切面图

（二）脾疾病

1. 脾肿瘤　脾的良性肿瘤以脾血管瘤多见；脾恶性肿物临床少见，原发性肿瘤以淋巴组织恶性肿瘤较多见，另外以转移性为主。原发性脾肿瘤往往表现隐匿，症状轻微。

脾血管瘤为脾实质内圆形或类圆形不均质强回声，少数为弱回声，边界清晰，边缘不光滑，内部显示小的无回声区和强回声间隔，呈网格样改变；彩色多普勒超声显示血管瘤周围或内部可有脾动脉或脾静脉分支绕行或穿行。

多数淋巴瘤患者具有脾大，以多发低回声结节为特点。

脾转移瘤根据病理组织分类，其原发脏器依次为乳腺、卵巢、肺、皮肤及胃等。转移癌的声像图多样化，这可能与原发肿瘤的特性有关。

2. 脾脓肿 脾具有很强的吞噬作用，故脾脓肿少见；脾脓肿一般为继发性感染，多为血源性，也可由脾周围器官感染直接播及或经淋巴道感染。

脓肿灶的声像图：病程初期，病变区是分布不均匀的低至中等回声，边界模糊。中期脓肿出现坏死、液化，表现为液性与实性混合回声；脓肿形成界限明显的无回声区，壁较厚，内缘不规则，其内有散在的小点状回声，无回声区偶可见气体回声，后方呈慧星尾征（图 2 - 2 - 16）。

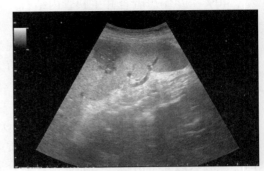

图 2 - 2 - 16 脾脓肿超声声像图

3. 脾梗死 脾是较容易形成梗死的脏器，梗死通常是由于脾动脉分支堵塞引起。小的梗死灶多为楔形，底朝被膜；较大者形态不规则。

超声声像图表现为脾实质内楔形或不规则形的低回声区，边界清晰，内见自然分布、朝向脾门方向的高回声等号状结构。彩色多普勒均表现为低回声区内血流信号稀疏或消失。

第二节 泌尿系统常见疾病

一、肾

（一）肾的正常解剖及超声声像图

正常肾冠状面超声声像见图 2 - 2 - 17。

肾长 9 ~ 12 cm，宽 4 ~ 6 cm，肾实质厚 1.5 ~ 2.5 cm。

（二）肾疾病

1. 肾结石

【超声表现】

（1）肾结石典型的声像图：表现为强回声团后方伴声影。大结石可占据整个肾盂，肾集合系统内呈一片强回声；若肾盂有不同程度的积水，在肾实质与结石之间可见条状或带状无回声区（图 2 - 2 - 18）。

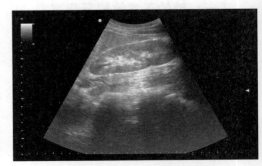

图 2 - 2 - 17 肾冠状面超声声像图

（2）输尿管结石：较小的输尿管结石超声难以发现；较大结石超声表现为肾窦分离扩张，扩张的输尿管突然中断，管腔内显示强回声团，与管壁分界清楚，后方伴声影（图 2 - 2 - 19）。

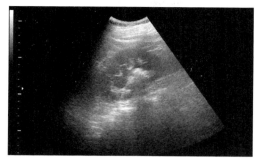

图 2 - 2 - 18　肾结石超声声像图

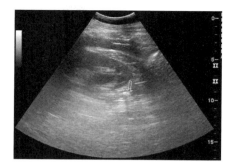

图 2 - 2 - 19　输尿管结石超声声像图

【临床意义】

肾及输尿管结石通常以 X 线平片作为初查，当诊断困难时行超声、尿路造影检查。超声通常可以显示输尿管及肾盂积水。

2. 肾癌

【超声表现】

肾癌的声像图表现为肾实质内异常回声团块，内部回声均匀或不均匀，由病变的分化状态与组织有无破坏而定；因肿瘤出血、坏死，囊性变以及钙化等并发症超声可表现为低回声、稍高回声或混合回声。肿瘤常呈圆形、椭圆形或不规则形；有可分辨的界限，立体感强。肿瘤内部可见血流丰富型和少血流型，肿瘤周边表现为血管绕行受压移位现象（图 2 - 2 - 20）。

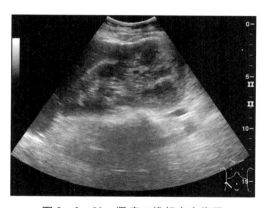

图 2 - 2 - 20　肾癌二维超声声像图

【临床意义】

超声表现典型者结合临床症状可以明确诊断，超声并且可以进行肿瘤分期。

二、膀　　胱

（一）膀胱的正常解剖及超声声像图

膀胱为贮尿器官。膀胱壁由肌层、黏膜下层和黏膜层构成。检查前需饮水至膀胱充盈为止。充盈的膀胱内部呈均匀无回声，壁完整光滑。

（二）膀胱常见疾病

1. 膀胱结石　典型膀胱结石声像图表现为仰卧位膀胱三角区单个或多个强回声团，后方伴声影；改变体位检查时膀胱结石向重力方向移动（图2－2－21）。

2. 膀胱癌

【超声表现】

（1）超声声像图：为膀胱壁突向膀胱腔内，呈乳头状或菜花状结节，肿瘤常呈低一等回声，边缘不整齐，基底部较小；部分结节呈中等一高回声，内部回声不均，边界不规则，基底部较宽，肿瘤侵及肌层时，膀胱壁连续性中断，回声杂乱（图2－2－22）。

（2）彩色多普勒：显示直径＞1 cm的肿瘤基底部和瘤内均见条状、线状或点状血流信号。

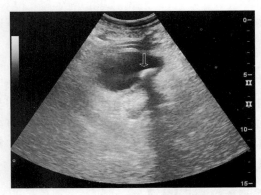　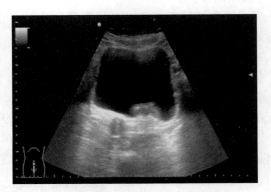

图2－2－21　膀胱结石超声声像图　　　　　图2－2－22　膀胱癌二维超声声像图

【临床意义】

在无创性检查中，超声是膀胱肿瘤影像诊断的首选方法。超声对于小病变和位置隐蔽者与术后随诊中的早期检查有一定难度，不及膀胱镜检查；对于膀胱肿瘤的病理性质的确定仍然需要组织学检查。

第三节　呼吸系统常见疾病

一、胸　壁　疾　病

（一）胸壁炎症疾病

常见的胸壁结核（脓肿）：超声可显示较小的胸壁脓肿，准确定位，判断对胸壁各层的浸润情况。早期病灶较小，内部呈不均匀低回声，逐渐增大沿肋间形成梭形，并可有点状钙化。脓肿较大时，穿破肋间肌，在皮下及胸膜外形成脓肿，但是肋骨结构尚保持完整。脓肿晚期脓肿穿破胸膜，与胸腔相同、侵袭肋骨或胸骨时，可见骨皮质不规则变薄、回声中断或消失。

（二）胸壁肿瘤

常见的胸壁肿瘤有脂肪瘤、纤维瘤、血管瘤、神经鞘瘤等，其中最常见的为脂肪瘤。简单介绍胸壁脂肪瘤的超声特点。超声检查呈等回声，内部回声不均匀伴较多线状高回声，边界清晰或不清，皮下脂肪瘤呈扁盘形，位于肋间者可呈哑铃形，部分向外延伸至筋膜下，部分凸向胸内。

二、胸 膜 疾 病

（一）胸腔积液

按发生机制分为渗出液和漏出液。因胸膜感染和各种刺激引起的胸腔积液为渗出液胸腔积液；因肝肾疾病和心功能不全引起的为漏出性胸腔积液。胸膜腔内脓性渗出液称脓胸。

【超声表现】

（1）游离积液：均表现为无回声，游离性胸腔积液因重力作用，一般均聚积在肺底部，量较多时，可见呈楔形的受压肺组织，因积液性质不同，其内可见点状、线状或条状回声。

（2）包裹性胸腔积液：呈半圆形或扁平状无回声，位于肺的强回声与胸壁间；肺叶间积液超声显示较困难。胸腔积脓称为脓胸，积血称为血胸。

【临床意义】

超声可指导穿刺引流、注射药物治疗；鉴别是胸膜增厚、肺实质性病灶、胸腔积液或包裹性积液。

（二）胸膜肿瘤

原发性胸膜肿瘤中以间皮瘤最常见，其他如纤维瘤、脂肪瘤、血管瘤较少见。转移性胸膜肿瘤较原发性多见，常为肺癌、食管癌、纵隔恶性肿瘤、乳腺癌等经血行转移或直接侵犯。下面简单介绍间皮瘤。

【超声表现】

（1）局限性间皮瘤：与胸壁连接呈圆形或扁平形，有完整的包膜回声，内部为较均匀的实性低回声，有时可见小的囊性变产生的无回声区和钙化强回声。

（2）弥漫性恶性间皮瘤：在胸膜增厚的基础上，可见多中心，大小不等的低回声肿块隆起，表面凹凸不平。较大的肿瘤内部回声不均匀，发生坏死、出血时可有灶性无回声区，肿瘤后方多有衰减，与胸膜分界不清。常有血性胸腔积液。

【临床价值】

胸膜间皮瘤和转移性胸膜肿瘤的声像图缺乏特异性，应与包裹性胸腔积液，石棉肺的胸膜斑和弥漫性胸膜增厚、恶性淋巴瘤等鉴别。定性诊断需依靠穿刺活检。

三、肺 部 疾 病

正常肺或被肺组织所围绕的肺内病变，因肺组织气体遮挡，超声束无法进入，只有肺内病变接近胸壁时或大片肺实变、不张、有胸腔积液存在肺被压缩时，才能显示肺内的相应病变。

肺癌

【超声表现】

肺癌肿块呈结节状或不规则类圆形团块，内部呈实质性低回声或等回声，轮廓清晰，肿瘤的肺侧边缘回声不减弱，并可有轻度增强。阻塞的肿瘤呈结节状，较均匀低回声，边界清楚，位于实变肺接近肺门的一端；或为不均匀大的高回声团，占据实变肺的一部分。肺癌病灶周围可检出低速、低阻搏动性血流或连续性低速血流及出现动静脉瘘血流信号。

【临床价值】

超声对早期肺癌、弥漫性及中心型肺癌难以显示，唯有对邻近胸壁的周围型肺癌，肿瘤与脏层胸膜间肺组织较薄 < 1.0 cm，或发生阻塞性肺炎以及合并胸腔积液者，超声才能穿透并显示肿瘤病灶。

本 章 小 结

本章系统地阐述了消化、泌尿及呼吸系统常见疾病的超声表现及超声在此类疾病的临床应用价值，为读者全面了解及判断各种超声声像图在常见疾病诊断上的意义。

复 习 题

1. 淤血性肝病的超声表现是什么？
2. 肝硬化的超声表现是什么？
3. 简述肝脓肿的超声分期。
4. 肝血管瘤与肝癌的超声诊断有哪些不同？
5. 简述小肝癌的概念。
6. 简述典型胆囊结石的超声表现。
7. 胆囊癌根据超声表现分哪几型及分别的超声表现。
8. 简述胰腺癌的超声声像图特征。
9. 简述肾癌的超声表现。

参 考 文 献

[1] 吴恩惠. 医学影像学. 4版. 北京：人民卫生出版社，2002.
[2] 周永昌，郭万学. 超声医学. 5版. 北京：科学技术文献出版社，2006.
[3] 袁光华，张武，简文豪，等. 超声诊断基础与临床检查规范. 北京：科学技术文献出版社，2004.
[4] 李治安. 临床超声影像学. 北京：人民卫生出版社，2003

（邬冬芳）

心血管系统

| 学习目标 |

1. 熟悉心脏解剖与超声切面的对应结构。
2. 理解超声测量的意义。
3. 掌握疾病的超声表现。

| 核心概念 |

【M 型超声二尖瓣波群】正常人二尖瓣前叶舒张期开放，在 M 型曲线上表现为向前运动形成 E、A 两峰，收缩期瓣叶关闭，形成一缓慢向前的 CD 段关闭线。二尖瓣后叶活动曲线与前叶相反，互为镜像，舒张期向下两峰分别为 E′、A′峰。由于二尖瓣后叶较短，曲线运动幅度较前叶为低。

【17 节段分段法】将长轴分为三段，从二尖瓣瓣环水平至乳头肌尖端为基底段、从乳头肌尖端至乳头肌根部为中间段、乳头肌根部以下为心尖段。短轴切面左心室基底段及中间段分为前壁、前侧壁（侧壁）、后侧壁（后壁）、下壁、前室间隔及后室间隔共 12 段。左心室短轴心尖段分为前壁、侧壁、室间隔、下壁 4 段，左心室心尖没有心腔的心肌为第 17 节段。总数是 17 段。

【“城墙样”改变】二尖瓣狭窄后瓣叶的活动度明显减低，EF 斜率减低甚至消失，呈“城墙样”改变，前、后叶同向运动。

【大心腔、小开口】扩张型心肌病的形态学表现，心腔扩大，室壁运动幅度普遍减低，二尖瓣开放幅度减低，瓣口相对缩小，EPSS 增大。

【左向右分流】先天性心脏病中，凡有缺损或异常交通口时，左心压力高于右心时血流自左心流向右心。按部位分为房水平、室水平、大动脉水平左向右分流。

| 引　言 |

　　心血管疾病从 20 世纪 90 年代起持续成为我国居民首位死亡原因。WHO 全球健康报告显示，如果不加以控制，到 2030 年

我国冠心病患病率要比 2000 年增加 3.7 倍。无论是先天性心脏病还是后天获得性心脏病,诊断、治疗不力都会给社会和家庭带来沉重的负担。如何在早期发现、预防心血管疾病是医务工作者面临的重大社会使命。超声是一项无创、无痛、简便易行的检查手段,现在被广泛应用于临床排查、诊断疾病。尤其是超声心动图的动态二维、彩色多普勒等技术将心脏内部结构的变化与心功能衍变紧密联系起来,使用超声心动图动态观察,可以帮助医生、医学生理解、掌握机体的病理生理变化过程。

第一节　超声心动图常规切面与心脏解剖

一、二维超声心动图

(一) 左心长轴切面

图像偏左侧由前至后依次为:胸壁、右心室前壁、右心室、室间隔、左心室、左心室后壁。图像偏右侧由前至后依次为:右心室流出道、升主动脉和左心房。图像正中为主动脉根部(腔内附着右冠瓣及无冠瓣)和窦部,以及后方的二尖瓣前叶、后叶、冠状静脉窦(图 2-3-1)。

正常主动脉根部前壁与室间隔相延续,后壁与二尖瓣前叶呈纤维连续。

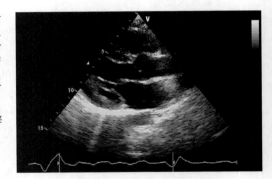

图 2-3-1　左心长轴切面

(二) 心底短轴切面

主动脉呈圆形位于图像中央,自 12 点位顺时针转依次可见右心室流出道、肺动脉瓣、主肺动脉及分支、左心房、房间隔、右心房、三尖瓣和右心室等结构环绕其周围。主动脉瓣舒张期关闭呈"Y"字形,收缩期开放呈"▽"形。

左心室短轴切面见彩图 2-3-1。主动脉呈圆形位于图像中央,自 12 点位顺时针转依次可见右心室流出道、肺动脉瓣、主肺动脉及分支、左心房、房间隔、右心房、三尖瓣和右心室等结构环绕其周围。

(三) 左心室短轴切面二尖瓣腱索水平

图像从前向后依次是:右心室前壁、右心室腔、室间隔、左心室和二尖瓣前后叶(图 2-3-2)。左心室横断面呈圆形结构(类似英文字母"O")回声位于后侧,右心室呈月牙形(类似英文字母"D"倒置)位于左心室前方。

(四) 左心室短轴切面乳头肌水平

显示右心室、室间隔、左心室,左心室内可见前后两

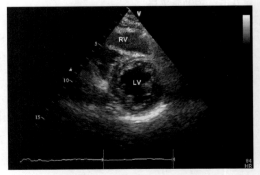

图 2-3-2　左心室短轴切面二尖瓣腱索水平

组乳头肌的半圆形断面回声。

（五）左心室短轴心尖水平切面

显示左心室心尖部心腔和周围心肌。

（六）心尖四心腔切面

左、右心室在图像的上方，左右心房在下方。图像右上方为左心室，呈椭圆形，内膜较光滑，对应右下方为二尖瓣、左心房，左心房侧壁和顶部分别可见左、右肺静脉入口。图像左上方为右心室，呈三角形，内壁回声较粗糙，靠近心尖部可见调节束回声，对应左下方为三尖瓣、右心房（图2－3－3）。

（七）心尖五心腔切面

在心尖四心腔切面的基础上主动脉显示第5个"腔"，根部位于图像正中，腔内有主动脉瓣回声。

（八）心尖左心室两腔心切面

该切面上可显示左心室、二尖瓣和左心房。

（九）心尖左心室三腔心切面

图像显示左心室腔、左心室流出道、主动脉瓣、主动脉根部、二尖瓣、左心房（图2－3－4）。

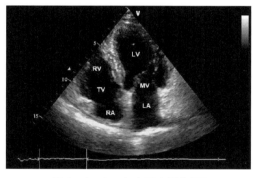

图2－3－3　心尖四心腔切面

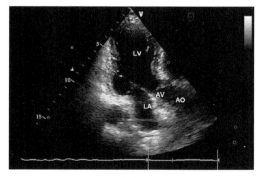

图2－3－4　心尖左心室三腔心切面

二、M型超声心动图

二尖瓣波群见彩图2－3－2。从前到后为：右心室前壁、右心室、室间隔、二尖瓣前后叶和左心室后壁等结构。

正常人二尖瓣前叶舒张期开放，在M型曲线上表现为向前运动形成E、A两峰，收缩期瓣叶关闭，形成一缓慢向前的CD段关闭线。二尖瓣后叶活动曲线与前叶相反，互为镜像，舒张期向下两峰分别为E'峰、A'峰。由于二尖瓣后叶较短，曲线运动幅度较前叶为低。

A 峰代表舒张晚期左心房收缩，二尖瓣前叶向前运动。

C 点代表收缩期二尖瓣关闭点，D 点标志二尖瓣即将开放，CD 段为关闭的二尖瓣前叶随左心室后壁收缩运动一起向前运动。

E 峰代表快速充盈期，此时二尖瓣前叶距室间隔最近，E 点距室间隔的距离称为 EPSS，EPSS 增宽代表左心室扩张和左心室收缩功能减低。

曲线达 E 峰后，随后迅速下降至 F 点，下降速度称为 EF 斜率。EF 斜率减低代表左心室舒张末压增高，左心房排空减慢。

三、多普勒超声心动图

彩色多普勒血流显像通常以红色代表朝向探头方向的血流，蓝色代表背离探头方向的血流，色彩越鲜亮代表血流速度越快。临床上主要用于观察正常心腔内血流，检出各种异常血流的起源、走行方向和性质。

（一）二尖瓣频谱

彩色多普勒显示舒张期一宽阔明亮的红色血流束自二尖瓣口进入左心室，近瓣尖处颜色最鲜亮。舒张期二尖瓣血流频谱呈正向双峰波形，第一峰（E 峰）较高，代表心室舒张早期快速充盈；第二峰（A 峰）较低，代表心房收缩心室缓慢充盈（彩图 2 - 3 - 3）。

（二）主动脉瓣频谱

收缩期主动脉瓣开放，左心室射血入主动脉，血流方向背离探头，蓝色血流信号充满左心室流出道与主动脉，舒张期升主动脉内一般无血流信号。收缩期主动脉血流频谱呈负向三角形窄带波形（彩图 2 - 3 - 4）。

（三）三尖瓣频谱

舒张期可见红色血流束自右心房经三尖瓣口进入右心室。三尖瓣口血流频谱为舒张期 E、A 正向双峰窄带血流频谱，幅度较二尖瓣低（彩图 2 - 3 - 5）。

（四）肺动脉瓣频谱

收缩期肺动脉瓣开放，彩色多普勒显示蓝色血流束自右心室流出道经肺动脉瓣口直抵肺动脉主干分叉处，舒张期肺动脉瓣关闭，肺动脉腔内无血流信号。收缩期肺动脉血流频谱呈负向三角形窄带波形（彩图 2 - 3 - 6）。

第二节 超声心动图评价心功能及临床应用

在病理状态下，利用超声心动图对心功能的改变给予适当地评价，对于判断患者的病情、选择治疗方案、评价疗效及预后均有极为重要的意义。

一、心室收缩功能

（一）方法一：M 型超声心动图

适用范围：没有节段性室壁运动异常者。

测量左心室舒张末期内径（EDD）、收缩末期内径（ESD）。按照校正立方体积法（Teich）计算左心室舒张末期容积（EDV）、收缩末期容积（ESV）、每搏量（SV）、射血分数（EF）及缩短分数（FS）等。

$$V = \left(\frac{7.0}{2.4 + D}\right)D^3 \quad (V：容积；D：左心室内径)$$

$$SV = EDV - ESV$$

$$EF = SV/EDV \times 100\%$$

$$FS = (EDD - ESD)/EDD \times 100\%$$

（二）方法二：二维超声心动图

适用范围：有节段性室壁运动异常者。

心尖四腔心、二腔心切面，描记左心室舒张末期和收缩末期心内膜，根据椭球体公式采用面积长轴法，或根据 Simpson 公式原理采用碟片法（MOD）计算左心室容积（V）和射血分数。

单面碟片法：$V = \dfrac{\pi}{4} \times H \sum\limits_0^n D^2$（$H$：长轴径 L/n；D：左心室短轴；n：左心室分成的碟片数；L：左心室长径）

双面碟片法：$V = \dfrac{\pi}{4} \times H \sum\limits_0^n D_1 \times D_2$（$D_1$ 和 D_2：四心腔和二心腔切面的短轴）

面积长轴法：$V = \dfrac{8A^2}{3\pi L} \approx 0.85 \dfrac{A^2}{L}$（$A$：左心腔断面面积；$L$：左心室长径）

二、心室舒张功能

（一）方法一：二尖瓣口血流频谱

舒张早期的 E 峰 < 舒张晚期的 A 峰（彩图 2 - 3 - 7）。

E 峰减速时间（DT）延长代表舒张功能减低。

（二）方法二：肺静脉血流频谱

舒张期的 D 波和收缩期的 S 波、舒张晚期的反向波 Ar 流速和持续时间。

Ar 增大代表舒张功能减低。

（三）方法三：等容舒张时间（IVRT）

主动脉瓣关闭至二尖瓣开放的时间间期。

IVRT 延长代表心肌松弛性舒张功能减低

第三节　风湿性心脏瓣膜病

风湿性损害对于心脏的影响最常累及到二尖瓣（85%），其次为主动脉瓣，很少累及三尖瓣和肺动脉瓣。受累的瓣膜出现狭窄和（或）关闭不全，可构成较复杂的组合，一个以上瓣膜同时受累者称为联合瓣膜病。

一、二尖瓣狭窄

（一）二维超声心动图

1. 二尖瓣增厚，以瓣尖为著，交界粘连，开放活动受限，开口减小　左心室长轴切面示舒张期瓣叶呈圆顶样运动，前叶呈"曲棍球杆"样改变（图2-3-5）。胸骨旁左心室短轴切面见二尖瓣于舒张期开口减小呈"鱼嘴样开口"。二尖瓣口面积<2.0 cm^2。

2. 继发改变　左心房增大，左心房内可有云雾样图像（自发显影），10%的二尖瓣狭窄患者可发生左心房或左心耳血栓。

（二）M型超声心动图

二尖瓣活动度明显减低。EF斜率减低甚至消失，呈"城墙样"改变，前、后叶同向运动。

（三）多普勒超声心动图

彩色多普勒血流显示舒张期二尖瓣口左心室侧可见红色为主五彩镶嵌血流信号。连续多普勒探测二尖瓣口血流频谱，血流速度加快。根据二尖瓣口血流平均压差和E峰下降的压力减半时间（PHT）可以判断二尖瓣狭窄程度（图2-3-6）。

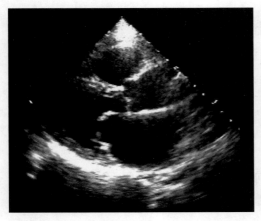

图2-3-5　二尖瓣狭窄，左心室长轴切面

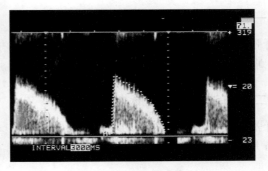

图2-3-6　二尖瓣狭窄

【鉴别诊断】

1. 风湿性二尖瓣狭窄　瓣膜本身增厚、钙化、交界粘连，瓣膜回声增强。

2. 先天性病因所致二尖瓣狭窄 瓣膜本身纤细，开放受限，通常无瓣膜钙化和交界粘连。

3. 退行性病变 发生钙化的部位通常位于瓣根和瓣环，瓣下腱索与瓣尖无明显粘连融合。

二、二尖瓣关闭不全

（一）二维超声心动图

1. 瓣膜增厚、僵硬，以瓣尖为著，瓣叶挛缩。收缩期瓣叶对合不良，可见关闭裂隙。

2. 继发改变 心腔扩大。

（二）M 型超声心动图

收缩期二尖瓣前后瓣叶间可见大小不等的关闭裂隙。如瓣叶脱垂，M 型超声显示瓣叶收缩期 CD 段后移呈"吊床样"改变。

（三）多普勒超声心动图

二尖瓣心房侧明亮的五彩镶嵌的血流信号。反流方向多样，可为中心性或偏心性（彩图 2 – 3 – 8）。

【鉴别诊断】

1. 风湿性二尖瓣关闭不全 瓣膜增厚、僵硬，以瓣尖为著，瓣叶挛缩。

2. 腱索断裂和脱垂引起二尖瓣关闭不全 瓣叶与腱索连续中断。受损瓣叶、瓣尖、瓣体活动度增大，断裂腱索随瓣叶呈"挥鞭样"运动，收缩期甩入左心房，舒张期返回左心室。反流信号往往为偏心性。

3. 感染性心内膜炎引起二尖瓣关闭不全 赘生物常分布在瓣尖，位于瓣叶对合点的心房面。

4. 缺血性二尖瓣关闭不全 二尖瓣叶本身没有原发病变，反流发生在心肌梗死后。有节段性的室壁运动异常。

5. 先天性二尖瓣关闭不全 最常见为二尖瓣前叶裂隙可从边缘延伸到瓣根，M 型超声可见"吊桥样"改变。若为双孔二尖瓣畸形，二尖瓣短轴切面可显示分离的两个孔，左右排列，圆形或椭圆形，大小相等或不等。

三、主动脉瓣狭窄

（一）二维超声心动图

1. 主动脉瓣的三个瓣增厚、回声增强，瓣膜变形、僵硬，开口幅度明显减小（图 2 – 3 – 7）。舒张期关闭时失去正常的"Y"字形态，开口面积变小、变形，呈不对称性的梅花状。

2. 继发改变 升主动脉（狭窄后）扩张。

（二）M 型超声心动图

室间隔和左心室壁增厚，多在 13 mm 以上。

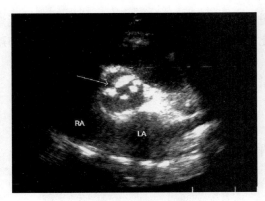

图 2 - 3 - 7　主动脉瓣狭窄

RA：右心房；LA：左心房

（三）多普勒超声心动图

收缩期主动脉瓣至升主动脉形成五彩镶嵌的射流束（彩图 2 - 3 - 9）。狭窄程度越重，流速越高。

【鉴别诊断】

1. 膜性主动脉瓣瓣下狭窄　主动脉瓣下有一纤维隔膜或瓣环下增厚的纤维环从室间隔伸向左心室流出道。彩色多普勒高速血流信号起自主动脉瓣下，主动脉瓣口血流也加快。

2. 肥厚型梗阻性心肌病　室间隔基底部局限性增厚和收缩期二尖瓣前叶的前向运动（SAM 现象）为特征。主动脉瓣正常或仅轻度增厚，收缩期开放面积正常。彩色多普勒高速血流信号起自左心室流出道，主动脉瓣口血流也继发性加快。

3. 主动脉瓣瓣上狭窄　升主动脉的局限性狭窄，彩色多普勒高速血流信号起自主动脉瓣上，主动脉瓣口血流正常。

四、主动脉瓣关闭不全

（一）二维超声心动图

1. 主动脉瓣的三个瓣　增厚、回声增强，瓣膜变形、僵硬，舒张期主动脉瓣关闭时瓣膜闭合处可见一处或多处的关闭裂隙。

2. 继发改变　主动脉增宽，主动脉瓣开放幅度增大。

（二）多普勒超声心动图

轻度主动脉瓣反流束仅局限于主动脉瓣下；中度反流束可达二尖瓣前叶瓣尖水平；重度反流束可充填整个左心室流出道，长度可达心尖部。主动脉瓣至左心室内舒张期高速血流信号（图 2 - 3 - 8）。

【鉴别诊断】

二尖瓣狭窄：血流束的起源不同，二尖瓣狭窄异常血流束起源于二尖瓣口；主动脉瓣反流异常血流束起源于主动脉瓣口。

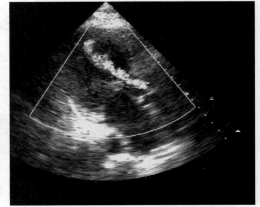

图 2 - 3 - 8　主动脉瓣关闭不全

第四节　冠状动脉粥样硬化性心脏病

冠状动脉粥样硬化性心脏病（简称冠心病），又称缺血性心脏病，指冠状动脉粥样硬化导致冠状动脉狭窄或闭塞，引起心肌缺血或心肌梗死。

一、心肌节段的划分

（一）左心室壁节段的划分——17 节段分段法

将长轴分为三段，从二尖瓣瓣环水平至乳头肌尖端为基底段、从乳头肌尖端至乳头肌根部为中间段、乳头肌根部以下为心尖段。短轴切面左心室基底段及中间段分为前壁、前侧壁（侧壁）、后侧壁（后壁）、下壁、前室间隔及后室间隔共 12 段。左心室短轴心尖段分为前壁、侧壁、间隔、下壁 4 段，左心室心尖没有心腔的心肌为第 17 节段。总数是 17 段。

（二）右心室壁的划分

右心室壁分为前壁、游离壁（侧壁）及下壁（膈面）。

二、心　肌　梗　死

（一）二维超声心动图

1. 节段性室壁运动异常　受累节段室壁变薄，运动减弱、无运动或反常运动，收缩期增厚率减低或消失。未受累节段心肌代偿性运动增强。

2. 室壁厚度和回声

（1）急性心肌梗死：梗死节段室壁厚度和回声无明显变化。

（2）陈旧性心肌梗死：梗死节段室壁薄、回声增强（图 2 - 3 - 9）。

3. 继发改变　心腔扩大。收缩及舒张功能减低。

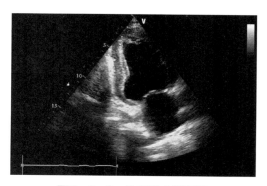

图 2 - 3 - 9　陈旧性心肌梗死

（二）M 型超声心动图

定量测量各节段室壁运动幅度和收缩期室壁增厚率。

（三）多普勒超声心动图

房室瓣反流。

【心肌梗死并发症】

1. 乳头肌和或腱索断裂，乳头肌功能不全　二尖瓣反流，乳头肌或腱索的回声中断，腱索随二尖瓣的运动呈"挥鞭样"或"连枷样"运动

2. 真性室壁瘤　透壁心梗患者坏死心肌变薄（瘢痕形成），瘤样扩张，受左心室腔压力的影响向外膨出（图2-3-10）。最常见于左心室心尖。

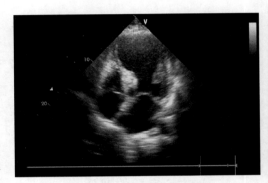

图 2-3-10　真性室壁瘤

3. 血栓形成　常见于梗死部位，尤其是室壁瘤、左心室心尖处。血栓边界与心内膜之间有分界，可以是蒂状血栓或层状血栓，低回声或等回声，多数无运动，长蒂者可以随血流摆动。

4. 室间隔破裂（穿孔）　二维示室间隔回声中断，多数为单个孔，少数为多孔或呈隧道样。随着病程的进展会逐渐出现继发的右心室增大。

彩色多普勒可见收缩期的分流信号。

5. 左心室游离壁破裂伴/不伴假性室壁瘤形成　多数患者继发心脏压塞后立即死亡，少数患者可因心包的包裹形成假性室壁瘤而得以存活。

二维超声示室壁回声中断，心腔外见囊状无回声区，瘤径较窄，彩色多普勒可见血流在破口处往返于心室腔与瘤腔之间。

6. 梗死后心包积液　心包腔内无回声液性暗区，量少。

三、心 肌 缺 血

1. 节段性室壁运动异常　主要表现为运动减低或运动消失，很少出现矛盾运动。
2. 继发改变　心腔扩大，瓣膜反流，心功能异常。

四、左心声学造影

左心腔声学造影能清晰显示左心室心内膜，有利于心功能的评价、室壁瘤和血栓的判断。多巴酚丁胺负荷超声心动图结合左心室心肌声学造影可以通过心肌的回声强度及密度判断心肌血流灌注的正常或缺血，以明确心肌缺血或梗塞。

第五节 高血压性心脏病

高血压是以体循环动脉压力增高为主要表现的临床综合症，是最长见的心血管疾病。收缩压≥140 mmHg，和（或）舒张压≥90 mmHg，可诊断为高血压。高血压性心脏病是由于长期血压升高，使左心室负荷逐渐加重，左心室因代偿而逐渐肥厚和扩张形成器质性病变。

（一）二维超声心动图

（1）对称性左心室心肌肥厚，心肌回声无明显改变。
（2）左心房增大。

（二）M型超声心动图

（1）向心性肥厚时，左心室腔变小，心肌收缩活动较正常可以增强。
（2）离心性肥大时，左心室腔扩大，室壁运动可以减低，导致整体收缩功能下降。
（3）主动脉增宽，重搏波消失。

（三）多普勒超声心动图

（1）二尖瓣、主动脉瓣口前向血流显色明亮，关闭时可见反流信号。
（2）舒张功能减低。

【鉴别诊断】

肥厚性心肌病：左心室壁肥厚更明显，多为非对称性，也可呈对称性，但其心肌回声不正常，多呈颗粒状或毛玻璃样，回声增强且不均匀。高血压所致的多数是对称性左心室肥厚，也可为非对称性肥厚，但其心肌回声均匀。

第六节 心包疾病

一、心包积液

各种病因引起心包腔内液体增加导致心包脏层、壁层分离，称为心包积液。

短时间内心包腔内液体的积聚，大量积液或各种原因致心包腔内压力增高，限制心脏的舒张期充盈，导致每搏输出量降低，称为心脏压塞。

二维超声心动图可见心包脏、壁层分离，其间见无回声液性暗区，随心动周期不同而宽窄发生变化；心包腔内可见等回声沉积物（纤维蛋白渗出）。

（一）心脏压塞

（1）心包腔内见大量液性暗区，可见心脏摆动征。

（2）吸气时右心室内径增大，左心室异常减小。

（3）舒张期塌陷征：一个或多个心腔舒张期向内运动的异常现象。

（二）包裹性积液

心包腔内局限性液性暗区，积液量和部位不定，不随体位变动而移动；常同时可见心包增厚或心包腔内大量网格状纤维条索样回声（图 2 – 3 – 11）。

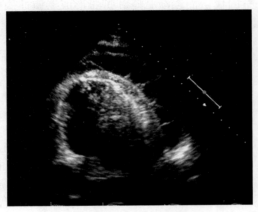

图 2 – 3 – 11　心包裹性积液

二、缩窄性心包炎

（一）二维超声心动图

（1）心包明显增厚、回声增强，有时可见钙化的强回声，尤以房室沟处增厚、钙化显著。

（2）继发改变：双房明显扩大，左心室腔正常或缩小，有时可呈葫芦征；心脏轮廓亦可僵硬、扭曲变形。下腔静脉明显增宽，内径呼吸周期性变化减低甚至消失。

（二）多普勒超声心动图

（1）舒张功能减低：二尖瓣口 E 峰高尖而 A 峰低小，E/A 比值明显增大。

（2）彩色多普勒：房室瓣反流。

第七节　心　肌　病

1995 年，世界卫生组织和国际心脏病学会（WHO/ISFC）根据解剖学和病理生理学将心肌病分为扩张型心肌病、肥厚型心肌病、限制型心肌病、致心律失常型右心室心肌病。2008 年欧洲心脏病学会（ESC）纳入分子遗传学对心肌病的研究，在 1995 年定义的基础上将心肌病分为家族/遗传性（未明确基因缺陷和明确基因突变的疾病亚型）和非家族/非遗传性（特发性和明确病因的疾病亚型）。

一、扩张型心肌病

（一）二维超声心动图

1. 全心扩大，以左心室扩大为明显，呈"球形"改变。室壁活动幅度普遍性减低，心室收缩功能减低（射血分数、每搏量、心输出量均减低）。

2. 继发改变 心腔内可有血栓形成。

（二）M 型超声心动图

室壁活动幅度普遍性减低，"大心腔、小开口"，二尖瓣开放幅度减低，EPSS 增大。室壁厚度一般正常或相对偏薄（图 2 - 3 - 12）。

（三）多普勒超声心动图

彩色多普勒显示心腔内血流信号暗淡。各瓣口有不同程度反流信号。

【鉴别诊断】

1. 缺血性心脏病 节段性或弥漫性的室壁运动减低。必要时应进行冠状动脉造影。

2. 肺源性心脏病 右心房右心室扩张。右心室壁肥厚，运动幅度增强，肺动脉压力明显升高。

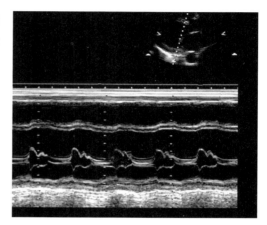

图 2 - 3 - 12 扩张型心肌病

二、肥厚型心肌病

（一）二维超声心动图

1. 左心室壁肥厚

（1）非对称性室间隔和左心室前壁肥厚：室间隔厚度 >1.3 cm 或室间隔与左心室后壁厚度的比值 >1.3 ~ 1.5，心腔多变小（图 2 - 3 - 13）。

（2）对称性室壁肥厚：左心室壁均匀增厚，心腔多变小。

（3）心尖肥厚：仅心尖部室壁肥厚，收缩期左心室心尖心腔闭塞。

2. 继发改变 左心房增大，少数有左心室血栓。

（二）M 型超声心动图

左心室流出道梗阻——SAM 征：收缩期二尖瓣叶或腱索向左心室流出道运动。

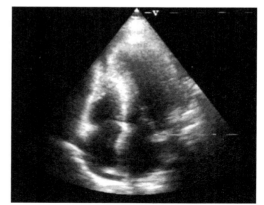

图 2 - 3 - 13 肥厚型心肌病

（三）多普勒超声心动图

左心室流出道梗阻——收缩期出现五彩镶嵌的花色血流信号，峰值后移，呈"匕首状"改变。

二尖瓣反流。

舒张功能减低。

【鉴别诊断】

1. 高血压性心脏病　有高血压病史，肥厚多为对称性，肥厚程度多较肥厚型心肌病轻。高血压多无左心室流出道梗阻或程度较轻。

2. 运动员的心脏　室壁厚度均匀，很少超过 16 mm。左心室腔扩大（男女均可以出现左心室舒末内径≥55 mm）。

第八节　主动脉夹层

（一）分型

1. Debakey 分型

（1）Ⅰ型：内膜破口位于升主动脉，夹层可累及升主动脉、主动脉弓和降主动脉。

（2）Ⅱ型：内膜破口位于升主动脉近端，夹层局限于升主动脉。

（3）Ⅲ型：内膜破口位于左锁骨下动脉开口的远心端主动脉壁内膜处，夹层常向下扩展至胸降主动脉或腹主动脉。

1）Ⅲa型：夹层累及膈肌以上胸主动脉。

2）Ⅲb型：夹层累及膈肌以下腹主动脉。

2. Stanford 分型

（1）A型：近端夹层，所有累及升主动脉的夹层。

（2）B型：远端夹层，所有未累及升主动脉的夹层。

（二）二维超声心动图

（1）撕裂的主动脉内膜呈细长、活动的线状回声。主动脉不同程度地增宽。

（2）撕裂的内膜将主动脉腔分为真腔和假腔。假腔内可见云雾影和血栓形成。

（3）伴发征象：①心包积液，有或无压塞征象。②累及冠状动脉可引起左心室壁运动异常。③左侧胸膜腔积液。

（三）多普勒超声心动图

（1）彩色多普勒显示真腔血流速度快，颜色鲜艳。

（2）假腔中血流缓慢，颜色暗淡。

（3）破口处可见真腔与假腔间相交通的血流信号。入口处血流方向为真腔进假腔；出口处血流方向为假腔进真腔。

（4）累及主动脉根部或窦部时可见不同程度的主动脉瓣反流。

【鉴别诊断】

1. 主动脉瘤 主动脉内径瘤样扩张，其内无撕裂的内膜回声，血管壁回声完整、连续。
2. 假性动脉瘤 动脉壁全层回声中断，仅有一个破口，血流方向为动脉至假性动脉瘤瘤腔。

第九节 简单先天性心脏病

一、房间隔缺损

（一）分型

（1）继发孔型房间隔缺损：位于卵圆窝部位。

（2）静脉窦型房间隔缺损：①上腔静脉型房缺，位于上腔静脉的入口处。②下腔静脉型房缺，位于下腔静脉入口处。

（3）冠状窦型房间隔缺损。

（4）原发孔型房间隔缺损：位于卵圆窝的下前方与室间隔相连部位，属于心内膜垫缺损的一种形式。

（5）混合型：含两种以上房缺。

（二）二维超声心动图

（1）房间隔回声连续中断。

（2）继发改变：右心房、右心室扩大（图 2 - 3 - 14）。肺动脉增宽。

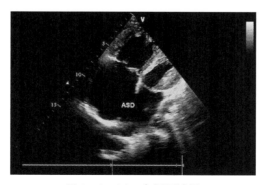

图 2 - 3 - 14 房间隔缺损

（三）多普勒超声心动图

（1）心房水平左向右分流信号。

（2）继发改变：三尖瓣口和肺动脉血流加快，三尖瓣可有反流信号。

二、室间隔缺损

（一）分型

1. 膜周部室间隔缺损　再分三个亚型。

（1）膜部型：缺损仅限于膜部。

（2）嵴下型：缺损位于室上嵴的下方三尖瓣前叶与隔叶交界处。

（3）隔瓣下型：缺损位于三尖瓣隔瓣下方。

2. 漏斗部间隔缺损（嵴上型）　再分为嵴内、干下两个亚型。

（1）嵴内型：缺损位于右心室流入及流出道之间的室上嵴之内。

（2）干下型：缺损位于肺动脉瓣下方。

3. 肌部间隔缺损　缺损位于流入道和流出道肌部及小梁部肌部缺损，可单发或多发。

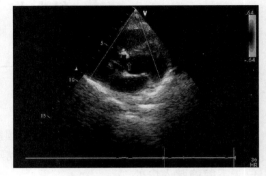

图 2 - 3 - 15　室间隔缺损

（二）二维超声心动图

（1）室间隔回声连续中断（图 2 - 3 - 15）。

（2）继发改变：室间隔缺损若位于膜部，则膜部组织可呈瘤样突向右心室，形成膜部瘤样结构。左心室增大。肺动脉高压时右心增大。

（三）多普勒超声心动图

心室水平分流，多为左向右。

三、动脉导管未闭

（一）定义

动脉导管是胎儿时期肺动脉与主动脉之间正常连接的生理性分流通路。动脉导管在出生后 10 ~ 15 h 发生功能闭合，2 ~ 3 天形成解剖学闭塞，最后变成动脉韧带。如出生后 1 年内未闭合，肺动脉与主动脉间仍保持有血管相通，形成血液异常分流即称动脉导管未闭。

（二）分型

（1）管型。

（2）漏斗型。

（3）窗型。

（4）动脉瘤样型。

（5）哑铃型。

（三）二维超声心动图

（1）左肺动脉的起始部与降主动脉之间有异常通道相交通。

（2）继发改变　肺动脉明显增宽，左心增大。

（四）多普勒超声心动图

由降主动脉经异常通道进入肺动脉的连续性左向右分流信号（图 2 – 3 – 16）。

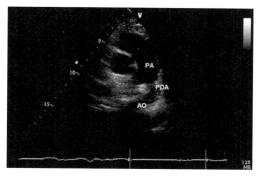

图 2 – 3 – 16　动脉导管未闭

本 章 小 结

　　心血管系统是人体重要的器官——心脏和大动脉的组成，在超声检查中又过多涉及、依赖动态影像的判断和静态影像的测量，是医学生学习的难点，所以著者建议：要将影像学与病理生理、病理解剖、临床特点紧密结合，才能更好地理解和掌握病变的病理生理过程。

复 习 题

1. 正常人超声的心尖四心腔切面和左心长轴切面能观察到哪些结构？

2. 急性心肌梗死和陈旧性心肌梗死的超声共同点是什么？区别点是什么？

3. 二尖瓣狭窄 M 型超声心动图特点是什么？

4. 动脉导管未闭超声表现是什么？

5. 扩张型心肌病二维超声表现是什么？

参考文献

［1］陆再英，钟南山，谢毅 . 内科学 . 7 版 . 北京：人民卫生出版社，2008.

［2］李治安，李建国，刘吉斌 . 临床超声影像学 . 北京：人民卫生出版社，2003.

［3］朱晓东 . 心脏外科基础图解 . 2 版 . 北京：中国协和医科大学出版社，2002.

［4］Richardson P，McKenna W，Bristow M，et al. Report of the 1995 World Health Organization /International Society and Fed-eration of Cardiology Task Force on the Definition and Classification of cardiomyopathies. Circulation, 1996, 93（5）：

841－842.

[5] Elliott P, Andersson B, Arbustini E, et al. Classification of the cardiomyopathies: a position statement from the European Society Of Cardiology Working Group on Myocardial and Pericardial Diseases. Eur Heart J, 2008, 29 (2): 270－276.

[6] 隗冬梅，吴雅峰，杨新春，等．冠状动脉主干直径变化率对内皮功能障碍的预测价值．中华超声影像学杂志，2003，12 (7)：411－413.

[7] Cerqueirs MD, Weissman NJ, Dilsizian V, et al. Standardized myocardial segmentation and nomenclature for tomographic imaging of the heart: a statement for healthcare professionals from the cardiac imaging committee of the council on clinical cardiology of the American Heart Association. Circulation, 2002, 105 (4): 539－542.

[8] 隗冬梅，吴雅峰，崔亮，等．左心室显影对前壁侧壁心尖段形态和运动的诊断意义．中国超声医学杂志，2006，22 (8)，595－597.

[9] 毕小军，邓又斌，Cyprien MBA．多巴酚丁胺负荷超声心动图结合心肌灌注造影早期诊断冠心病的价值．中华超声影像学杂志，2011，2 (8)：652－655.

（隗冬梅）

第四章 | 妇科超声

| 学习目标 |

1. 熟悉常用妇科超声检查方法。
2. 熟悉子宫、输卵管和卵巢的正常声像图表现。
3. 熟悉子宫肌瘤、子宫内膜癌、子宫颈癌、卵巢恶性肿瘤的声像图表现。

| 核心概念 |

【子宫肌瘤】是由未成熟的子宫壁平滑肌细胞增生而形成的良性肿瘤。根据子宫肌瘤与肌壁的关系可分为：肌壁间肌瘤、浆膜下肌瘤、黏膜下肌瘤。

| 引　言 |

超声能实时、无创对各种妇科疾病做出诊断，为临床准确诊断和治疗疾病提供科学的影像依据，且超声重复性强，价格低廉，是目前诊断妇科疾病首选的影像学方法。

第一节　女性盆腔超声解剖概要

女性内生殖器包括阴道、子宫、输卵管及卵巢，后两者常被称为子宫附件。

一、子　宫

子宫位于骨盆腔中央，呈倒置的梨形，成年的子宫长 7~8 cm，宽 4~5 cm，厚 2~3 cm，子宫腔容量约 5 ml。子宫上部较宽，称子宫体，其上端隆起突出的部分，称子宫底，子宫底两侧为子宫角，与输卵管相通。子宫的下部较窄，呈圆柱状，称子宫颈。

子宫为一空腔器官，子宫壁由三层组成，自宫腔向外依次为子宫内膜、子宫肌层、子宫浆膜层。从青春期到更年期，子宫内膜受卵巢激素的影响，有周期性的变化并产生月经，子宫内膜厚度在增生期一般为 1 ~ 3 mm，围排卵期为 3 ~ 4 mm，分泌期 5 ~ 7 mm，绝经后子宫内膜厚度不应超过 4 mm。

二、输　卵　管

输卵管为一对细长而弯曲的管道，左右各一，位于子宫两侧，内侧与子宫角相连，外端游离与卵巢接近，全长 7 ~ 12 cm。输卵管为卵子与精子相遇的场所，受精后的孕卵由输卵管向子宫腔运行。输卵管根据其形态可分为四部分：间质部、峡部、壶腹部和伞部。

三、卵　　巢

卵巢左右各一，位于子宫底后外侧、盆腔侧壁髂内动脉和髂外动脉分叉处的下方，为女性的生殖腺，产生卵子和激素，是女性重要的内分泌器官。卵巢呈扁椭圆形，成年正常卵巢大小约为 4 cm × 3 cm × 1 cm。绝经后卵巢可缩小至生育期卵巢体积的 1/2。

第二节　妇科超声检查技术

最常用的是经腹壁和经阴道检查。对未婚者，必要时选用经直肠或经会阴超声检查，此外还有经宫腔扫查、宫腔、输卵管声学造影、超声引导下穿刺、三维超声成像、静脉超声造影等技术。

一、经腹壁扫查

经腹壁扫查（trans-abdominal scanning，TAS）指将超声探头置于腹壁进行扫查，是最常用的妇产科超声检查方法，适用于所有要求盆腔超声检查的妇女。
1. 装置　使用 3 ~ 5 MHz 凸阵或线阵探头。
2. 检查前准备　要求患者的膀胱适度充盈。
3. 扫查方法　探头置于下腹部，扫查按一定的顺序，一般先采用纵切面，以子宫矢状面为中心，探头缓慢向两侧滑行；然后改为横切面扫查，其标准断面为宫体部最宽处，与纵径垂直；从上到下或从下到上平行连续扫查。同样，卵巢的扫查亦如此，最长断面为卵巢纵径，旋转探头 90° 卵巢最宽处为其横径。

二、经阴道扫查

经阴道扫查（trans-vaginal scanning，TVS）指将阴道探头置于阴道内检查子宫附件的检查方法。能避开肠气、脂肪、腹壁瘢痕等因素的干扰，从而能更好地显示子宫、卵巢及盆腔肿块的细微结构及特征。
1. 装置　使用 5 ~ 10 MHz 专用腔内探头。
2. 检查前准备　检查应避开月经期，受检者检查前需排空膀胱。

3. 扫查方法　检查时患者取膀胱截石位，将阴道探头顶端涂适量耦合剂，套上一次性乳胶避孕套，操作者右手持阴道探头，将探头缓缓置入阴道内，首先选正中纵切，探头标志朝向前方，送入阴道较浅部位，观察宫颈，继续将探头送入阴道穹窿部观察宫体位置、肌壁及内膜回声，然后转向左右两侧，分别显示子宫局部及附件。

三、经直肠扫查

经直肠扫查（transrectal scanning，TRS）指将直肠或阴道超声探头（多数仪器为同一探头）置于直肠内进行扫查的检查方法。此检查法通常用于未婚妇女或老年阴道萎缩、阴道畸形等患者。

1. 装置　使用 5 ~ 10 MHz 专用腔内探头。

2. 检查前准备　受检者需排空大小便，一般采用检查前晚服用泻药的方法。

3. 扫查方法　检查时受检者取左侧卧位或采用膀胱截石位。将套好乳胶避孕套的探头外加适量耦合剂，缓慢置于直肠内，探头送入深度一般在 4 ~ 8 cm。扫查方法与经阴道扫查相似。

第三节　妇科超声检查适应证

（1）子宫疾病　子宫肌瘤、子宫肉瘤、宫体癌、子宫腺肌症、腺肌瘤等。

（2）卵巢疾病　各种卵巢肿瘤、非赘生性囊肿、卵巢子宫内膜异位症等。

（3）输卵管疾病　输卵管癌、输卵管妊娠等。

（4）盆腔疾病　盆腔炎、盆腔淤血、盆腔积液等。

（5）妊娠滋养细胞疾病。

（6）生殖道畸形。

（7）超声引导下介入治疗。

第四节　妇科正常声像图

一、子　　宫

纵切子宫，其声像图呈茄形或梨形，上方为子宫底部，下方为宫颈内口、宫颈。中央条状回声稍增强区为宫腔、内膜回声。子宫边界清晰、表面光滑，宫体呈均匀等回声（图 2 - 4 - 1）。

二、卵　　巢

纵切卵巢为扁椭圆形，横切时亦为椭圆形，但较纵切时稍短。卵巢边界尚清晰，但不如子宫。卵巢呈中低回声，生长卵泡位于卵巢皮质层内，随着卵泡的逐渐长大，卵泡亦渐渐移向卵巢表面，排卵前卵泡突出于卵巢表面（图 2 - 4 - 2）。

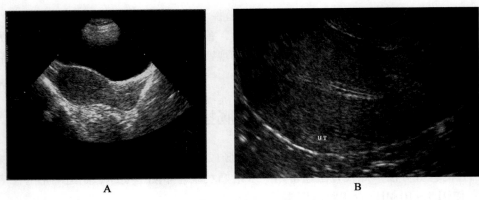

图 2 - 4 - 1　子宫

A. 经腹部超声显示正常子宫纵切面图像，子宫呈倒置梨形，肌层为均质等回声，中央稍高回声为子宫内膜；
B. 经阴道超声显示正常子宫纵切面图像，较经腹部超声更加清晰显示子宫肌层及内膜结构

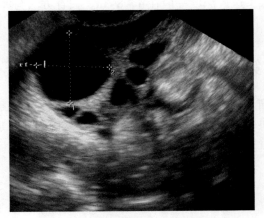

图 2 - 4 - 2　正常右侧卵巢，经阴道超声扫查

卵巢呈椭圆形，内见数个呈无回声区的卵泡

三、输 卵 管

　　正常情况下输卵管不易显示，但若患者有大量腹水，子宫、卵巢及输卵管浮于腹水中，则可见到双侧输卵管形态，呈迂曲的细管状结构，走向各异。峡部较细，壶腹部及漏斗部较粗。

第五节　妇科常见疾病

一、子 宫 肌 瘤

　　子宫肌瘤（hysteromyoma）是由未成熟的子宫壁平滑肌细胞增生而形成的良性肿瘤，为女性生殖器官中最常见的一种肿瘤，好发年龄为 35 ~ 50 岁。根据子宫肌瘤与肌壁的关系可分为：肌壁间肌瘤、

浆膜下肌瘤、黏膜下肌瘤。

【声像图表现】

1. 子宫增大　由于子宫肌瘤的大小、数目不同，子宫增大的程度也差异很大，很小的肌瘤子宫大小仍在正常范围内，巨大的、多发的肌瘤子宫明显增大，甚至超出真骨盆达腹腔。

2. 子宫轮廓　形态不规则，肌瘤所在侧的表面突起，越近浆膜面的肌瘤越易造成子宫形态不规则。

3. 肌瘤回声（图 2 - 4 - 3）

（1）肌壁间肌瘤：肌层回声不均匀，肌瘤本身以低回声为主，有时见肌瘤特有的螺旋样回声排列。由于假包膜的存在，肌瘤周围可见低回声环。囊性变性的肌瘤可见无回声区。钙化的肌瘤表面呈伴有声影的强回声环。肉瘤变性时肿块边界不清晰，内部回声紊乱，短时期内肿瘤迅速增大，常见于年龄较大患者。

（2）浆膜下肌瘤：向子宫表面明显突出的低回声肿块，边界清、形态规则；或表现为完全位于子宫外但有蒂与子宫相连的低回声肿块。浆膜下肌瘤向两侧突出形成阔韧带肌瘤，超声显示子宫一侧实质性肿块，将子宫推向对侧。

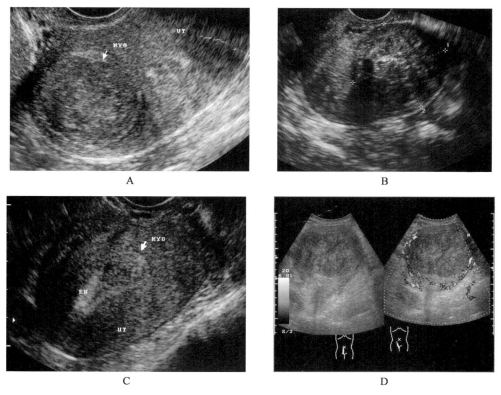

图 2 - 4 - 3　子宫肌瘤

A. 经阴道超声显示子宫肌壁间肌瘤。子宫前壁见一直径 3.5 cm 低回声肿块，边界清晰，内部回声均匀，略凸向前壁浆膜下；B. 经阴道超声显示子宫后壁浆膜下肌瘤，肌瘤大部分位于浆膜下，部分位于肌层内，边界清晰，回声欠均匀；C. 经阴道超声显示子宫黏膜下肌瘤，肌瘤边界清晰，回声均匀；D. 经腹部能量多普勒超声显示子宫肌瘤瘤体周围的环形血流信号

（3）黏膜下肌瘤：声像图见宫腔内实质性肿块，通常较小，在 1~3 cm；经阴道超声扫查表现为子宫内膜变形或有实性突起，内膜下肌层可见低回声与之相连；肌瘤完全突入宫腔时宫腔内出现占位

性病变，有蒂相连，蒂较长的黏膜下肌瘤还可脱落至宫颈管或阴道内，声像图见宫颈管或阴道内有实质性肿块。结合患者有月经过多、经期延长的病史诊断不困难。

（4）彩色多普勒超声表现：肌壁间子宫肌瘤瘤周有较丰富环状或半环状血流信号，呈分支状进入瘤体内部，瘤体内血流信号较子宫肌壁丰富；浆膜下肌瘤可显示来自子宫的供血血管，带蒂的黏膜下肌瘤蒂部可显示一条供血血管，以此判断肌瘤附着处。

【鉴别诊断】

1. 子宫腺肌瘤　两者均可表现为子宫肌层内局灶性低回声病灶，但子宫肌瘤边缘有假包膜，使其边界较清楚，团块感较强；而腺肌瘤边缘无包膜及假包膜，因而病灶边界不清；从病灶内部回声结构上，腺肌瘤内常见条索状高回声，有时还可见小囊性区域。

2. 卵巢肿瘤　带蒂浆膜下肌瘤可能与卵巢实性肿瘤混淆。鉴别要点是弄清楚肿块与子宫的关系，如能找到浆膜下肌瘤与子宫相连的蒂，则可明确诊断。

3. 宫腔内膜病变　子宫内膜增生过长、使用性激素后内膜增厚，声像图上也显示宫腔内增强回声区，似黏膜下肌瘤。但该回声增强区一直延续至宫颈管内。月经后，增强回声区缩小或消失。内膜息肉较难与黏膜下肌瘤鉴别，常需要摘除或刮除后病理确诊。

二、子宫内膜癌

子宫内膜癌（carcinoma of endometrium）是女性生殖器官最常见的三大恶性肿瘤之一，发病原因不明，可能与雌激素长期刺激和子宫内膜增生过长有关，80%以上发生在50岁以上绝经前后妇女，约20%内膜癌患者有家族史。

【声像图表现】

早期子宫内膜癌声像图上可无明显改变。随着癌肿的增大，宫腔内出现回声增强区：

1. 子宫增大、回声不均　早期子宫增大不明显，随着癌组织在宫腔内不断生长及向肌层内侵蚀，子宫变大，多数呈球形不规则增大，肌层回声不均匀。累及子宫浆膜、附件及宫旁组织时，子宫轮廓模糊，与周围组织分界不清。

2. 肌层回声　子宫内膜癌早期肌层回声无明显改变。随着癌瘤侵犯子宫肌层深部，整个子宫回声紊乱。严重时较难区别宫体及宫腔回声，见多个小低回声区及不规则回声增强区，病灶周围无包膜。彩色多普勒显示子宫壁血管扩张、阻力降低。

3. 宫腔内回声　子宫内膜癌早期，内膜不规则增厚，内部回声不均匀。随着疾病的发展，宫腔内病灶逐渐增大，内部缺血坏死，病灶内部出现不规则低回声区，与肌层分界不清，形态不规则（图2-4-4），彩色多普勒超声显示病灶区血管扩张，分布紊乱，阻力降低。

4. 卵巢改变　有时继发于卵巢颗粒细胞或卵泡膜细胞肿瘤的内膜癌即使还在早期甚至仅为增生过长期，卵巢内就可探及肿块。

5. 晚期子宫内膜癌　除上述声像图表现外，子宫一侧或双侧见肿块、腹水，甚至有远处转移病灶的声像图征象。

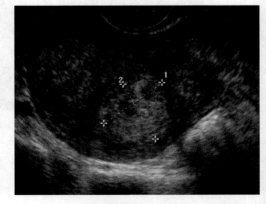

图2-4-4　宫腔底部子宫内膜癌，阴道超声
超声显示宫腔内稍高回声实性肿块，
边界不清晰，形态尚规则，回声不均匀

【鉴别诊断】

1. 子宫内膜息肉　通常内膜息肉与正常内膜分界清楚，而内膜癌则界限不清；内膜息肉与局部肌层分界常很清晰，而内膜癌常因肌层浸润而分界欠清。

2. 子宫内膜增生过长　内膜增生过长时内膜多呈较均匀性增厚，而内膜癌则表现为不均匀、不规则的局灶性病灶。

三、子宫颈癌

子宫颈癌（carcinoma cervicis uteri）是最常见的妇科恶性肿瘤之一。病因不明，普遍认为与早婚、性生活紊乱、早年分娩、早产、多产、经济状况、种族、病毒感染及地理环境等因素有关。

【声像图表现】

子宫颈癌早期病灶小，宫颈大小、形态、颈管结构正常，超声诊断意义不大。癌肿增大时，超声检查有助于判断病变范围。

1. 子宫颈变化　在宫颈癌浸润的早期，宫颈的形态、大小及内部回声无明显改变。随着病情的发展，宫颈增大变粗，颈管线中断。颈管内及颈管肌层内见形态不规则的回声减弱区，与周围组织分界不清。彩色多普勒显示病灶周围及内部血管扩张，血流阻力低。

2. 周围组织转移　癌组织侵犯阴道时，见阴道与宫颈分界不清，阴道缩短。宫旁转移表现为子宫两侧形态不规则的混合性肿块；侵犯宫体时，子宫下段内膜和肌层与宫颈界限不清，宫体正常结构难辨；侵犯膀胱时，宫颈管实性低回声肿块突向膀胱，膀胱后壁连续中断，压迫输尿管时可出现输尿管扩张及肾盂积水。

3. 彩色多普勒超声　肿块内部血流信号丰富，呈散在分支状，阻力较低。

【鉴别诊断】

子宫颈癌主要与慢性宫颈炎鉴别。慢性宫颈炎由于慢性炎症的长期刺激，造成宫颈组织充血、水肿，纤维结缔组织增生，宫颈增大变硬，超声下表现为回声增强区弥漫整个宫颈，与宫颈癌不同。

四、卵巢恶性肿瘤

卵巢恶性肿瘤的发病率仅次于宫颈癌和子宫内膜癌，是女性生殖器最常见三大恶性肿瘤之一，且恶性程度高、死亡率高。

（一）卵巢囊腺癌

卵巢囊腺癌包括浆液性囊腺癌和黏液性囊腺癌。

1. 浆液性囊腺癌（serous cystadenocarcinoma）　是最常见的卵巢原发恶性肿瘤，占卵巢恶性肿瘤的40%～50%，多为双侧，体积往往较大。临床上早期常无症状，随肿瘤增大可扪及包块或出现腹水（图2-4-5）。

2. 黏液性囊腺癌（mucous cystoadenocarcinoma）　约占卵巢恶性肿瘤的10%。一般为单侧，肿瘤体积较大。

【声像图表现】

声像图上二者不易区分，主要表现为囊实性肿块（图2-4-5、图2-4-6）。以囊性为主肿块，囊壁厚薄不均，分隔粗细不均，囊液无回声，伴有出血时呈不均质低回声；以实性为主的肿块囊内见等回声或高回声不规则肿块突起，内部缺血坏死形成不规则囊腔；彩色多普勒超声显示实质部分血管分布紊乱，血管扩张，血流阻力低。晚期可伴腹水。

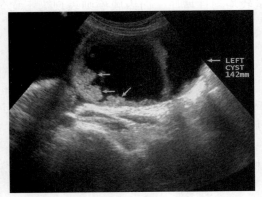

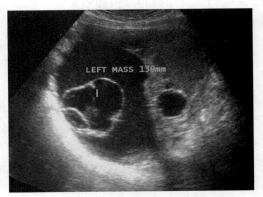

图 2 - 4 - 5   浆液性囊腺癌，经腹部超声

左侧卵巢囊性为主的囊实混合性肿块，囊性部分透声不好，囊内实性结节较多且形态不规则，呈菜花样，囊内分隔厚薄不均

图 2 - 4 - 6   卵巢囊腺癌，经腹部超声

左侧卵巢巨大囊实性肿块，囊性部分透声不好，实性部分形态不规则、回声不均匀，位于囊壁一侧

（二）卵巢转移性肿瘤

卵巢转移性肿瘤占卵巢癌的 1% ~6%，原发部位常见于胃肠、乳腺及肾等。

较具特征的是胃肠道的黏液细胞癌，也称库肯勃瘤（Krukenberg tumor），常为双侧或单侧卵巢弥漫性增大，卵巢结构消失，完全被肿瘤取代。

【声像图表现】

多为双侧实质性、中等大小、形态不规则的肿块（图2 - 4 - 7），表面光滑无粘连。内部肿瘤组织缺血坏死形成不规则囊腔。彩色多普勒超声显示血管分布较原发性卵巢恶性肿瘤少。常伴有腹水，且量较多。

【鉴别诊断】

卵巢良恶性肿瘤超声表现有较多相似之处，给鉴别带来困难，但根据超声表现结合血流信息仍可以对一部分卵巢肿瘤的良恶性作出判断。

（1）良性肿瘤多为囊性或以囊性为主囊实性肿块，如单房囊肿无实性成分或乳头，或多房囊肿有薄而光滑的分隔、无实性成分或乳头，一般为良性；有乳头但数目少且规则，也多为良性。

（2）乳头数目较多、不规则或有实性成分，分隔厚薄

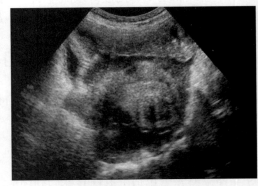

图 2 - 4 - 7   卵巢转移性肿瘤，经腹部超声

双侧卵巢实性肿块，形态不规则，与周围组织粘连、分界不清，腹膜呈饼状增厚、回声减低，腹腔内可见游离性积液

不均时恶性可能性大；以实性为主的囊实性肿块或回声不均匀的实性肿块则大多为恶性。恶性肿瘤由于大量新生血管及动静脉瘘形成，彩色多普勒常显示丰富低阻型血流信号，多数学者认为 RI 小于0.4 可作为诊断恶性卵巢肿瘤的 RI 阈值。

【临床价值】

超声检查是卵巢肿瘤首选而常规的检查手段，能提示肿物存在与否及对部分肿物做出良恶性判断。

本 章 小 结

超声检查是诊断妇科疾病首选和最主要的检查手段。可以判断病变位置、大小、单发与多发以及良恶性、病变血供情况等，这些都对指导妇科医师制订治疗方案或手术方案帮助很大。

复 习 题

1. 简述子宫肌瘤的类型及其声像图表现。
2. 简述子宫内膜癌的声像图表现及鉴别要点。

参考文献

［1］周永昌．超声医学．4版．北京：科学技术文献出版社，2003.
［2］曹海根．实用腹部超声．2版．北京：人民卫生出版社，2005.
［3］常才主．妇产科超声学．5版，北京：人民卫生出版社，2010.

（宁　彬　黄文燕）

第三篇 介入放射学

第一章 介入放射学概述

| 学习目标 |

掌握介入放射学的概念，熟悉介入放射学的临床应用价值，肝癌的介入治疗，了解介入放射学所用设备、材料及药物。

| 核心概念 |

【介入放射学】介入放射学是以影像诊断学和临床诊断为基础，结合临床治疗学原理，在医学影像设备的引导下，利用简单器材（导管、导丝等）对各种病变及疾病所进行诊断及治疗的一系列技术。

| 引　言 |

介入放射学（Interventional Radiology）一词由 Margulis 于1967 年首次提出，是20 世纪70 年代后期迅速发展起来的一门边缘性学科。介入放射学为现代医学诊疗提供了新的给药途径和手术方法。与传统的给药途径和手术方法相比较，具有更直接有效、更简便及微创等特点。介入放射学的发展与普及，使患者有了更多的康复机会，日益成为人们选择性治疗的首选方法，备受患者关注和欢迎。

第一节　概念及临床应用价值

一、概　述

介入放射学是以影像诊断学和临床诊断为基础，结合临床治疗学原理，在医学影像设备的引导下，利用简单器材（导管、导丝等）对各种病变及疾病所进行诊断及治疗的一系列技术。通过这种技术可以获得影像资料或组织采集，进行病理学、细菌学、生理生化学、细胞学及生化检查。

　　介入放射学是在影像诊断学、选择或超选择性血管造影、细针穿刺和细胞病理学等新技术基础上发展起来的。它包括两个基本内容：

　　（1）以影像诊断学为基础，利用导管等技术，在影像监视下对一些疾病进行非手术治疗。

　　（2）在影像监视下，利用经皮穿刺、导管等技术，取得组织学、细菌学、生理和生化资料，以明确病变的性质。

　　介入放射学按目的可分为介入诊断学和介入治疗学；按技术可分为血管性介入放射学（药物灌注、栓塞技术、成形支架、滤器技术等）和非血管放射介入学（穿刺活检、引流技术、异物取除、腔道支架等）；按临床应用范围可分为肿瘤介入放射学、非肿瘤介入放射学、神经介入放射学等。

二、临床应用价值

　　介入放射学在我国已经迅速发展起来成为一门融医学影像学和临床治疗于一体的新兴边缘学科，涉及人体消化、呼吸、骨科、泌尿、神经、心血管等多个系统疾病的诊断和治疗。尤其对以往认为不治或难治的病症（各种癌症、心血管疾病），介入开拓了新的治疗途径，且简便、安全、创伤小、合并症少、见效快。它是在影像学方法的引导下采取经皮穿刺插管，对患者进行药物灌注、血管栓塞或扩张成型等"非外科手术"方法诊断和治疗各种疾病。由于其在疾病诊疗方面拥有传统的内、外科学不具备的（具有微创性；可重复性强；定位准确；疗效高、见效快；并发症发生率低；多种技术的联系应用简便易行）等独有特点，在现代医疗诊治领域已迅速确立其重要地位。

　　从分类中也可以看到介入放射学适应证广泛。在心血管系统不论是冠状动脉，还是其他部位的血管狭窄或闭塞，都可以利用介入放射学的成型术进行治疗。不论是神经系统血管畸形还是其他部位的血流动力学的改变，都可以通过栓塞术进行治疗。以肝细胞癌为代表的肿瘤，利用灌注（栓塞）术治疗，虽然不能彻底根除病变，但是在改善患者生存质量、延长生存时间方面得到了明显的疗效。对于脓肿、囊肿类病变的治疗更是简便、快捷，并能得到良好的治疗效果。通过多种介入放射学方法的组合，即所谓的综合介入放射学，能够独立地对一些复杂病态、内外科治疗难以取得较好疗效的疾病进行卓有成效的治疗，如肝硬化、肝内胆管细胞癌等。

　　随着医学的发展，介入治疗的临床适应证不断拓宽，今天已发展到能对内、外、妇、儿、心血管、神经科等诸多疾病的治疗。其主要的诊断和治疗的疾病如下：

　　（1）全身各部位的血管造影诊断。

　　（2）全身各部位病变尤其是性质不明肿块的定位穿刺活检。

　　（3）各种良恶性肿瘤（如原发性肝癌、转移性肝癌、肺癌、肝血管瘤、胆管癌、胰腺癌、肾癌、膀胱癌、子宫颈癌、子宫内膜癌、原发/继发性绒癌、恶性葡萄胎、卵巢癌、子宫肌瘤、骨肿瘤、食管癌、胃癌、肠癌等）的介入治疗，包括动脉药物灌注、栓塞、药盒放置术等。

　　（4）全身各部位的血管性疾病：动静脉狭窄、血管闭塞、动脉瘤、深静脉血栓、血管畸形等的介入治疗，如血管狭窄的球囊扩张术，支架放置术

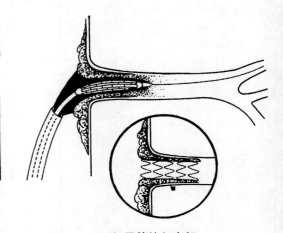

图3-1-1　经导管植入支架

（图3-1-1），导管溶栓术等。

（5）非血管介入治疗腔道狭窄阻塞，如食管狭窄支架放置、胆道引流和支架放置治疗阻塞性黄疸。

（6）经皮腰椎间盘切割抽吸术或胶原酶溶解术治疗腰椎间盘突出症。

（7）经颈静脉肝内门体静脉分流术（TIPS）、经皮穿刺门静脉食管胃底曲张静脉栓塞术等用于治疗肝硬化门静脉高压症、上消化道大出血、顽固性腹水。

（8）急性出血性疾病（消化道出血，呼吸道咯血，盆腔器官如子宫、膀胱出血等）的诊断和介入治疗。

（9）选择性输卵管造影和介入再通术治疗不孕症。

（10）功能亢进性疾病的介入治疗，包括甲状腺功能亢进、脾功能亢进等。

（11）股骨头缺血性坏死的介入治疗。

（12）先天性心脏病的介入治疗和神经系统疾病的介入治疗。

（13）心脏瓣膜成形术、射频消融术治疗快速性心率失常。

（14）经皮穿刺脓肿、囊肿的抽吸、引流及注药治疗。

三、肝癌的介入治疗

一般情况下肝癌患者发现时能够手术切除的所占比例不到20%，多数已属中晚期。肝动脉化疗栓塞术（TACE）已成为治疗中晚期肝癌的首选方法。另外，由于原发性肝癌具有多中心起源的特点，手术切除后复发率较高，因此介入治疗预防术后复发同样非常重要，而且通过DSA检查能够及时发现其他影像设备无法发现的微小病灶。

正常情况下肝脏由肝动脉和门静脉供血，其中门静脉供血约占70%，肝动脉供血约占30%。而肝癌组织的供血90%以上是肝动脉供血，门静脉极少。通过肝动脉插管可使药物直接进入肝癌组织，提高局部的药物浓度，对癌细胞进行杀伤。应用栓塞物质如碘油、明胶海绵等栓塞肿瘤组织的供血动脉，切断血供，使肿瘤组织缺血坏死，从而达到治疗的目的。

适应证：各种不能手术切除的原发性或转移性肝癌，或者病人不愿手术的小肝癌；作为手术前的准备，可发现其他影像设备不能分辨的小病灶，通过治疗使肝癌缩小，易于手术切除，同时减少术中出血及转移；肝癌未完全切除，术后复发或其他方法治疗无效的病人；肝癌病灶破裂出血者；肝肾功能无严重损害，无明显出血倾向者。

第二节　介入放射学所用设备、器械、材料及药物

（一）设备

数字减影X线机、CT机、核磁共振机和数字减影X线机（彩图3-1-1）等。

（二）器械

各种特制导管、导丝、穿刺针、血管鞘、球囊、活检针。

（三）材料

内支架、栓塞材料（水剂，粘胶，明胶海绵，真丝线段，各种特制微颗如 PVA，可脱性球囊，钢圈等）、滤器、引流导管。

（四）药物

无水乙醇；碘油，包括 40% 碘化油，碘苯酯和超液化碘油；医用胶；化疗药物，包括细胞周期特异性药物（cell cycle specific agents，CCSA）等。

本 章 小 结

本章主要叙述了介入放射学的基本概念、临床应用价值，肝癌的介入治疗，以及介入放射学所用设备、材料及药物。介入放射学是以影像诊断学和临床诊断为基础，结合临床治疗学原理，在医学影像设备的引导下，利用简单器材（导管、导丝等）对各种病变及疾病所进行诊断及治疗的一系列技术。介入放射学临床应用较广，与传统的给药途径和手术方法相比较，具有更直接有效、更简便、微创的特点，其价值得到越来越多的肯定。

复 习 题

1. 简述介入放射学的概念。
2. 介入放射学的主要临床应用有哪些？
3. 肝癌介入治疗的适应证有哪些？

参考文献

［1］景在平. 血管腔内治疗学. 北京：人民卫生出版社，2002.
［2］王峰. 血管栓塞与介入手术. 北京：人民军医出版社，2010.
［3］冷冰. 神经系统血管性疾病 DSA 诊断学. 北京：人民卫生出版社，2010.

（杨新健）

第二章

介入放射学基本操作方法

| 学习目标 |

　　掌握动脉造影的适应证、禁忌证，熟悉动脉造影的操作步骤，几种常用活检术的适应证，了解几种常用的介入放射学治疗方法。

| 核心概念 |

　　【动脉造影】 动脉造影（Arteriography），X 线检查方法之一，是令动脉内充盈对比剂，使动脉系统显影的检查方法。

　　【血管介入治疗】指在 X 线电视透视下将栓塞材料通过导管注入血管内而使之阻塞以达预期治疗目的的技术，故常也被称为栓塞疗法。

| 引　言 |

　　动脉造影是诊断心脑血管病的一种常用而且有效的方法，随着近年来心脑血管病发病率的逐年上升，动脉造影已成为重要的检查手段，对疾病的诊断、治疗及预后都有着重要价值。而介入治疗创伤小、风险低、疗效也越来越得到肯定，已经成为许多心脑血管疾病的重要治疗方法。

第一节　动　脉　造　影

一、定　　义

　　动脉造影（Arteriography），X 线检查方法之一，是令动脉内充盈对比剂，使动脉系统显影的检查方法。为了使欲查动脉得到最佳显示，注射对比剂后局部达到尽可能高的浓度，希望将导管导入距兴趣动脉尽可能近的部位。

　　DSA（数字减影血管造影）问世以来，大部分动脉造影可由 DSA 来施行。数字减影血管造影，是通过计算机把血管造影片上的骨与软组织的影像消除，仅在影像片上突出血管的一种摄影技术。在注入造影剂之前，首先进行第一次成像，并用计算机将图像转换成数字信号储存起来。注入造影剂后，再次成像并转换成数字信号。两次数字相减，消除相同的信号，得知一个只有造影剂的血管图像。这种图像较以往所用的常规脑血管造影所显示的图像，更清晰和直观，一些精细的血管结构亦能显示出来。

B 型和 Doppler 型超声、CT 和 MRI 也能越来越广泛地用于显示动脉系统，但在可以预见的将来，这些检查不能取代动脉造影。动脉造影需做动脉内插管术，是有创性检查。

二、适 应 证

（1）颅内血管性疾病，如动脉粥样硬化、栓塞、狭窄、闭塞性疾病、动脉病、动静脉畸形、动静脉瘘等。

（2）颅内占位性病变，如颅内肿瘤、脓肿、囊肿、血肿等。

（3）颅脑外伤所致各种脑外血肿。

（4）手术后观察脑血管循环状态。

三、禁 忌 证

（1）对造影剂过敏者。

（2）严重高血压，舒张压大于 110 mmHg（14.66 kPa）者。

（3）严重肝、肾功能损害者。

（4）近期有心肌梗死和严重心肌疾患、心力衰竭及心律失常者。

（5）甲状腺功能亢进症及糖尿病未控制者。

四、方 法

1. 经皮股动脉插管　穿刺点在腹股沟韧带中点下方 1～2 cm 处，消毒铺单并麻醉后，在穿刺点用尖手术刀取 3 mm 左右切口，逆行穿刺股动脉并经穿刺针引入导丝后退出穿刺针，再沿导丝送入导管即可。因简便、安全、实用，临床上较为常用。

2. 经皮腋动脉插管和经肱动脉插管　由于操作易损伤局部神经，较少应用。

第二节　经皮穿刺技术

一、定 义

经皮穿刺技术是介入放射学的基础，其目的是建立通道，包括血管与非血管通道，极大多数介入技术必须通过这种通道来完成诊断与治疗过程。

一般都在带监视器的大功率 X 线机下进行，主要器具包括：穿刺针、导引导丝、导管、皮肤扩张器、导管鞘等。

二、应　　用

可用于建立管腔通道，分为血管管腔和非血管官腔。前者包括经股动、静脉入路，肘、肱动脉入路，锁骨下动、静脉入路、颈静脉入路等，主要用于血管相关疾病的诊断、治疗和预后评估应用等。后者主要包括经皮穿刺胆管造影与引流术、经皮肾穿刺肾盂造口、经皮胃造口，用于内脏器官及管道相关疾病的诊断、治疗等。

第三节　经皮穿刺活检

一、肺 活 检 术

1. 适应证　肺内结节或肿块样病变、肺部慢性浸润性病变肺门实质性肿块。
2. 禁忌证　患者不能合作，剧烈咳嗽和躁动；凝血机制障碍；重度呼吸功能障碍；肺大疱；肺动脉高压、肺源性心脏病；肺动静脉畸形穿刺道有重要脏器。
3. 操作方法　首先 CT 扫描确定病灶最佳的穿刺点，进针深度和角度，定位局部皮肤穿刺点，麻醉，进针，控制呼吸频度，透视下调整针位，抽吸、切割、旋切组织进行活检。
4. 并发症　气胸、咯血、局部肺出血。
5. 效果评价　安全实用、诊断迅速（85% ~95%）。

二、肝 活 检 术

1. 适应证　区别良恶性病变、恶性病变的病理分型。
2. 禁忌证　严重出血体质，没有安全活检穿刺通道；不能合作者。
3. 操作方法　首先 CT 扫描确定病灶最佳的穿刺点，进针深度和角度，定位局部皮肤穿刺点，麻醉，进针，X 线透视下调整针位，抽吸、切割、旋切组织进行活检。
4. 并发症　细针（0.04%）、粗针（0.1% ~0.3%）出血，胆汁渗漏，动静脉瘘等。
5. 效果评价　特异性与敏感性90% 左右。

三、骨 活 检 术

1. 适应证　转移性肿瘤；原发性肿瘤；急慢性化脓性骨髓炎；鉴别压缩性骨折。
2. 禁忌证　无绝对禁忌证；严重出血体质，没有安全活检穿刺通道；不能合作者。
3. 操作方法　脊椎穿刺四肢长骨和扁骨的活检。
4. 并发症　疼痛 出血、气胸、血管与神经损伤。

5. 效果评价　可确诊转移性肿瘤 90% ，原发性肿瘤 73% ~94% 。

第四节　介入放射学的治疗方法

一、血管介入治疗

（一）经导管栓塞术

经导管血管栓塞术（transcatheter embolization）是介入放射学的最重要基本技术之一，具体是指在 X 线电视透视下将栓塞材料通过导管注入血管内而使之阻塞以达预期治疗目的的技术，故常也被称为栓塞疗法。

经导管血管栓塞术是为经导管向靶血管内注入或送入栓塞物质，使血管闭塞从而达到预期治疗目的的技术。该技术具有微创性、全程影像引导和选择性靶血管插管技术，使得栓塞的准确性和可控性大大增强，成为革命性的临床治疗方法。

血管栓塞术的应用极为广泛。即可用于血管性病变如血管破裂出血、动静脉畸形、动脉瘤、动静脉瘘等的治疗，也可用于富血性肿瘤、肿瘤样病变以及器官功能亢进等疾病的治疗。简而言之，无论何种病变，只要能够通过栓塞靶血管取得临床治疗目的，又不至于引起重要组织、器官功能损害，且患者能够承受栓塞术后反应者，均可以考虑实施血管栓塞术治疗。

（二）血管成形术

血管成形术（angioplasty）是经导管等器械扩张、再通动脉粥样硬化等其他原因导致的血管狭窄或闭塞性血管病变（图 3 - 2 - 1）。这一疗法源于 20 世纪 70 年代。20 世纪 80 年代前主要采用球囊导管进行治疗，所以成形术又称为球囊血管成形术，经皮经腔冠状动脉血管成形术（PTCA）和冠状动脉球囊扩张术。血管成形术是微创手术，它通过上肢或下肢的一个小切口抵达病变的动脉。然后医生通过切口插入一个小的可扩张球囊，通过球囊的物理性扩张以及排除狭窄的或被阻塞的动脉中的障碍而起到斑块清理装置的作用。之后又出现一些新技术，如激光血管形成术、粥样斑块切除术、血管内支撑器等。血管成形术主要用来治疗冠心病、心肌梗死，再通血管恢复血液灌流。

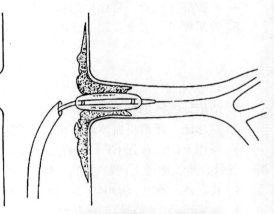

图 3 - 2 - 1　球囊扩张治疗血管狭窄

（三）经导管灌注药物治疗

经导管灌注药物治疗（transcatheter perfusion drug therapy）主要包括血管收缩治疗、化疗药物灌注治疗和溶栓治疗。

血管收缩治疗主要用于胃食管静脉曲张出血、胃黏膜弥漫性出血、溃疡出血和肠道出血。经导管灌注加压素是治疗胃肠道出血的有效方法之一，当多种原因引起胃肠道大出血时，通过使用相关药物（如血管加压素），作用于血管平滑肌，使之收缩从而达到止血目的。

化疗药物对肿瘤的作用大多是非特异性的，静脉给药后全身毒副反应重，而肿瘤局部药物浓度不高。由动脉内注入抗癌药物，使肿瘤内药物浓度比一般周围静脉给药要高得多，使疗效明显提高，而全身不良反应明显减轻。选择性动脉灌注化疗药物治疗，可增加肿瘤局部的药物浓度，延长肿瘤细胞同高浓度药物的接触时间，减轻药物的全身毒副反应，提高化疗的效果。它适用于治疗肝癌、肺癌，也用于治疗头颈部肿瘤、胃癌、胆管肿瘤、胰腺癌、盆腔肿瘤及四肢恶性肿瘤。

溶栓治疗经导管灌注溶栓药物进行溶栓治疗是在静脉溶栓基础上发展起来的有效治疗方法。尿激酶、链激酶是常被选用的药物。前者无抗原性，疗效可靠，应用更为普遍。此外，组织型纤维蛋白溶酶原激活剂（t-PA）是较为理想的纤溶剂。主要应用于冠状动脉、脑动脉和周围血管的溶栓治疗。溶栓治疗中应对患者的出血、凝血状态应进行严密监护，一旦发现出血倾向，应立刻停止治疗。

二、非血管介入治疗

（一）经皮肝穿胆道引流

由于恶性（如胆管癌、胰头癌）或良性（如总胆管结石）病变，引起肝外胆道梗阻，临床出现黄疸。经皮肝穿胆道引流（percutaneous transhepatic choledochus drainage，PTCD 或 PTD）可行胆道内或胆道外胆汁引流，故而缓解梗阻，减轻黄疸，为根治手术提供有利条件。行 PTCD 前需先做经皮肝穿胆管造影，确定胆管梗阻的部位、程度、范围与性质。PTCD 有内外引流之分，通过穿刺针引入引导钢丝，而后拔出穿刺外地，沿引导钢丝送进末段有多个侧孔的导管，导管在梗阻段上方的胆管内，其内口亦在该处，胆汁经导管外口连续引流，是为外引流；若导管通过梗阻区，留置于梗阻远端的胆管内或进入十二指肠，胆汁则沿导管侧孔流入梗阻下方的胆管或十二指肠，是为内引流。

（二）经皮肾穿肾盂造口术

经皮肾穿肾盂造口术（percutaneous transrenal pyelotomy）主要用于尿路梗阻引流，也可利用造口术的导管将肾盂或输尿管内结石向下推移，送至膀胱排出。造口术方法同上，使用细针经皮穿肾，进入肾盂，先做经皮顺行肾盂造影观察尿路形态、狭窄或梗阻部位及其程度，而后沿穿刺针送进引导钢丝，再将导管插入，留置于肾盂内。

本 章 小 结

本章主要叙述了动脉造影的应用，几种常用活检术和几种常用的介入放射学治疗方法。随着近年来心脑血管病发病率的逐年上升，动脉造影和介入治疗对疾病诊断、预后、治疗的价值也越来越得到肯定。积极发展介入放射学的诊断和治疗，有着重要的意义。

复 习 题

1. 简述动脉造影的适应证和禁忌证。
2. 简述动脉造影的操作步骤。

3. 常用的介入治疗有哪些？

参 考 文 献

1. 景在平．血管腔内治疗学．北京：人民卫生出版社，2002.
2. 王峰．血管栓塞与介入手术．北京：人民军医出版社，2010.
3. 冷冰．神经系统血管性疾病 DSA 诊断学．北京：人民卫生出版社，2010.
4. 李松年．脑血管造影诊断学．北京：中国医药科技出版社，2000.
5. 李佑祥．介入神经放射学．北京：科学出版社，2011.

（杨新健）

第三章 | 介入放射学常见疾病

学习目标

掌握颅内动脉瘤、脑动静脉畸形和硬脑膜动静脉瘘的概念、临床表现、诊断和鉴别诊断，熟悉颅内动脉瘤、脑动静脉畸形和硬脑膜动静脉瘘的病因、病理、分类和治疗。

核心概念

【颅内动脉瘤】颅内动脉瘤多为发生在颅内动脉管壁上的异常膨出，绝大多数（90%以上）起源于脑底动脉环（Willis环）或者大脑中动脉分叉处。

【脑动静脉畸形】脑动静脉畸形是一种先天性局部脑血管发生上的变异，是脑血管发育异常所致畸形中最常见的一种，占脑血管畸形90%以上。病变部位脑动脉与脑静脉之间缺乏毛细血管，致使动脉直接与静脉相接，形成了脑动、静脉之间的短路，产生一系列脑血流动力学上的紊乱。

【硬脑膜动静脉瘘】硬脑膜动静脉瘘（dural arteriovenous fistulas，DAVFs）是硬脑膜内的异常动静脉瘘。理论上可发生于硬脑膜的任何部位，但最常见于靠近静脉窦的部位。静脉可引流至静脉窦、骨硬膜静脉、反向引流至大脑或小脑表面的软脑膜静脉、髓周静脉，或是以上形式的任意组合。

引　言

颅内动脉瘤、脑动静脉畸形、硬脑膜动静脉瘘是介入放射学常见的疾病，是严重威胁人类健康的脑出血性脑血管疾病，是造成蛛网膜下腔出血（SAH）的重要病因。在脑血管意外中，仅次于脑血栓和高血压脑出血，具有较高的致残率、致死率。近年来，脑动脉瘤发病率呈上升趋势，有文献报道，颅内动脉瘤年发病率为6/100 000～35.3/100 000，动脉瘤出血早期致死率达40%，二次出血后可达60%～70%。关于颅内动脉瘤、脑动静脉畸形、硬脑膜动静脉瘘的早期诊断、预防出血、改善预后已经越来越引起重视。

第一节　颅内动脉瘤

一、概　　述

颅内动脉瘤（intracranial aneurysm）多为发生在颅内动脉管壁上的异常膨出，绝大多数（90%以上）起源于脑底动脉环（Willis 环）或者大脑中动脉分叉处。任何年龄可发病，多数好发于 40～60 岁中老年女性。

二、病因及发病机制

造成颅内动脉瘤的病因尚未完全明了，多数学者认为颅内动脉瘤是由于颅内动脉管壁局部的先天性缺陷和腔内压力增高的基础上引起，动脉硬化、感染、创伤血流动力学压力增高形成的冲击等，都是颅内动脉瘤发生的重要因素。而遗传性因素引起的作用，如动脉管壁的中层有裂隙、动脉发育异常或缺陷等，已越来越被认识。此外，颅底异常血管网症、脑动静脉畸形、颅内血管发育异常及脑动脉闭塞等也可伴发动脉瘤。而高血压、脑动脉硬化、血管炎等被认为与动脉瘤的发生与发展有关。

动脉瘤破裂的诱发因素有情绪激动、血压突然升高、大小便用力、妊娠分娩、体力劳动等。然而，更多的情况下，是在没有明显诱因时突然发生的。

三、分　　类

依据颅内动脉瘤的不同特点，可以将颅内动脉瘤分为不同类型。

（一）根据病因分类

颅内动脉瘤可分为先天性动脉瘤，感染性动脉瘤，外伤性动脉瘤，动脉硬化性动脉瘤。

（二）根据病理学表现分类

颅内动脉瘤可分为囊性动脉瘤，梭形动脉瘤（图 3－3－1），夹层动脉瘤，不规则型动脉瘤。

（三）根据大小分类

颅内动脉瘤可分为小型动脉瘤：< 5 mm，中型动脉瘤：5～10 mm，大型动脉瘤：11～25 mm，巨大型动脉瘤：> 25 mm。

（四）根据动脉瘤的发生部位分类

颅内动脉瘤可分为 Willis 环前循环动脉瘤：颈内动脉动脉瘤，

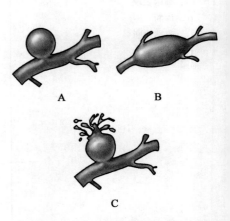

图 3－3－1　动脉瘤病理学分型
A. 囊状动脉瘤；B. 梭形动脉瘤；
C. 动脉瘤破裂

后交通动脉动脉瘤，脉络膜前动脉动脉瘤，大脑前动脉动脉瘤，交通动脉动脉瘤，大脑中动脉动脉瘤；Willis 环后循环动脉瘤：椎动脉动脉瘤，基底动脉动脉瘤，大脑后动脉动脉瘤。

四、病　理

颅内动脉瘤所的基本组织病理变化为损伤、变性和修复，内弹力层的断裂或消失，炎性细胞浸润，动脉粥样硬化改变，中膜 SMC 的凋亡变薄，细胞外基质纤维的排列紊乱、减少等变化是动脉瘤发生发展的病理形态学基础。典型的特点为动脉管壁含较薄的胶原化的肌层，通过内弹性层和中层的局限性缺损处向外突出。

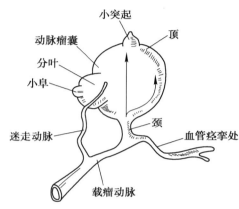

图 3 - 3 - 2　单个囊状动脉瘤模式

正常的肌层及弹性层通常终止于动脉瘤的颈部，因而动脉瘤的壁常只含有内膜及外膜。动脉瘤腔内常有急性血栓及机化的层状血块。

如果动脉壁呈不对称性囊状扩张，即称之为囊状动脉瘤。瘤壁一般光滑如囊，多数由先天薄弱的血管壁构成，常位于较大动脉的分叉处。动脉瘤与载瘤动脉相连处较狭窄，称为瘤颈（蒂）或基底，瘤颈宽窄很不一致；与瘤颈相对的远侧最突出的部分为瘤底（顶），介于瘤颈与瘤底之间的部位称为瘤体（囊）（图 3 - 3 - 2）。小阜为瘤囊上小的隆起，常为动脉瘤发生破裂之处或破裂后的遗迹。

五、临 床 表 现

颅内动脉瘤在破裂出血之前，绝大多数的病人没有明显的症状和体征，只有极少数病人，因动脉瘤影响到邻近神经或脑部结构而产生特殊的表现。

（一）蛛网膜下腔出血

自发性蛛网膜下腔出血多为首发症状，占 80% ～90%。常在劳累或激动时突然头痛、恶心、呕吐、颈强直或部分意识障碍，经腰穿可见脑脊液为血性。因出血量的多少和动脉瘤位置的不同，可有特定性神经体征，如颈内动脉－后交通动脉瘤出血，可有同侧的动眼神经麻痹（上睑下垂、眼球运动受限、瞳孔散大）；若出血量多形成巨大血肿，病人短时间内可以死亡。

动脉瘤破裂出血后可出现一系列的全身性症状。

1. 血压升高　起病后病人血压多突然升高，一般于数天到 3 周后恢复正常。

2. 体温升高　多数病人不超过 39℃，多在 38℃ 左右，体温升高常发生在起病后 24～96 h，一般于 5 天至 2 周内恢复正常。

3. 脑心综合征　临床表现为发病后 1～2 天内，一过性高血压、意识障碍、呼吸困难、急性肺水肿、癫痫，严重者可出现急性心肌梗死（多在发病后第 1 周内发生）。意识障碍越重，出现心电图异常的概率越高。

4. 胃肠出血　少数病人可出现上消化道出血征象，表现为呕吐咖啡样物或排柏油样便。

5. 再出血 动脉瘤一旦破裂将会反复出血，其再出血率为 9.8% ~ 30%。据统计再出血的时间常在上一次出血后的 7 ~ 14 天，第 1 周占 10%，11% 可在 1 年内再出血，3% 可于更长时间发生破裂再出血。

Hunt 及 Hess 分级表（表 3 - 3 - 1）根据临床征象及症状对蛛网膜下腔出血进行分级。

表 3 - 3 - 1 Hunt 及 Hess 分级表

分级	临床情况
0	未破裂
1	无症状，或轻微头痛及轻度颈强直
2	中度至重度头痛，颈强直，除有脑神经麻痹外，无其他神经功能缺失
3	嗜睡，意识模糊，或轻微的灶性神经功能缺失
4	木僵，中度至重度偏侧不全麻痹，可能有早期的去皮质强直及自主神经系统功能障碍
5	深昏迷，去皮质强直，濒死状态

（二） 颅神经病变

除蛛网膜下腔出血外第二常见的临床表现，以单纯动眼神经麻痹症状最为常见，三叉神经、滑车神经和展神经也较常受累。

大脑前动脉动脉瘤、前交通动脉动脉瘤可压迫视交叉而出现双颞侧偏盲或压迫视束引起同向偏盲。

偏头痛：其发生率为 1% ~ 4%。头痛多为突然发生，常为一侧眼眶周围疼痛，多数呈搏动性疼痛，压迫同侧颈总动脉可使疼痛暂时缓解。

（三） 颅内压增高症状

一般认为动脉瘤的直径超过 2.5 cm 以上的未破裂的巨大型动脉瘤或破裂动脉瘤伴有颅内血肿时可引起颅内压增高。

（四） 特殊表现

颈内动脉动脉瘤或前交通动脉动脉瘤可出现头痛、双颞侧偏盲、肢端肥大、垂体功能减退等类鞍区肿瘤的表现。个别病例亦可以短暂性脑缺血发作为主要表现；少数病人在动脉瘤破裂出血后可出现急性精神障碍等。

六、诊 断

（一） 确定有无蛛网膜下腔出血

首选 CT。出血急性期，CT 确诊蛛网膜下腔出血阳性率极高，安全迅速可靠。腰穿压力升高伴有血性脑脊液常是诊断动脉瘤破裂后蛛网膜下腔出血的直接证据。但颅内压很高时，腰穿要慎重进行。蛛网膜下腔出血的密度常用 Fisher 评分法（表 3 - 3 - 2）。

表 3 - 3 - 2 Fisher 评分法

分数	描述
0	未穿破
1	未见出血
2	弥漫或垂直层厚度 < 1 mm
3	局限性凝血块及/或垂直层 > 1 mm
4	脑内或脑室内凝血块伴有弥漫的或无蛛网膜下腔出血

（二）确定病因及病变部位

脑血管造影（图 3 - 3 - 3）是确诊颅内动脉瘤的"金标准"，能够明确判断动脉瘤的部位、形态、大小、数目、是否存在血管痉挛以及最终手术方案的确定。首次造影阴性，应在 3 ~ 4 周后重复造影。CTA 在一定程度上能够代替脑血管造影检查，为动脉瘤的治疗决策提供更多的资料。

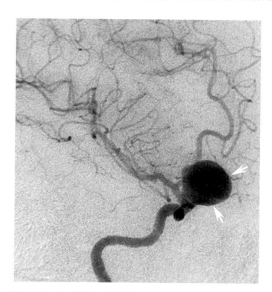

图 3 - 3 - 3 颅内动脉瘤 DSA 表现（如箭头所示）

七、鉴 别 诊 断

脑动静脉畸形、硬脑膜动静脉瘘、海绵状血管瘤、烟雾病、脊髓血管畸形等，同样能造成自发性蛛网膜下腔出血。脑血管造影检查与头颅的 CT 或 MRI 检查，均能够对相应疾病做出确定的诊断。

肿瘤、囊肿、结核瘤、血肿等，在头颅 CT 平扫和强化扫描时需和动脉瘤鉴别。MRI 具有重要鉴别价值，动脉瘤瘤腔流空信号与其他肿瘤明显不同，而瘤腔内血栓 T_1 高信号和含铁血黄素沉积也较具特征。

八、治　疗

（一）一般治疗

密切监测生命体征，维持水电解质平衡，患者保持安静，绝对卧床休息，避免情绪激动，以防止再出血。可使用包括镇静、抗癫痫、导泻药物控制血压等。蛛网膜下腔出血后可能出现颅内压增高，可以应用甘露醇降颅压。

（二）颅内动脉瘤的手术治疗

1. 动脉瘤颈夹闭或结扎　手术目的在于阻断动脉瘤的血液供应，避免发生再出血；保持载瘤及供血动脉继续通畅，维持脑组织正常血运。

2. 动脉瘤孤立术　动脉瘤孤立术则是把载瘤动脉在瘤的远端及近端同时夹闭，使动脉瘤孤立于血液循环之外。

3. 动脉瘤包裹术　采用不同的材料加固动脉瘤壁，虽瘤腔内仍充血，但可减少破裂的机会。目前临床应用的有筋膜和棉丝等。

4. 血管内介入治疗　对于患动脉瘤的病人开颅手术极其高危、开颅手术失败，或因全身情况及局部情况不适宜开颅手术等，可用血管内栓塞治疗。对于动脉瘤没有上述情况者，也可以先选择栓塞治疗。血管内介入治疗的手术目的在于利用股动脉穿刺，将纤细的微导管放置于动脉瘤囊内或瘤颈部位，再经过微导管将柔软的钛合金弹簧圈送入动脉瘤囊内并将其充满，使得动脉瘤囊内血流消失，从而消除再次破裂出血的风险。

第二节　脑动静脉畸形

一、概　述

脑动静脉畸形（arteriovenous malformation，AVM）是一种先天性局部脑血管发生上的变异，是脑血管发育异常所致畸形中最常见的一种，占脑血管畸形 90% 以上。病变部位脑动脉与脑静脉之间缺乏毛细血管，致使动脉直接与静脉相接，形成了脑动、静脉之间的短路，产生一系列脑血流动力学上的紊乱。临床上可表现为反复的颅内出血，部分性或全身性抽搐发作，短暂脑缺血发作及进行性神经功能障碍等。

患者男性多于女性，约为 2∶1，发病高峰年龄为 20～39 岁。脑动静脉畸形可发生于脑的任何部位，病灶左右侧分布基本相等。90% 以上位于小脑幕上，而分布于大脑皮质的约占幕上病灶的 70%。其中以顶、额、颞叶多见。

二、病因及发病机制

脑动静脉畸形是一种先天性疾患，是胚胎发育过程中脑血管形成发生变异所致。一般认为在胚胎第 45 ~ 60 d 时发生。在胚胎早期，原始的动脉及静脉是相互交通的，以后由于局部毛细血管发育异常，动静脉之间形成直接沟通，其间无毛细血管网相隔，即形成动静脉畸形（彩图 3 - 3 - 1）。因而产生一系列脑血流动力学的改变，出现畸形血管的盗血，使其周围脑组织供血减少，因而出现盗血症状及其他相应的临床症状和体征。

三、病　理

AVM 是由一团曲张的脑动脉与脑静脉扭结组合而成的动静脉瘘型血管畸形，动脉与静脉之间没有毛细血管，但杂有少量有退行性变的脑组织。病变的大小不等，小者肉眼勉强可见，大者可占满整个大脑半球。它的外形呈不规则锥状，锥底面指向脑皮质，锥尖指向脑的深部，多数可到达脑室壁。有一支到多支增粗的供血动脉进入其内，引流静脉曲张扩大，将色泽鲜红的动脉血导入颅内静脉窦。病变周围有陈旧性出血所致的黄染痕迹，表面的蛛网大多发白增厚，并与硬脑膜有不同程度的粘连（彩图 3 - 3 - 2）。

90% 以上的 AVM 分布于幕上。浅表与深层者各约占半数。浅表者位于大脑皮质下，以大脑半球的顶叶发生机会最多，其后依次为颞叶、额叶、枕叶。位于深部者可分布于脑底部、基底核、丘脑、胼胝体、脑室内等。幕下的 AVM 不到 10%，分布于小脑半球的各处、小脑蚓、桥小脑角、脑桥、延脑及第四脑室内等处。

四、临 床 表 现

（一）出血

本病是引起自发性蛛网膜下腔出血的另一种常见原因，仅次于颅内动脉瘤。一般多发生于青年人，并且多为首发症状。动静脉畸形越小，越容易出血。可表现为蛛网膜下腔出血、脑内出血或硬膜下出血。发病较突然，往往在患者作体力活动或有情绪波动时发病。出现剧烈头痛、呕吐，有时甚至意识丧失。脑膜刺激征，颈强直，Kernig 征阳性。

（二）抽搐

第二常见的临床表现，有 50% 以上病人癫痫发作，多见于较大的、有大量"脑盗血"的 AVM 患者，表现为大发作或局灶性发作。额叶、顶叶及颞叶的 AVM 发病时多表现为抽搐。

（三）头痛

50% 以上病人有长期头痛史，可能与脑血管扩张有关。常局限于一侧，类似偏头痛。头痛的部位与病变的位置无明显关系。出血时头痛较平时剧烈，多伴呕吐。

（四）进行性神经功能障碍

进行性神经功能障碍主要为运动或感觉性功能障碍。引起神经功能障碍的主要原因如下。

1. "脑盗血"引起的短暂脑缺血发作　常见于较大的 AVM 病例，多于病人活动时发作。神经障碍短暂，但随着发作次数增多，障碍历时越来越长，瘫痪程度亦越趋严重。

2. 由伴同的脑水肿或脑萎缩所致的神经功能障碍　见于较大的 AVM，特别当病变有部分血栓形成时。这种瘫痪常长期存在，且随时间进行性加重，临床上有时可疑为颅内肿瘤。

3. 由出血所引起的脑损害或压迫 当出血逐渐吸收，瘫痪可逐步减轻甚至完全恢复正常。

（五）其他

巨大型 AVM 中，由于"脑盗血"的程度严重，导致智力减退。当 AVM 较大且部位浅表时，可有颅内杂音。颞叶前端的 AVM，有较大引流静脉导入海绵窦时，引起该窦区静脉压增高，影响眼静脉的血液回流，导致眼球突出、红肿。

五、诊 断

年龄在 40 岁以下的突发蛛网膜下腔出血，出血前有癫痫史或轻偏瘫、失语、头痛史，而无明显颅内压增高者，应高度怀疑动静脉畸形，但确诊有赖于脑血管造影，CT 及 MRI 检查有助于确诊。

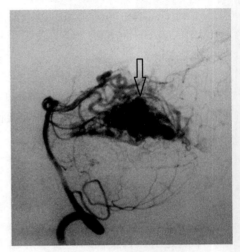

图 3 - 3 - 4　AVM（如箭头所示）

1. CT 表现 可发现脑的并发症如脑萎缩（盗血所致）、血肿、梗死和脑积水等。AVM 出血时，头颅 CT 扫描在蛛网膜下腔或脑内或脑室内可见高密度的积血或血肿。

2. MRI 表现 由于流空效应，大多数动静脉畸形呈无信号的纤曲成团的血管影，呈团块状或斑点状病灶，边界可不规则。MRI 可清晰地描绘病灶与邻近重要结构的关系，是对脑血管造影检查的补充有助于治疗方案的制订和预后的估计。

3. DSA 表现 AVM 最重要的诊断方法。不仅能确定诊断而且还为治疗提供依据。造影常显示不规则曲张扭缠的畸形血管团，并可显示供血动脉和引流静脉（图 3 - 3 - 4）。

六、鉴 别 诊 断

脑动静脉畸形需与其他脑血管畸形、烟雾病、原发性癫痫、颅内动脉瘤等相鉴别。

1. 脑海绵状血管瘤 也是青年人反复蛛网膜下腔出血的常见原因之一。出血前病人常无明显临床症状，脑血管造影常为阴性或出现病理性血管团，但看不到增粗的供血动脉或扩张的引流静脉。

2. 烟雾病 此病多见于儿童及青壮年，儿童以脑缺血为主要表现，成年人以颅内出血为主要表现。明确鉴别诊断有赖于脑血管造影。烟雾病脑血管造影表现为颈内动脉狭窄或闭塞，脑基底部有云雾状纤细的异常血管团。

3. 原发性癫痫 原发性癫痫常见于儿童，对于青年人发生癫痫并有蛛网膜下腔出血或癫痫出现在蛛网膜下腔出血之后，应考虑为动静脉畸形。另外，动静脉畸形病人除癫痫外，尚有其他症状体征，例如头痛、进行性轻偏瘫、共济失调、视力障碍等。CT 扫描有助于鉴别诊断。

4. 脑动脉瘤 见前。

七、治　疗

脑动静脉畸形的主要危害是出血和"盗血"，治疗目的是防止出血，减轻或纠正"脑盗血"，改善脑组织血供，缓解神经功能障碍，控制癫痫，提高患者生活。

（一）一般治疗

目的是防止或制止出血，控制癫痫发作及缓解已经存在的神经症状。避免剧烈的情绪波动，禁烟、酒，疏通大便，改善睡眠状况，适当降低血压。对症治疗，如控制癫痫，颅内压增高者可给予甘露醇等脱水剂降低颅内压等，根据患者的症状给予药物以缓解或减轻其症状。

（二）动静脉畸形的手术治疗

最合理的治疗应作手术切除，以杜绝后患。目的在于杜绝病变破裂出血的危险，减轻或消除"脑盗血"现象，以改善脑部血供。

现多采用显微神经外科技术切除病变血管团，AVM 全切除术是最合理的治疗方法，不仅能杜绝出血的后患，而且去除了脑盗血的根源，在 AVM 的治疗中应作为首选方法来考虑。单纯结扎供血动脉易复发，现已不主张采用。合并颅内血肿者须紧急手术，可能时同时切除病变。

（三）血管内介入治疗

主要用于病变深在，位于重要功能区或高血流病变，手术难以处理的深部 AVM。使病灶缩小或完全闭塞，以利于手术或放射治疗。但作为单独治疗 AVM 的手段，血管内治疗还有很大局限性。因此栓塞治疗多作为手术或放射治疗的辅助治疗。

（四）立体定向放射外科治疗

立体定向放射外科治疗即 X 刀或 γ 刀，主要好处是非侵入性的，无创伤，但价格昂贵，显效慢，适用于深部直径小于3 cm病变或手术与栓塞后残余病变。

第三节　硬脑膜动静脉瘘

一、概　述

硬脑膜动静脉瘘（dural arteriovenous fistula，DAVF）是硬脑膜内的异常动静脉瘘。理论上可发生于硬脑膜的任何部位，但最常见于靠近静脉窦的部位。静脉可引流至静脉窦、骨硬膜静脉、反向引流至大脑或小脑表面的软脑膜静脉、髓周静脉，或是以上形式的任意组合。供血动脉常为邻近的硬脑膜动脉，较少见于骨膜动脉分支，罕见于软膜动脉。该疾病的概念和命名方法并不统一，以前常称为硬脑膜动静脉畸形（dural arteriovenous malformation，DAVM），其中包括幼年起病的先天性动静脉瘘，常伴有其他复杂的先天畸形如 Galen 静脉的动静脉畸形或脑实质内的动静脉畸形。该病以成人多见，尤其是 40～60 岁年龄组多发，多数学者认为是后天性疾病。目前主张将婴幼儿期的先天性的硬脑膜动静脉瘘与成年硬脑膜动静脉瘘分开。

二、病因及发病机制

目前确切病因不清，大部分学者认为 DAVF 是获得性疾病，常见诱因有头部外伤，颅脑手术和临床可致高凝状态的疾病，如怀孕、感染和口服避孕药等。目前认为，上述诱因触发了硬脑膜局部的血管新生（angiogenesis）过程。与血管新生有关的血管内皮细胞生长因子、碱性成纤维细胞生长因子在 DAVS 中表达增高。新的静脉通道的形成使局部的骨膜、硬膜甚至软膜动脉与静脉发生直接沟通。如血管新生同时伴有小静脉表面特征的丢失，倾向于形成静脉或静脉窦血栓形成。以上血管新生与静脉血栓过程产生的后果，取决于所在部位以及剩余的其他静脉通路。而 DAVF 的临床表现及病程发展与这两个因素有密切关系。雌激素在 DAVF 发生过程中起着重要的作用。此病好发于女性，当体内雌激素水平失衡时，脑膜动脉壁弹性降低，脆性增加，并扩张迂曲，加上血流的冲击，易与静脉形成瘘。有学者认为硬脑膜动静脉瘘是由于胚胎发育过程中脑血管发育异常而使硬脑膜内的"生理性动静脉交通"增加而形成的，或是静脉窦附近的血管异常增生所造成的。临床上也发现婴儿期即可出现硬脑膜动静脉瘘，并且硬脑膜动静脉瘘可与脑血管畸形等先天性疾病同时存在，这些都提示硬脑膜动静脉瘘可能与先天性因素有关。

三、分　　类

硬脑膜动静脉瘘的分类：目前多以瘘口部位和引流静脉分类，尤其是后者对了解其临床表现、制订治疗方案、改善预后更有裨益。根据瘘口所在位置可分为横窦、乙状窦、海绵窦等多种类型，也可按照病变所属区域进行划分。该分类由于对临床诊治的指导作用较为局限，目前已逐渐被引流静脉分型所替代。根据引流静脉进行分类，以 Djindjian 分型与 Cognard 分型最佳。Dindiian 分型 I 型，血液引流到通畅的静脉窦，症状以颅内杂音为主，很少引起颅内高压及神经系统症状；II 型，引流到静脉窦并反流到皮质静脉，以慢性颅内压增高为主；III 型，直接引流到皮层静脉，使其扩张，甚至呈动脉瘤样变，以 SAH 为主；IV 型，引流入静脉湖，占位效应显著，颅内压明显增高，出血率高，常有神经功能障碍。Cognard 分型是对 Djindjian 分型的改良，其 I、II 型症状较轻或无明显症状；III 型由于有皮质静脉引流，出血率达 40%；IV 型有皮质引流伴静脉瘤样扩张，出血率更高，达 65%；V 型，血液引流入脊髓的髓周静脉，50% 出现进行性脊髓病变。近年国内学者凌锋结合部位与引流静脉对 DAVF 进行分类，提出相同部位不同引流静脉类型治疗不同，相同引流静脉类型不同部位治疗各异，部位和引流静脉类型联合分类有助分析临床风险和制订治疗方案。

四、临 床 表 现

硬脑膜动静脉瘘的自然病史和治疗过程具有多变性。从临床症状来看其主要表现为两种类型：重型和非重型。

重型硬脑膜动静脉瘘的临床表现主要为：颅内高压，患者出现头痛、恶心、呕吐、视力障碍、视盘水肿等。颅内出血，尤其是硬脑膜动静脉瘘伴有皮层静脉引流患者更易出现颅内出血。另外颅内出血的概率还与病变所在部位有很大关系，一般认为前颅窝底的硬脑膜动静脉瘘最易出血，其次为小脑切迹区，再次是上矢状窦区和窦汇。尽管如此，任何部位的硬脑膜动静脉瘘都不应排除出血的可能性。中枢神经系统症状，可表现为精神错乱、痴呆、肢体无力、上行性脊髓障碍、脑卒中、脑积水及癫痫等。复视、视力减退及走路不稳，也是常见症状，可能系扩张静脉或窦的机械压迫，或静脉内高压，回流受阻，引起颅内压增高所致动脉血直接回流静脉，造成局部脑组织缺血缺氧。

非重型主要表现为单纯头痛、颅内杂音、突眼等眼部症状等。

硬脑膜动静脉瘘的临床表现根据病变的部位，静脉引流类型以及引流特点有关，其症状各异，而且症状具有多变性。海绵窦区：结膜充血、水肿、视力降低，眼球运动受限。侧窦及颈静脉孔区：常见搏动性耳鸣，有些出现头痛、头晕、视力下降等。岩骨尖区及大脑大静脉区：常表现肢体运动障碍、共济失调、及后组脑神经麻痹症状。上矢状窦区：常引起肢体活动障碍，严重者可出现意识障碍。

五、诊　　断

硬脑膜动静脉瘘的诊断主要依靠症状、体征以及影像学检查。根据病史及体格检查，患者平时是否有颅内杂音，有无头痛，癫痫发作及蛛网膜下腔出血病史，有无外伤史，大静脉窦炎及血栓形成史。体格检查有无颅内杂音、突眼、视力减退、脑膜刺激征及头皮静脉曲张等。影像学检查对本病的诊断具有重要作用：

1. 脑血管造影　这是本病确诊的最重要方法。应在 DSA 条件下做全脑造影，以了解供血动脉，瘘的位置和引流静脉和静脉窦。选择性颈内动脉和椎动脉造影：用以排除外脑动静脉畸形，并确认这些动脉的脑膜支参与供血的情况；颈外动脉超选择造影：显示脑膜的供血动脉及动静脉瘘的情况，寻找最佳的治疗方法和途径。有时主要供血动脉栓塞后，次一级的供血动脉方可出现；了解引流静脉及方向、瘘口位置和脑循环紊乱情况，有助于解释临床症状和判断预后。根据脑血管造影情况进行病情判定，选择性脑血管造影是确诊和研究本病的唯一可靠手段。

2. CT 和 CTA 图像　表现主要有骨质异常，硬膜窦异常扩大及脑血管的异常，如颅骨内板血管压迹明显，大静脉窦的异常扩张。病情发展严重时甚至可见广泛的脑皮质静脉迂曲扩张，呈蚯蚓状。

3. MRI 和 MRA　其影像学显示类似于 CT、CTA，但其分辨率较 CT、CTA 高，可以提供患者蛛网膜下腔及脑实质的情况，能较清楚地显示瘘口、增粗的供血动脉，迂曲扩张的引流静脉及静脉窦的情况，MRI 显示瘘口紧邻硬膜窦，并有"流空"现象，可提示本病。

六、鉴别诊断

脑动静脉畸形、海绵状血管瘤、烟雾病、脊髓血管畸形等，同样能造成自发性蛛网膜下腔出血。脑血管造影检查与头颅的 CT 或 MRI 检查，均能够对相应疾病做出确定的诊断。

七、治　　疗

DAVF 的治疗原则是闭塞硬脑膜静脉窦壁上的瘘口。传统的手术方式是将颈外动脉、枕动脉或咽升动脉等供血动脉结扎，但仅有暂时效果，因瘘口存在，新的侧支循环将很快建立，病情复发。近年来血管内栓塞治疗的进展为该病提供了解剖学治愈的可能性，血管内栓塞成为 DAVF 的首选治疗方法。

手术切除主要是依据病灶部位，选择额颞、颞枕和额下入路，电凝、离断病灶供血动脉，切除受累的病变硬脑膜，沿动脉化静脉分流方向寻找瘘口，切断动静脉分流，必要时也可切断压力较高严重动脉化的静脉窦，改善静脉回流，恢复神经功能缺失。

随着介入神经放射技术的发展，血管内栓塞逐渐成为本病的主要治疗手段。栓塞途径包括动脉入路和静脉入路两种。经动脉栓塞有经股动脉或颈动脉、经局部供血动脉和术中穿刺供血动脉等，其中以经股动脉栓塞最常用，要求超选择性插管，把微导管插至供血动脉远端近瘘口处才能栓塞，如果栓塞供血动脉近端，其结果类似结扎供血动脉仅能缓解症状，会导致复发。经静脉栓塞是通过闭塞受累的静脉窦而消除 DAVF，在其较经动脉栓塞更简单、疗效高、副作用少，故越来越受到重视。经静脉入路有股静脉或颈静脉、经眼上静脉和术中穿刺静脉窦或引流静脉 3 种栓塞方法。

血管内栓塞治疗的适应证：尽管有随访表明少数海绵窦区 DAVF 能够自愈，但大多数 DAVF 病例需要干预性治疗，特别是在下面情况下血管内栓塞是首选治疗方式。

（1）有出血史者。
（2）有难以耐受的耳鸣或颅内血管杂音者。
（3）进行性神经功能缺失者。
（4）局部压迫症状者。
（5）颅内压增高者。
（6）影像学存在出血危险因素（如皮层静脉引流）者。

下述情况应分步栓塞：儿童 DAVF 伴有严重心功能不全者；术中技术困难导致手术时间过长或造影剂用量过大者；多发性高流量瘘口等。对于儿童 DAVF 伴严重心功能不全，首步策略是减少 DAVF 血流，从而减轻心脏负担，待病情稳定时再行进一步栓塞。

下述情况需急诊或限期栓塞：具有皮质静脉引流的 DAVF 发生出血时；伴多发静脉血栓或静脉迂曲扩张者；海绵窦、前颅窝或眶部 DAVF 伴急性视力减退者。

血管内栓塞治疗的禁忌证：DAVF 的颈外供血动脉与颅内动脉存在危险吻合，而超选择性插管又不能避开危险吻合者不应选择经动脉入路栓塞；DAVF 为颈内或椎基底动脉供血、超选择性插管不能避开供血动脉发出的供应正常组织的分支者不应选择经动脉入路栓塞。Ⅰ型 DAVF 因静脉窦为顺向血流，有正常引流功能，故忌行静脉入路病窦栓塞。

严重的术后并发症主要是出血性或缺血性脑卒中。出血性卒中常与术中导管操作不谨慎、有正常引流功能的静脉窦被闭塞等因素有关。缺血性卒中相对更为常见，主要与下述因素有关。

（1）术中血管痉挛，一般症状为一过性，对症治疗可缓解。
（2）术中栓子进入正常血管，其表现与瘘口部位、供血动脉吻合支有关。从理论上讲，栓子进入颈内动脉可引起偏瘫等脑症状，进入上、下齿槽动脉可引起牙痛，进入眼动脉吻合支可引起失明，进入脑神经滋养动脉可引起相应脑神经麻痹。只要术者熟悉脑血管的详细解剖和颅底血管的危险吻合，充分、正确评估术前造影，谨慎、规范进行血管内操作，一般可避免严重的并发症。

本 章 小 结

本章重点叙述了颅内动脉瘤、脑动静脉畸形、硬脑膜动静脉瘘 3 种脑出血性脑血管疾病，关于其病因、发病机制、主要临床表现、诊断、鉴别诊断以及治疗都有较详细的论述，需重点掌握几种疾病的临床表现、诊断和鉴别诊断。

复 习 题

1. 简述颅内动脉瘤的主要临床表现。
2. 简述蛛网膜下腔出血的临床评估。
3. 简述脑动静脉畸形的鉴别诊断。
4. 简述硬脑膜动静脉瘘的主要临床表现。

参考文献

[1] 王若峥，张国庆. 肿瘤放射治疗学. 北京：科学出版社，2010.
[2] 马廉亭. 脑脊髓血管病血管内治. 北京：科学出版社，2010.
[3] 史玉泉. 实用神经病学. 3 版，上海科学技术出版社，2005.
[4] 李宝民. 神经介入血管内治疗学. 北京：人民军医出版社，2004.
[5] 刘光元. 肿瘤血管介入治疗. 南京：江苏科学技术出版社，2003.
[6] 王忠诚. 王忠诚神经外科学. 北京：湖北科学技术出版社，2002.
[7] 周良辅. 现代神经外科学. 上海：复旦大学出版社，2001.

（杨新健）

第四篇 核医学

第一章　核医学概述

| 学习目标 |

1. 通过对本章的学习，能够掌握核医学基本概念和核医学的主要特点。

2. 通过对核医学概念的学习，能够掌握核医学技术的基本原理、基本知识和临床应用。

| 核心概念 |

【放射性核素】不稳定核素由于核内结构或能级调整自发地发生变化，释放出某一种或一种以上的射线（α、β、γ）并转变为另一种核素。

【放射性药物】是含有放射性核素供医疗诊断和治疗用的一类特殊药物，诊断用放射性药物是指通过一定途径引入体内，获得靶器官或组织的影像和功能参数的药物，亦称为显影剂。

| 引　言 |

核医学是利用标记有放射性核素的药物进行疾病的研究、诊断和治疗的学科，是核技术在医学领域的应用科学，也是人类和平利用原子能的一个重要体现。核医学技术包括脏器显像、功能测定和体外放射免疫分析，通过使用放射性核素示踪技术可以观察到机体内各个脏器或组织的代谢和功能变化。本篇将对核医学的基本概念、基本原理和相关技术在临床中的应用进行阐述。

第一节　核医学基本概念

一、核医学主要内容

核医学采用核技术诊断、治疗和研究疾病，核医学依其临床应用和研究范围的不同分为实验核医学和临床核医学。近年来，随着单光子发射计算机断层成像（single photon emission computed tomography，SPECT）和正电子发射断层显影技术（positron emission tomography，PET）的发展以及放射性药物的开发，核医学显像技术取得了突破性进展，极大地提高了疾病的诊断和研究水平，成为现代医学影像学重要的组成部分。

1. 实验核医学　实验核医学研究医学领域的疑难问题，发展和创立新的诊疗技术和方法，推动临床核医学的发展。实验核医学相当于外科学的解剖学和生理学，为正确应用核技术提供理论基础。

2. 临床核医学　临床核医学是利用核医学的各种原理、技术和方法来研究疾病的发生、发展和机体的病理生理、生物化学以及功能结构的变化，达到探讨病因和诊治疾病的目的。临床核医学是核医学的重要部分，随着学科的发展，临床核医学包括核心脏病学、核内分泌学、神经系核医学等，它反映了核医学的成熟与发展过程。通过核素示踪技术，可以在生理状态下，从分子水平动态地研究机体各种物质的代谢变化，准确地揭示机体和细胞内代谢的奥秘，这是其他影像技术难以实现的。

二、核医学主要特点

（1）能动态观察机体内物质代谢的变化。
（2）能反映组织和器官整体和局部功能。
（3）能简便、安全、无创伤的诊治疾病。
（4）能进行超微量测定，灵敏度高。
（5）能用于医学的各个学科和专业。

三、核医学相关概念

1. 核素（element）　具有一定质子数、中子数和质量数，并处于一定能量状态的原子。

2. 放射性核素（radioactive nuclide or radionuclide）　不稳定核素由于核内结构或能级调整自发地发生变化，释放出某一种或一种以上的射线（α、β、γ）并转变为另一种核素。

3. 核衰变（nuclear decay）　不稳定核素的核内结构或能级的调整过程。

4. 放射性活度（radioactivity）　单位时间内原子核衰变的数量。

5. 物理半衰期（physical half life，$t_{1/2}$）　放射性活度减少至一半所需的时间。

6. 生物半衰期（biological half life，$t_{1/2}$）　生物体内的放射性核素经由各种途径从体内排出一半所需要的时间。

7. 有效半衰期（effective half life）　生物体内的放射性核素由于从体内排出和物理衰变两个因素作用，减少至原有放射性活度的一半所需的时间。

四、核医学成像条件

核医学成像必备的条件包括：放射性药物，放射性试剂，核医学仪器，工作场所。

五、放射性药物

含有放射性核素供医疗诊断和治疗用的一类特殊药物。诊断用放射性核素是指可以通过一定途径引入体内获得靶器官或组织的影像和功能参数，称为：显像剂（imaging agent）或示踪剂（tracer）。

六、核医学设备仪器

核医学诊疗工作中需用的各种放射性探测器称为核医学仪器，核医学仪器包括：辐射探测器、电子测量装置和/或计算机设备。

第二节 放射性核素显像

一、放射性核素显像原理

细胞选择性摄取、特异性结合、化学吸附、微血管栓塞、简单在某一生物区通过。

二、放射性核素显像类型

平面与断层，单光子与正电子显像，静态与动态显像，静息与负荷显像，全身与局部显像，阳性与阴性显像，早期与延迟显像。

三、放射性核素显像特点

（1）放射性核素显像为功能显像，能反映器官功能、血流、代谢、引流和受体方面的信息，可以对影像进行定量分析。

（2）某些器官、组织或病变能特异地摄取特定显像剂而显影。

（3）实现无创性检查，辐射剂量低。

（4）放射性核素显像所获得的影像清晰度较差，影响对微细结构的显示和病变的精确定位。

（孙　波）

第二章　神经系统核医学

| 学习目标 |

1. 通过对本章的学习，能够掌握脑血流灌注显像基本原理和临床应用。

2. 通过对本章的学习，能够掌握脑葡萄糖代谢显像原理和临床应用。

| 核心概念 |

【负荷试验概念】常规脑血流灌注显像往往不能发现脑血流储备下降，通过负荷试验观察脑血流和代谢的反应性变化可以提高缺血性病变特别是潜在的缺血性病变的阳性检出率。

| 引　　言 |

核医学在神经系统疾病的诊断中有着独特的优势，掌握神经系统常见疾病核医学显像的特征性表现，有利于神经系统疾病的定性诊断。

第一节　脑血流灌注断层显像

一、脑解剖和生理概述

1. 脑的血液供应　脑组织由颈动脉系统和椎－基底动脉系统供血。

2. 大脑的分叶　大脑分为额叶、顶叶、枕叶、颞叶和脑岛。

二、原理与方法

1. 显像原理　静脉注射分子量小、不带电荷且脂溶性高的显像剂，它们能通过正常血脑屏障进入脑细胞，随后经脑内酶水解或构型转化，转变为水溶性化合物不能反扩散出脑细胞而滞留其内。显像剂进入脑细胞的量与局部脑血流（regional cerebral blood flow，rCBF）量成正相关。用 SPECT 仪进行脑断层显像，图像经计算机处理获得横断、冠状和矢状三个层面的脑血流灌注显像图。由于 rCBF 一般与局部脑功能代谢平行，故本检查在一定程度上亦能反映局部脑功能状态。

2. 显像方法　静脉注射 99mTc-ECD（99mTc-双半胱乙酯）或 99mTc-HMPAO（99mTc-六甲基丙烯胺肟）740~1 100 MBq（20~30 mCi）后 15 min 显像，图像经过处理，可获得横断、冠状和矢状三个断层面显示的大小脑、基底节神经核团和脑干影像。利用计算机 ROI 技术，并借助一定的生理数学模型，还可计算出各部位 rCBF 和全脑平均血流量（CBF）。

3. 负荷试验脑血流灌注显像

（1）负荷试验概念：常规脑血流灌注显像往往不能发现脑血流储备下降，通过负荷试验观察脑血流和代谢的反应性变化可以提高缺血性病变特别是潜在的缺血性病变的阳性检出率。

（2）乙酰唑胺试验原理：乙酰唑胺能抑制脑内碳酸酐酶的活性，使脑内 CO_2 浓度增加，正常情况下会反射性地引起脑血管的扩张，导致 rCBF 增加 20%~30%，由于病变血管的这种扩张反应很弱，使潜在缺血区和缺血区的 rCBF 增高不明显，在影像上出现相对放射性减低或缺损区。

（3）显像方法：先行常规脑血流灌注断层显像，隔日进行乙酰唑胺负荷试验，即静脉推注乙酰唑胺 1 g，10 min 后行第二次显像，将两次显像所得影像进行对比分析。

（4）显像正常表现　大小脑皮质、基底节神经核团、丘脑、脑干显影清晰，白质及脑室部位为淡影，左右两侧基本对称。

三、临　床　应　用

1. 短暂性脑缺血发作（TIA）和可逆性缺血性脑病（PRIND）的诊断　TIA 和 PRIND 患者临床症状消失后 rCBF 可能仍未恢复到正常范围，而处于慢性低灌注状态，这时神经系统检查及 CT 和 MRI 检查结果多为阴性，而 rCBF 显像可发现近 50% 患者脑内存在缺血性改变。

2. 脑梗死的诊断　脑血管阻塞可引起缺血性坏死或软化，脑梗死发病早期 rCBF 显像即可检出。rCBF 显像可检出难以被 CT 和 MRI 发现的交叉性小脑失联络征象和局部过度灌注表现。交叉性小脑失联络表现为病变对侧小脑放射性减低；局部过度灌注表现为病变的放射性减低区周围出现异常的放射性增高区。

3. 早老性痴呆的诊断与鉴别诊断　早老性痴呆是一种发生于中老年的以进行性认知障碍和记忆能力损害为主的原发性中枢神经系统退行性疾病，患者 rCBF 影像的典型表现为双侧顶叶和颞叶为主的大脑皮质放射性对称性明显减低，一般不累及基底节和小脑。

4. 癫痫灶的定位诊断　rCBF 显像对癫痫灶的检出率可达 70%~80%，借助诱发试验可进一步提高癫痫灶的检出率。癫痫发作期表现为病灶区血流增加，rCBF 显像病灶区放射性增浓；癫痫发作间期：病灶区血流低于正常，rCBF 显像病灶呈放射性减低区。

5. 脑肿瘤手术和放疗后复发与坏死的鉴别诊断　恶性肿瘤的血供丰富，复发灶的 rCBF 常增高，影像表现为放射性增浓区；而坏死区基本上没有血供，影像上呈放射性减淡或缺损区。必要时可进一步行亲肿瘤显像。

6. 脑功能研究   脑血流量与脑的功能活动之间存在着密切关系，应用 rCBF 显像结合各种生理负荷试验有助于研究脑局部功能活动与各种生理刺激的应答关系。

第二节   脑代谢显像

一、脑葡萄糖代谢显像原理

18F – FDG 为葡萄糖类似物，具有与葡萄糖相同的细胞转运及已糖激酶磷酸化过程，但转化为 6 – P – 18F – FDG 后就不再参与葡萄糖的进一步代谢而滞留于脑细胞内，观察和测定 18F – FDG 在脑内的分布情况，就可以了解脑局部葡萄糖代谢状态。

二、显 像 方 法

受检者禁食 4 h 以上，静脉注射 18F – FDG 185～370 MBq，45～60 min 后进行显像。利用计算机 ROI 技术和一定的生理数学模型可得到局部脑葡萄糖代谢率（LCMRglu）及脑葡萄糖代谢率（CMRglu）。

三、正常所见与参考值

正常人脑葡萄糖代谢影像与 rCBF 影像相近，灰质影像明显浓于白质，大脑皮质、基底节、丘脑、脑干、小脑影像清晰，左右两侧基本对称。

四、临 床 应 用

1. 癫痫灶的定位诊断   癫痫发作期脑葡萄糖代谢显像可见病灶部位呈异常放射性浓聚，发作间期则呈放射性减低区，其对发作期癫痫灶定位诊断的灵敏度达 90% 以上，发作间期诊断灵敏度为 70%～80%。

2. 早老性痴呆的诊断和病情评估   早老性痴呆的病变特点是以顶叶和后颞叶为主的双侧大脑皮质葡萄糖代谢减低，基底神经节受累不明显；随着病情发展，脑内低代谢区数目增加，范围扩大；晚期早老性痴呆患者，病变常累及大脑各叶甚至小脑。

3. 脑肿瘤的分期和分级   颅内肿瘤的分级偏恶性的肿瘤 18F – FDG 摄取较多，T/N 及 SUV 均较高，偏良性的肿瘤 18F – FDG 摄取较少，T/N 及 SUV 则较低，因此 18F – FDG 显像可对颅内肿瘤进行无创性分级。一般 I～II 级脑胶质瘤的 18F – FDG 摄取率低于正常脑灰质，III 级脑胶质瘤的 18F – FDG 摄取率与正常脑灰质相似或略高，而 IV 级脑胶质瘤的 18F – FDG 摄取率则显著高于正常脑灰质。

4. 肿瘤复发与治疗后继发改变的鉴别   经过手术或放化疗后，由于局部解剖结构的改变以及水肿、坏死、瘢痕的形成，给常规影像学检查判断局部有无肿瘤复发带来困难。18F – FDG 显像可以根据组织的葡萄糖代谢情况来进行鉴别：原肿瘤部位 18F – FDG 摄取增加，表明为肿瘤复发，反之，则为治疗后的继发改变。

5. 肿瘤的疗效监测　放化疗后肿瘤葡萄糖代谢变化要明显早于肿瘤的形态学变化，故 18F – FDG 显像可用来早期评价肿瘤的治疗反应。若放化疗后，18F – FDG 显像示肿瘤的葡萄糖代谢减低或完全受抑，表明治疗有效；若经治疗后肿瘤葡萄糖代谢无明显变化，则表明肿瘤存在治疗抵抗，应及时调整治疗方案。

6. 锥体外系疾病的诊断　帕金森病患者脑葡萄糖代谢显像可发现纹状体葡萄糖代谢减低。亨廷顿病患者的脑葡萄糖代谢显像可见双侧基底节和多处大脑皮质放射性减低区。

7. 脑生理功能和智能研究　脑代谢显像可用于人脑生理功能和智能研究，同时还能够研究大脑功能区的分布、数量、范围及特定刺激下各种活动与能量代谢之间的内在关系。

8. 其他应用　脑梗死、精神分裂症、抑郁症等疾病在脑代谢显像中的影像表现基本上与 rCBF 影像相类似。

（孙　波）

第三章　心血管系统核医学

| 学习目标 |

1. 通过对本章的学习，能够掌握心肌灌注显像的原理和临床应用。

2. 通过对本章的学习，能够掌握心肌代谢显像的原理和临床应用。

| 核心概念 |

【心肌灌注显像】是静脉注射能被心肌细胞摄取的显像剂，通过心肌细胞对血液中显像剂的摄取，以此评估冠状动脉血流量和心肌细胞活性的影像方法。

| 引　言 |

心肌灌注显像和代谢显像能够评价心肌细胞的存活情况，用以判断心肌梗死区存活心肌的状况。

第一节　心肌灌注显像

一、显　像　原　理

心肌灌注显像是评估心肌血流分布的影像方法，静脉注射能被心肌细胞摄取的显像剂而使心肌显像，心肌细胞对血液中显像剂的摄取取决于以下两个因素：冠状动脉的血流量及心肌细胞活性。

二、显　像　方　法

1. 心肌显像剂　201Tl（Thallinm-201）及 99mTc-MIBI（Technetium-99-MIBI）。

2. 心肌显像仪器 r - 照相机 平面显像及 SPECT 三维显像。

3. 心肌灌注显像的类型 静息心肌灌注显像及负荷心肌灌注显像。

4. 负荷试验的方式 运动负荷试验包括平板运动试验和踏车运动试验；药物负荷试验包括潘生丁试验、腺苷试验和多巴酚丁胺试验。

三、临 床 应 用

（1）冠心病的诊断。

（2）心肌病的诊断：主要用于扩张型心肌病与缺血性心肌病的鉴别诊断。

（3）其他心脏病的应用：川崎病，心肌炎等。

第二节 心肌代谢显像

一、显 像 原 理

心肌代谢显像是评价存活心肌细胞的"金标准"。葡萄糖是心肌能量代谢底物之一，静脉注射葡萄糖的类似物，通过特殊的显像设备间接了解葡萄糖在心肌内的摄取和分布情况，来判断梗死区存活心肌的状况。

二、心肌显像剂

目前最常用的是 18F - 脱氧葡萄糖（18F - FDG）。

三、临 床 应 用

心肌代谢显像主要用于心肌活性的测定。

第三节 放射性核素心室造影

放射性核素心室造影是应用首次通过法核素心室造影，造影中所使用的显像剂为 99mTc - RBC，临床上主要用于先天性心脏病的诊断。平衡法核素心室造影中使用的显像剂为 99mTc - RBC，临床上主要用于了解各种心脏病的室壁运动情况以及评估各种心脏病的心功能状态。

（孙 波）

第四章 呼吸系统核医学

| 学习目标 |

通过对本章的学习，能够掌握肺灌注和通气显像的原理及临床应用。

| 核心概念 |

【肺通气显像】是一种将放射性气体或类气体引入气道和肺泡内，随后让其呼出，在此过程中用放射性显像装置在体表对肺各个部位的放射性进行探测，显示肺内放射性的分布和动态变化。

| 引　言 |

肺灌注显像和通气显像能够反映肺组织各部分血流灌注的多少，对于肺动脉栓塞和肺癌的诊断有一定的帮助。

第一节　肺灌注显像

一、显像原理

肺灌注显像又称肺血流显像，静脉注射直径略大于肺毛细血管直径的放射性微粒，经右心、肺动脉后随机栓塞在肺的毛细血管床内，局部栓塞的量与该处的血流灌注量呈正比，用 γ 相机或扫描机获得放射性微粒在肺内的分布影像，这种显像称肺灌注显像，各部位放射性分布反映各部位血流灌注的多少。

二、显像方法

1. 显像剂　最常用的肺血流灌注显像剂是 99mTc 标记的大颗粒聚合人血清白蛋白（99mTc‑MAA）。90% 的微粒直径为

$10 \sim 100 \ \mu m$，多数应为 $10 \sim 40 \ \mu m$，不符合此标准者不能使用。肺泡毛细血管的直径为 $7 \sim 9 \ \mu m$，MAA 颗粒在肺内很快降解成更小的分子，被吞噬细胞清除，其生物半衰期约为 8 h，24 h 内经尿排出 $65\% \sim 75\%$，一般不致引起心肺血流动力学和肺功能改变。

2. 检查方法　平面显像和断层显像。

3. 显像表现　局限性放射性减低或缺损，可与解剖结构有关，也可与解剖结构无关（非肺栓塞所致）；弥散性异常；放射性分布逆转。

第二节　肺通气显像

一、显 像 原 理

肺通气显像是一种将放射性气体或类气体引入气道和肺泡内，随后让其呼出，在此过程中用放射性显像装置在体表对肺各个部位的放射性进行探测，显示肺内放射性的分布和动态变化。

二、显 像 方 法

1. 显像剂分类　放射性气体：133Xe 和 81mKr，放射性气溶胶：锝喷替酸盐和高锝酸钠。

2. 显检查方法　平面显像和断层显像。

3. 显像表现　平衡影像表现为放射性减低或缺损；动态清除影像表现为清除缓慢或局部有放射性滞留。

4. 临床应用　肺栓塞的诊断和疗效观察、肺癌的诊断和慢性阻塞性肺疾病的诊断。

（孙　波）

第五章 | 骨骼系统核医学

| 学习目标 |

通过对本章的学习，能够掌握骨显像的基本原理和临床应用。

| 核心概念 |

【骨显像】通过化学吸附方式与骨骼中的羟基磷灰石晶体表面结合，通过有机基质结合方式与未成熟的骨胶原结合，骨骼各部位聚集放射性的多少与其血流灌注量和代谢活跃程度有关。

| 引　言 |

骨显像是目前常用的核医学检查项目之一，具有一次成像能显示全身骨骼、可判断单骨病变或多骨病变、显示病灶解剖分布、探测成骨病变灵敏度高、无绝对禁忌证以及价格相对低廉等特点。

第一节　骨显像原理和方法

一、显像原理

通过化学吸附方式与骨骼中的羟基磷灰石晶体表面结合，通过有机基质结合方式与未成熟的骨胶原结合，骨骼各部位聚集放射性的多少与其血流灌注量和代谢活跃程度有关。

二、显像方法

1. 常用的显像剂为 $99mTc-MDP$（$99mTc-$亚甲基二膦酸盐）。

2. 显像方法　依图像采集部位和方式不同分为：

（1）全身骨显像和局部骨显像。

（2）平面骨显像和断层骨显像。

（3）三相骨显像，包括血流相、血池相和骨显像。

三、显　像　表　现

1. 正常表现　正常的全身骨骼显像清晰，放射性分布左右对称。松质骨如扁平骨及长骨的骨骺端能摄取较多的显像剂，密质骨如长骨的骨干摄取的显像剂较少，故前者较后者显影清晰。

2. 异常表现　局部放射性增高，局部放射性减低，超级影像。

第二节　骨显像临床应用

一、转移性骨肿瘤

骨转移是骨显像的首选适应证。骨显像主要用于判断有无骨转移，以进行疾病分期、骨痛评价、预后判断、疗效观察和探测病理骨折的危险部位。

二、原发性骨肿瘤

全身骨显像对于原发性骨肿瘤的应用价值在于了解原发肿瘤多骨病变的部位和是否发生骨转移等，还可用于疗效评价和判断预后。

三、Paget 病

Paget 病又称畸形性骨炎，骨显像的特征表现包括：受累骨的全部或大部分显著的放射性摄取增加并均匀分布，常为多骨受累，单发少见；受累骨增大和变形，病灶边界整齐，可见解剖学上的细微结构，如椎骨的横突；四肢骨病变几乎总是源于关节端，向骨干进展；病灶多年缓慢变化。

四、骨　创　伤

X 线检查是骨折的首选检查方法，当 X 线检查阴性或可疑时，可行三相骨显像，以除外 X 线未能发现的骨折。骨影像表现为骨折部位及其周围放射性浓聚，血池相显示局部血流增加。

五、代谢性骨病

多数代谢性骨病骨转换率增加，对骨显像剂的摄取增加，骨和软组织对比增加，呈异常清晰的骨影像。

六、缺血性骨坏死

梗死骨表现为放射性缺损区，梗死区的边缘放射性摄取增加，出现特征性的"炸面圈"样改变。

七、假体松动与感染

骨显像对鉴别假体松动与假体感染有较大的帮助，髋关节置换术后假体松动表现为假体远端或两端骨组织放射性增高，假体感染表现为假体周围弥漫性放射性增加。

（孙　波）

泌尿系统核医学

| 学习目标 |

通过对本章的学习，能够掌握肾图和肾动态显像的基本原理和临床应用。

| 核心概念 |

【肾动态显像】包括反映肾血流的肾动脉灌注显像和反映肾功能、上尿路引流的肾动态显像。

| 引　　言 |

肾图和肾动态显像能够反映肾的血流灌注、功能状态和上尿路通畅情况等信息，对于移植肾的监测和临床疗效评价有一定的帮助。

第一节　肾　　图

一、显　像　原　理

静脉注射由肾小球滤过或肾小管上皮细胞分泌而不被再吸收的放射性示踪剂，用肾图仪的两个探头在体外分别探测示踪剂到达两侧肾、在肾聚集以及离开肾的过程，并记录双侧肾区的时间—放射性曲线即肾图。通过肾图曲线分析可以了解示踪剂经肾滤过、分泌和排泄的过程，获得两侧肾血流灌注、功能状态和上尿路通畅情况等信息。

二、临　床　应　用

肾图临床上主要用于测定肾功能，诊断上尿路梗阻，移植肾的监测以及临床观察疗效。

第二节 肾动态显像

一、显 像 原 理

肾动态显像包括反映肾血流的肾动脉灌注显像和反映肾功能、上尿路引流的肾动态显像。静脉弹丸式注射能为肾实质摄取且迅速随尿流排出的显像剂，用 SPECT 或 γ 照相机连续采集系列影像，可以依次观察到显像剂通过腹主动脉、肾动脉、肾实质和尿路的动态过程。经计算机影像处理后，可获得肾血流灌注图像、功能动态图像以及绘出双肾的时间 – 放射性曲线。

二、临 床 应 用

肾动态显像临床主要用于单侧肾血管性高血压的筛选，肾功能的判断，上尿路梗阻的诊断和疗效判断，肾移植术后的监测以及肾位置、形态异常和肾内占位性病变的诊断。

（孙　波）

内分泌系统核医学

| 学习目标 |

通过对本章的学习，能够掌握甲状腺显像的基本原理和临床应用。

| 核心概念 |

【甲状腺显像】采用放射性碘或锝标记药物作为显象剂，能够显示甲状腺的位置、形态、大小以及病变范围和功能状态。

| 引　言 |

通过甲状腺对碘的摄取率能够判断甲状腺的功能情况，甲状腺显像能够观察甲状腺结节的功能状态，对于甲状腺结节的良、恶性鉴别具有独特的作用。

第一节　甲状腺吸碘功能测定

一、测 定 原 理

碘是合成甲状腺激素的主要原料，能被甲状腺特异性摄取和浓聚，碘被摄取的量和速度在一定程度上与甲状腺功能有关，通过甲状腺摄取放射性碘的能力来检查与判断甲状腺的功能状态。

二、甲状腺吸碘功能测定注意事项

（1）甲状腺吸碘多少，不代表病情轻重，不能判断治疗效果。

（2）缺碘、单纯性甲肿及青春期可增高。

（3）使用高碘食物、药物等因素可降低。

（4）甲状腺功能低下可不降低。

三、甲状腺功能亢进的诊断标准

甲状腺功能亢进的诊断标准包括：甲状腺摄碘高峰前移，甲状腺吸碘率增高增快，2 h 吸碘率是 24 h 的 80%，6 h 吸碘率是 24 h 的 85%。

第二节　甲状腺显像

一、显 像 原 理

目前临床上广泛采用放射性碘或锝的标记药物作为显象剂，显示甲状腺的位置、形态、大小及病变范围和功能状态。

二、甲状腺显像的适应证

（1）异位甲状腺及颈部包块与甲状腺的关系。

（2）甲状腺结节的功能判断与性质鉴别。

（3）功能性甲状腺癌转移灶的诊断与鉴别。

（4）亚急性甲状腺炎的辅助诊断。

（5）估价甲状腺大小与重量。

（6）甲状腺术后观察。

三、临床意义及应用

甲状腺显像可用来观察甲状腺结节的功能状态。

1. 热结节　摄碘功能高于正常甲状腺，为功能亢进性腺瘤，发生甲状腺癌的概率极小。

2. 温结节　摄碘功能与正常相仿，为组织增生或腺瘤，发生甲状腺癌的概率小于 18%。

3. 凉、冷结节　摄碘功能低或无摄碘功能，多为组织增生或腺瘤伴囊性变、出血等，发生甲状腺癌的概率为 7.1% ~54.5%。

（孙　波）

第八章 正电子发射断层显像

| 学习目标 |

1. 通过对本章的学习，能够掌握正电子发射断层显像的基本原理。

2. 通过对本章的学习，能够掌握正电子发射断层显像的技术特点和临床应用。

| 核心概念 |

【正电子发射断层显像】是一种利用正电子发射放射性核素及其标记化合物，进行人体局部或全身功能成像的现代核医学显像技术。

一、PET 的概念

正电子发射断层显影技术（positron emission tomography, PET）是一种利用正电子发射放射性核素及其标记化合物，进行人体局部或全身功能成像的现代核医学显像技术，是目前医学研究和临床诊断核医学技术的最新发展。

二、PET 的原理

PET 显像基本原理包括：物理学基础为湮没辐射，生物学基础为通过示踪对代谢、血流、受体的显像反映机体功能的变化。

三、PET 的技术特点

PET 具有敏感性和分辨率较高、全身断层显像以及定量或半定量分析等技术特点。PET 采用定量参数包括：标准化摄取值、放射性摄取比值、脑葡萄糖代谢率、脑氧代谢率、氧摄取分数、脑血流量和脑血容量。

四、PET 的应用

PET 显像包括功能代谢影像、分子显像和定量或半定量分析。临床上主要用于：肿瘤性疾病的良恶性鉴别、肿瘤的分期和疗效监测，心肌代谢显像判断心肌的活性，发现转移瘤的原发灶，脑肿瘤复发与放疗后坏死的鉴别。

本 篇 小 结

本篇阐述了核医学的基本概念和基本原理，着重地介绍了核医学各种显像技术在临床上的应用。掌握这些核医学基本知识，可为疾病的研究、诊断和治疗提供合理的影像学方法，以便能够揭示生命的本质和疾病发生、发展的机制。

复 习 题

1. 简述临床核医学的主要内容。
2. 解释放射性核素和放射性药物的概念。
3. 放射性核素显像的特点有哪些？
4. 简述甲状腺显像的临床意义和应用。
5. 简述 PET 的概念和临床应用。

参 考 文 献

[1] 金征宇. 医学影像学. 2 版. 北京：人民卫生出版社，2010.
[2] 王荣福. 核医学教师用书. 北京：人民卫生出版社，2008.
[3] 张永学. 核医学. 2 版. 北京：人民卫生出版社，2010.

（孙　波）

中英文及英中文词汇对照

A

A 型   A-mode

B

靶扫描   target scan

半月板损伤   meniscus injury

膀胱   urinary bladder

膀胱癌   bladder cancer

膀胱结核   tuberculosis of urinary bladder

膀胱结石   bladder calculus

爆裂骨折   burst fracture

鼻窦炎   rhinosinusitis

鼻咽癌   nasopharyngeal carcinoma

表观弥散系数   apparent diffusion coefficient，ADC

表面遮盖显示   surface shaded display，SSD

病理性骨折   pathological fracture

搏动指数   pulsatility index，PI

薄层扫描   thin slice scan

不完全骨折   incomplete fracture

C

彩色多普勒能量图   color Doppler energy，CDE

残角子宫   rudimentary horn of uterus

侧位   lateral view

层板骨   lamellar bone

层流   luminar flow

叉状肋   bifid rib

肠梗阻   intestinal obstruction

肠套叠和扭转   intussusceptions and intestinal twist

超声心动图   echocardiography

超顺磁性氧化铁   superparamagnetic iron oxide，SPIO

成骨肉瘤   osteogenic sarcoma

成骨细胞   osteoblast

窗宽   window width，WW

窗位	window level，WL
创伤性骨折	traumatic fracture
垂体瘤	pituitary adenoma
磁共振成像	magnetic resonance imaging，MRI
磁共振功能成像	functional magnetic resonance imaging，fMRI
磁共振尿路造影	magnetic resonance urography，MRU
磁共振胰胆管造影技术 MR 血管成像	magnetic resonance cholangiopancreatography，MRCP
磁化伪影	blooming susceptibility
次级肺小叶	secondary pulmonary lobule
CT 仿真内窥镜成像	CT virtual endoscopy，CTVE
CT 灌注成像	CT perfusion imaging，CTP
CT 平扫	nonenhanced CT/plain CT scan
CT 血管造影	CT angiography，CTA
CT 值	Hounsfield unit，HU
错配	mismatch

D

大肠	large bowel
大叶性肺炎	lobar pneumonia
单纯性肾囊肿	simple cyst of kidney
单光子发射计算机断层成像	single photon emission computed tomography
单角子宫	uterus unicornis
胆管癌	cholangiocarcinoma
胆囊癌	carcinoma of gallbladder
胆囊结石	cholecystolithiasis
胆囊炎	cholecystitis
胆石症	cholelithiasis
等容舒张时间	isovolumic relaxation time
动静脉畸形	arteriovenous malformation，AVM
动脉导管未闭	patent ductus arteriosus，PDA
动脉造影	arteriography
动脉自旋标记法	arterial spin labeling，ASL
对比增强扫描	contrast enhancement，CE
多囊卵巢综合征	polycystic ovarian syndrome，PCOS
多囊肾	polycystic kidney
多平面重建	multiplanar reformation/reconstruction，MPR
多普勒	doppler
多普勒效应	Doppler effect
D 型	Doppler-mode

E

| 儿童青枝骨折 | greenstick fracture |
| 二尖瓣 | mitral valve |

二尖瓣关闭不全	mitral regurgitation
二尖瓣狭窄	mitral stenosis，MS
二维	two dimension
二乙三胺五乙酸钆	gadolinium diethyl triamine-pentoacetic acid，Gd-DTPA

F

法洛四联症	tetralogy of Fallot，TOF
翻转角	flip angle
反相位	opposed phase
反转恢复	inversion recovery，IR
房间隔缺损	atrial septal defect，ASD
放射性核素	radioactive nuclide or radionuclide
放射性活度	radioactivity
非层板骨	woven bone
肥厚型心肌病	hypertrophic cardiomyopathy
肺	lung
肺充血	pulmonary congestion
肺大泡	bullae
肺动脉瓣	pulmonary valve
肺动脉高压	pulmonary hypertension
肺段	pulmonary segment
肺活检术	Percutaneous Lung Biopsy
肺尖	apex
肺间质病变	interstitial abnormalities
肺结核	pulmonary tuberculosis
肺静脉	pulmonary venous
肺门	hila
肺脓肿	pulmonary abscess
肺气肿	emphysema
肺缺血	pulmonary oligemia
肺上沟瘤	pancoast tumor
肺栓塞	pulmonary embolism，PE
肺水肿	pulmonary edema
肺纹理	lung markings
肺野	lung fields
肺叶	pulmonary lobe
肺淤血	pulmonary passive congestion
肺源性心脏病	pulmonary heart disease，PHD
分叶征	lobulation
粉碎性骨折	fragmental fracture
风湿性心脏病	rheumatic heart disease，RHD
峰值时间	time to peak，TTP
腹部平片	kidney ureter bladder，KUB

腹主动脉造影	abdominal aortagraphy

G

钙化	calcification
肝海绵状血管瘤	carvernous hemangioma of liver
肝活检术	Percutaneous Liver Biopsy
肝囊肿	hepatic cyst
肝脓肿	abscess of liver/hepatic abscess
肝细胞癌	hepatocellular carcinoma
肝细胞腺瘤	hepatocellular adenoma
肝硬化	cirrhosis
肝海绵状血管瘤	cavernous hemangioma of liver
肝转移癌	secondary tumors of liver
高分辨率 CT 扫描	high resolution CT，HRCT
高强度聚焦超声	hige intensity focused ultrasound，HIFU
高血压性心脏病	hypertensive heart disease
股骨头缺血坏死	ischemic necrosis of femoral head
骨骼变形	bone deformity
骨梗死	bone infarction
骨关节结核	tuberculosis of bone and joint
骨骺板	epiphyseal plate
骨骺损伤	epiphyseal injury
骨骺线	epiphyseal line
骨活检术	percutaneous bone biopsy
骨间板	intermediate lamellar
骨巨细胞瘤	giant cell tumor of bone
骨膜	periosteum
骨膜反应	periosteal reaction
骨膜增生	periosteal proliferation
骨内膜	internal periosteum
骨囊肿	bone cyst
骨肉瘤	osteosarcoma
骨软骨瘤	osteochondroma
骨髓腔	medullary
骨细胞	osteocyte
骨纤维异常增殖症	fibrous dysplasia of bone
骨显像	bone imaging
骨性关节面	bony articular surface
骨折	fracture
骨质坏死	osteonecrosis
骨质破坏	bone destruction
骨质软化	osteomalacia
骨质疏松	osteoporosis

骨质增生硬化	hyperostosis/osteosclerosis
骨转移瘤	bone metastasis
关节间隙	joint space
关节结核	joint tuberculosis
关节囊	joint capsule
关节破坏	destruction of joint
关节腔	joint cavity
关节强直	ankylosis of joint
关节软骨	joint cartilage
关节退行性变	degeneration of joint
关节脱位	dislocation of joint
关节肿胀	swelling of joint
冠心病	coronary artery disease
冠状动脉粥样硬化性心脏病	coronary atherosclerotic heart disease，CAHD
冠状静脉窦	coronary sinus
灌注加权成像	perfusion weighted imaging，PWI

H

哈佛骨板	haversian lamellar
核磁共振	nuclear magnetic resonance，NMR
核衰变	nuclear decay
核素	element
横膈	diaphragm
横向弛豫	transversal relaxation
横向磁化	transversal magnetization
宏观磁化矢量	macroscopic magnetization vector
喉癌	laryngocarcinoma
后前位	postero-anterior view
滑液囊	bursa
化脓性关节炎	pyogenic arthritis
黄素囊肿	luteinized cyst
黄体囊肿	corpus luteum cyst
回波时间	echo time，TE

J

畸胎瘤	teratoma
急性胆囊炎	acute cholecystitis
急性化脓性骨髓炎	acute purulent osteomyelitis
急性乳腺炎	acute mastitis
急性胰腺炎	acute pancreatitis
脊柱结核	tuberculosis of spine
计算机体层摄影	computed tomography，CT
继发性肺结核	secondary pulmonary tuberculosis

甲状腺相关性眼病	thyroid associated orbitopathy
甲状腺肿	goiter
甲状腺肿瘤	thyroid tumors
假骨折线	looser zone
间质性肺炎	interstitial pneumonia
浆液性囊腺癌	serous cystadenocarcinoma
交叉韧带损伤	cruciate ligament injury
结肠癌	colorectal carcinoma
结肠息肉	colonic polyps
结核球	tuberculoma
结核性胸膜炎	tuberculous pleuritis
结节	nodule
介入放射学	interventional radiology
进动	precession
经导管灌注药物治疗	transcatheter perfusion drug therapy
经导管栓塞术	transcatheter embolization
经腹壁扫查	trans-abdominal scanning, TAS
经皮肝穿胆道引流	percutaneous transhepatic choledochus drainage, PTCD or PTD
经皮肾穿肾盂造瘘术	percutaneous transrenal pyelotomy
经阴道扫查	transvaginal scanning, TVS
经直肠扫查	transrectal scanning, TRS
精囊	seminal vesicles
精囊角	seminal vesicles angles
颈肋	cervical rib
静脉肾盂造影	intravenous pyelography, IVP
局限性结节增生	focal nodular hyperplasia, FNH
矩阵	matrix

K

柯莱斯骨折	Colles fracture
克隆病	Crohn's disease
空洞	cavity
空间分辨率	spatial resolution
空腔	air containing space
库肯勃瘤	Krukenberg tumor
溃疡病	peptic ulcer disease
扩张型心肌病	dilated cardiomyopathy

L

拉莫进动	Larmor precession
肋膈角	costophrenic angle
肋骨联合	fused rib
肋软骨	costal cartilage

良性前列腺增生	benign prostatic hyperplasia，BPH
淋巴瘤	lymphoma
流空效应	flow-void effect
隆突	carina
颅骨骨折	calvarium fracture
颅内动脉瘤	intracranial aneurysm
卵巢癌	ovarian carcinoma
卵巢过度刺激综合征	ovarian hyperstimulate syndrome
卵巢瘤样病变	ovarian tumor like condition
卵巢内膜异位症	endometriosis of ovary
卵巢囊肿	ovarian cyst
卵泡囊肿	follicular cyst

M

脉冲序列	pulse sequence
慢性化脓性骨髓炎	chronic purulent osteomyelitis
慢性胰腺炎	chronic pancreatitis
毛刺征	spiculation
弥散加权成像	diffusion weighted imaging，DWI
米粒状改变	rice body formation
泌尿系结石	urinary calculus/urolithiasis
泌尿系统	urinary tract
密度分辨率	density resolution
密质骨	compact bone
MR 脊髓造影	magnetic resonance myelography，MRM
MR 血管成像	magnetic resonance angiography，MRA
M 型	M-mode

N

内膜片	intimal flap
内膜破口	intimal entry
内外侧斜位	mediolateral oblique
内外环骨板	internal and external circumferential lamellar
男性生殖系统	male genital organs
脑出血	intracranial hemorrhage
脑挫裂伤	laceration and contusion of brain
脑梗死	cerebral infarction
脑膜瘤	meningioma
脑血流量	cerebral blood flow，CBF
脑血容量	cerebral blood volume，CBV
脑转移瘤	metastatic tumors of the brain
逆行膀胱造影	retrograde cystography
逆行肾盂造影	retrograde pyelography

逆行性尿路造影　　　　　　　　　retrograde urography
女性生殖系统　　　　　　　　　　female genital organs

P

排泄性尿路造影　　　　　　　　　excretory urography
皮样囊肿　　　　　　　　　　　　dermoid cyst
疲劳骨折　　　　　　　　　　　　fatigue fracture
脾梗死　　　　　　　　　　　　　splenic infarction
脾淋巴瘤　　　　　　　　　　　　lymphoma of spleen
脾囊肿　　　　　　　　　　　　　splenic cyst
脾外伤　　　　　　　　　　　　　splenic trauma
脾血管瘤　　　　　　　　　　　　splenic hemangioma
脾脏淋巴瘤　　　　　　　　　　　splenic lymphoma
脾转移瘤　　　　　　　　　　　　splenic metastasis
平均通过时间　　　　　　　　　　mean transit time，MTT
破骨细胞　　　　　　　　　　　　osteoclast

Q

气管　　　　　　　　　　　　　　trachea
气胸　　　　　　　　　　　　　　pneumothorax
前列腺　　　　　　　　　　　　　prostate
前列腺癌　　　　　　　　　　　　prostate cancer/prostatic carcinoma
前列腺增大　　　　　　　　　　　prostatic enlargement
前列腺增生　　　　　　　　　　　benign prostatic hyperplasia，BPH
曲面重建技术　　　　　　　　　　curved planar reformation，CPR

R

韧带　　　　　　　　　　　　　　ligament
容积　　　　　　　　　　　　　　volume
容积再现　　　　　　　　　　　　volume rendering，VR
乳腺癌　　　　　　　　　　　　　breast cancer
乳腺纤维腺瘤　　　　　　　　　　fibroadenoma of breast
乳腺增生症　　　　　　　　　　　hyperplasia of breast
软骨钙化　　　　　　　　　　　　chondral calcification
软组织　　　　　　　　　　　　　soft tissue

S

三尖瓣　　　　　　　　　　　　　tricuspid valve
上腔静脉　　　　　　　　　　　　superior vena cava
射频脉冲　　　　　　　　　　　　radio frequency，RF
射频特殊吸收率　　　　　　　　　specific absorption ratio，SAR
射血分数　　　　　　　　　　　　ejection fraction
摄影　　　　　　　　　　　　　　radiography

神经源性肿瘤	neurogenic tumors
肾	kidney
肾癌	renal carcinoma
肾错构瘤	renal hamartoma
肾大盏	renal major calyces
肾动脉 CTA	renal CT arteriography
肾动脉瘤	renal arterial aneurysm
肾功能减退	renal hypofunction
肾积水	hydronephrosis
肾结核	renal tuberculosis
肾结石	renal calculus
肾囊肿	renal cyst
肾脓肿	renal abscess
肾上腺髓质瘤	adrenal myelolipoma
肾上腺腺瘤	adrenal adenoma
肾上腺增生	adrenal hyperplasia
肾上腺转移瘤	adrenal metastasis
肾细胞癌	renal cell carcinoma，RCC
肾血管平滑肌脂肪瘤	renal angiomyolipoma
肾血肿	renal hematoma
肾盂	renal pelvis
肾盂癌	renal pelvic carcinoma
肾盂旁囊肿	para-pelvic cyst
肾盏	calyces
肾肿瘤	renal tumor
生物半衰期	biological half life
声场	ultrasound field
十二指肠	duodenal sweep
时间飞跃	time of flight，TOF
时间 – 密度曲线	time-density curve，TDC
实变	consolidation
食管	esophagus
食管癌	esophageal carcinoma
食管静脉曲张	esophageal varies
食管异物	foreign body of esophagus
食物和药品管理局	food and drug administration，FDA
始基子宫	primordial uterus
示踪剂	tracer
室间隔缺损	ventricular septal defect，VSD
嗜铬细胞瘤	pheochromocytoma
收缩期峰值流速	peak systolic velocity，PSV
舒张末期流速	end diastolic velocity，EDV
输尿管	ureters

输尿管梗阻	ureteral obstruction
输尿管结核	ureteral tuberculosis
输尿管结石	ureteral calculus
数字 X 线摄影	digital radiography
双角子宫	uterus bicornis
双子宫	uterus didelphys
松质骨	spongy bone
缩窄性心包炎	constrictive pericarditis，CPC

T

T_2 加权像	T_2-weighted image，T_2WI
特斯拉	tesla
梯度回波	gradient echo，GRE
体层摄影	tomography
体素	voxel
听神经鞘瘤	acoustic neuroma
同相位	in phase
头尾位	craniocaudal
透视	fluoroscopy
退行性骨关节病	degenerative osteoarthrosis
T_1 加权像	T_1-weighted image，T_1WI

W

完全骨折	complete fracture
胃	stomach
胃癌	gastric carcinoma
物理半衰期	physical half life

X

细胞周期特异性药物	cell cycle specific agents，CCSA
下腔静脉	inferior vena cava
先天性无子宫	congenital absence of uterus
显像剂	imaging agent
限制型心肌病	restrictive cardiomyopathy
相位对比	phase contrast，PC
像素	pixel
消化道穿孔	perforation of gastrointestinal tract
小肠	small intestine
心包积液	pericardial effusion，PE
心包炎	pericarditis
心膈角	cardiophrenic angle
心肌病	cardiomyopathy
心肌梗死	myocardial infarction

心肌缺血	myocardial ischemia
心血管磁共振	cardiovascular magnetic resonance，CMR
星形细胞肿瘤	astrocytic tumors
胸廓	thoracic cage
胸膜	pleura
胸内甲状腺肿	intrathoracic goiter
胸腔积液	pleural effusion
胸腺	thymus
胸腺瘤	thymoma
许莫氏结节	Schmorls
选择性肾动脉造影	selective renal arteriography
血管成形术	angioplasty
血流量	cerebral blood flow，CBF
血行播散型肺结核	hemo-disseminated pulmonary tuberculosis
血氧水平依赖	blood-oxygen-level-dependent，BOLD

Y

压力减半时间	pressure half-time，PHT
压缩骨折	compression fracture
压缩或楔形骨折	compression or wedge fracture
液气胸	hydropneumothorax
一站式 MRI 检查模式	a one-stop shop MR procedure
一站式	one-stop-shop
胰腺癌	pancreatic carcinoma
隐匿骨折	occult fracture
应力骨折	stress fracture
硬膜外血肿	epidural hematoma，EDH
硬膜下血肿	subdural hematoma，SDH
有效半衰期	effective half life
右心房	right atrial
右心室	right ventricular
幼稚子宫	infantile uterus
淤血	petechial bleed
原发性肺结核	primary pulmonary tuberculosis
原发性肝癌	primary hepatic carcinoma
原发复合征	primary complex

Z

再破口	re-entry
增强扫描 CT	contrast enhanced CT
增强扫描	enhancement scan
黏液瘤	myxoma
黏液性囊腺癌	mucous cystadenocarcinoma

正电子发射断层显影技术	positron emission tomography
支气管	bronchi
支气管充气征	air bronchogram
支气管肺癌	bronchogenic carcinoma
支气管肺炎	bronchopneumonia
支气管扩张	bronchiectasis
支气管造影	bronchography
质子	proton
质子密度加权像	proton density weighted image, PDWI
中耳乳突炎	otomastoiditis
肿块	mass
重复时间	repetition time, TR
蛛网膜下腔出血	subarachnoid hemorrhage, SAH
主动脉瓣	aortic valve
主动脉瓣关闭不全	aortic regurgitation
主动脉瓣狭窄	aortic stenosis
主动脉夹层	aortic dissection, AD
主动脉瘤	aortic aneurysm, AA
转移性肝癌	metastatic hepatic carcinoma
椎间盘变性	disc degeneration
椎间盘膨出	disc bulge
椎间盘突出	disc protrusion
子宫	uterus
子宫肌瘤	hysteromyoma/uterine leiomyoma
子宫颈癌	carcinoma cervicis uteri/cervical carcinoma
子宫内膜癌	carcinoma of endometrium/endometrial carcinoma
子宫输卵管造影	hysterosalpingography
自旋回波	spin echo, SE
自旋回波序列	spin echo
自旋－晶格弛豫	spin-lattice-relaxation
自旋－自旋弛豫	spin-spin-relaxation
自由感应衰减	free induction decay, FID
纵隔	mediastinum
纵隔子宫	uterus septus
纵向弛豫	longitudinal relaxation
纵向磁化	longitudinal magnetization
阻力指数	resistance index, RI
阻塞性肺不张	obstructive atelectasis
最大峰值时间	time to peak, TTP
最大密度投影	maximum intensity projection, MIP
左心房	left atrial
左心室	left ventricular

A

a one-stop shop MR procedure	一站式 MRI 检查模式
abdominal aortagraphy	腹主动脉造影
abscess of liver	肝脓肿
acoustic neuroma	听神经鞘瘤
acute cholecystitis	急性胆囊炎
acute mastitis	急性乳腺炎
acute pancreatitis	急性胰腺炎
acute purulent osteomyelitis	急性化脓性骨髓炎
adrenal adenoma	肾上腺腺瘤
adrenal hyperplasia	肾上腺增生
adrenal metastasis	肾上腺转移瘤
adrenal myelolipoma	肾上腺髓质瘤
air bronchogram	支气管充气征
air containing space	空腔
A-mode	A 型
angioplasty	血管成形术
ankylosis of joint	关节强直
aortic aneurysm，AA	主动脉瘤
aortic dissection，AD	主动脉夹层
aortic regurgitation	主动脉瓣关闭不全
aortic stenosis	主动脉瓣狭窄
aortic valve	主动脉瓣
apex	肺尖
apparent diffusion coefficient，ADC	表观弥散系数
arial septal defect，ASD	房间隔缺损
arteriography	动脉造影
arteriovenous malformation，AVM	动静脉畸形
astrocytic tumors	星形细胞肿瘤
arterial spin labeling，ASL	动脉自旋标记法

B

benign prostatic hyperplasia，BPH	良性前列腺增生
bifid rib	叉状肋
biological half life	生物半衰期
bladder calculus	膀胱结石
bladder cancer	膀胱癌
blood-oxygen-level-dependent，BOLD	血氧水平依赖
blooming susceptibility	磁化伪影
bone cyst	骨囊肿
bone deformity	骨骼变形
bone destruction	骨质破坏

bone imaging	骨显像
bone infarction	骨梗死
bone metastasis	骨转移瘤
bony articular surface	骨性关节面
breast cancer	乳腺癌
bronchiectasis	支气管扩张
bronchi	支气管
bronchogenic carcinoma	支气管肺癌
bronchography	支气管造影
bronchopneumonia	支气管肺炎
bullae	肺大泡
bursa	滑液囊
burst fracture	爆裂骨折

C

calcification	钙化
calvarium fracture	颅骨骨折
calyces	肾盏
carcinoma cervicis uteri	子宫颈癌
carcinoma of endometrium	子宫内膜癌
carcinoma of gallbladder	胆囊癌
cardiomyopathy	心肌病
cardiophrenic angle	心膈角
cardiovascular magnetic resonance，CMR	心血管磁共振
carina	隆突
carvernous hemangioma of liver	肝海绵状血管瘤
cavity	空洞
color Doppler energy，CDE	彩色多普勒能量图
cell cycle specific agents，CCSA	细胞周期特异性药物
cerebral blood flow，CBF	脑血流量
cerebral blood volume，CBV	脑血容量
cerebral infarction	脑梗死
cervical carcinoma	子宫颈癌
cervical rib	颈肋
cholangiocarcinoma	胆管癌
cholecystolithiasis	胆囊结石
cholelithiasis	胆石症
cholecystitis	胆囊炎
chondral calcification	软骨钙化
chronic pancreatitis	慢性胰腺炎
chronic purulent osteomyelitis	慢性化脓性骨髓炎
cirrhosis	肝硬化
Colles fracture	柯莱斯骨折

colonic polyps	结肠息肉
colorectal carcinoma	结肠癌
compact bone	密质骨
complete fracture	完全骨折
compression fracture	压缩骨折
compression or wedge fracture	压缩或楔形骨折
computed radiography	计算机 X 线摄影
computed tomography，CT	计算机体层摄影
congenital absence of uterus	先天性无子宫
consolidation	实变
constrictive pericarditis，CPC	缩窄性心包炎
contrast enhanced CT	增强扫描 CT
contrast enhancement，CE	对比增强扫描
coronary atherosclerotic heart disease，CAHD	冠状动脉粥样硬化性心脏病
coronary artery disease	冠心病
coronary sinus	冠状静脉窦
corpus luteum cyst	黄体囊肿
costal cartilage	肋软骨
costophrenic angle	肋膈角
craniocaudal	头尾位
Crohn's disease	克隆病
cruciate ligament injury	交叉韧带损伤
CT angiography，CTA	CT 血管造影
renal CT arteriography	肾动脉 CTA
CT perfusion imaging，CTP	CT 灌注成像
CT virtual endoscopy，CTVE	CT 仿真内镜成像
curved planar reformation，CPR	曲面重建技术

D

degeneration of joint	关节退行性变
degenerative osteoarthrosis	退行性骨关节病
density resolution	密度分辨率
dermoid cyst	皮样囊肿
destruction of joint	关节破坏
diaphragm	横膈
diffusion weighted imaging，DWI	弥散加权成像
digital radiography	数字 X 线摄影
dilated cardiomyopathy	扩张型心肌病
disc bulge	椎间盘膨出
disc degeneration	椎间盘变性
disc protrusion	椎间盘突出
dislocation of joint	关节脱位
Doppler effect	多普勒效应

Doppler-mode	D 型
Doppler	多普勒
duodenal sweep	十二指肠

E

echo time，TE	回波时间
echocardiography	超声心动图
end diastolic velocity，EDV	舒张末期流速
effective half life	有效半衰期
ejection fraction	射血分数
element	核素
emphysema	肺气肿
endometrial carcinoma	子宫内膜癌
endometriosis of ovary	卵巢内膜异位症
enhancement scan	增强扫描
epidural hematoma，EDH	硬膜外血肿
epiphyseal injury	骨骺损伤
epiphyseal line	骨骺线
epiphyseal plate	骨骺板
esophageal carcinoma	食管癌
esophageal varices	食管静脉曲张
esophagus	食管
excretory urography	排泄性尿路造影

F

fatigue fracture	疲劳骨折
female genital organs	女性生殖系统
fibroadenoma of breast	乳腺纤维腺瘤
fibrous dysplasia of bone	骨纤维异常增殖症
flip angle	翻转角
flow-void effect	流空效应
fluoroscopy	透视
focal nodular hyperplasia，FNH	局限性结节增生
follicular cyst	卵泡囊肿
food and drug administration，FDA	食物和药品管理局
foreign body of esophagus	食管异物
fracture	骨折
fragmental fracture	粉碎性骨折
free induction decay，FID	自由感应衰减
functional magnetic resonance imaging，fMRI	磁共振功能成像
fused rib	肋骨联合

G

gadolinium diethyl triamine-pentoacetic acid	Gd-DTPA 二乙三胺五乙酸钆

gastric carcinoma	胃癌
giant cell tumor of bone	骨巨细胞瘤
goiter	甲状腺肿
gradient echo，GRE	梯度回波
greenstick fracture	儿童青枝骨折

H

haversian lamellar	哈佛骨板
hemo-disseminated pulmonary tuberculosis	血行播散型肺结核
hepatic abscess	肝脓肿
hepatic cyst	肝囊肿
hepatocellular adenoma	肝细胞腺瘤
hepatocellular carcinoma	肝细胞癌
hige intensity focused ultrasound，HIFU	高强度聚焦超声
high resolution CT，HRCT	高分辨力扫描
hila	肺门
Hounsfield unit	CT 值
Hounsfield unit，Hu	CT 值以 Hu
hydronephrosis	肾积水
hydropneumothorax	液气胸
hyperostosis/osteosclerosis	骨质增生硬化
hyperplasia of breast	乳腺增生症
hypertensive heart disease	高血压性心脏病
hypertrophic cardiomyopathy	肥厚型心肌病
hysteromyoma	子宫肌瘤
hysterosalpingography	子宫输卵管造影

I

imaging agent	显像剂
in phase	同相位
incomplete fracture	不完全骨折
infantile uterus	幼稚子宫
inferior vena cava	下腔静脉
intermediate lamellar	骨间板
internal and external circumferential	内、外环骨板
internal periosteum	骨内膜
interstitial pneumonia	间质性肺炎
interstitial abnormalities	肺间质病变
interventional radiology	介入放射学
intestinal obstruction	肠梗阻
intimal entry	内膜破口
intimal flap	内膜片
intracranial aneurysm	颅内动脉瘤

intracranial hemorrhage	脑出血
intrathoracic goiter	胸内甲状腺肿
intravenous pyelography，IVP	静脉肾盂造影
intussusceptions and intestinal twist	肠套叠和扭转
inversion recovery，IR	反转恢复
ischemic necrosis of femoral head	股骨头缺血坏死
isovolumic relaxation time	等容舒张时间

J

joint capsule	关节囊
joint cartilage	关节软骨
joint cavity	关节腔
joint space	关节间隙
joint tuberculosis	关节结核

K

kidney	肾
kidney ureter bladder，KUB	腹部平片
Krukenberg tumor	库肯勃瘤

L

laceration and contusion of brain	脑挫裂伤
lamellar bone	层板骨
large bowel	大肠
Larmor precession	拉莫进动
laryngocarcinoma	喉癌
lateral view	侧位
left atrial	左心房
left ventricular	左心室
ligament	韧带
lobar pneumonia	大叶性肺炎
lobulation	分叶征
longitudinal magnetization	纵向磁化
longitudinal relaxation	纵向弛豫
looser zone	假骨折线
luminar flow	层流
lung fields	肺野
lung markings	肺纹理
lung	肺
luteinized cyst	黄素囊肿
lymphoma	淋巴瘤
lymphoma of spleen	脾淋巴瘤

M

macroscopic magnetization vector	宏观磁化矢量
magnetic resonance angiography，MRA	MR 血管成像
magnetic resonance cholangiopancreatography，MRCP	磁共振胰胆管造影技术
magnetic resonance imaging，MRI	磁共振成像
magnetic resonance urography，MRU	磁共振尿路造影
male genital organs	男性生殖系统
mass	肿块
matrix	矩阵
maximum intensity projection，MIP	最大密度投影
mean transit time，MTT	平均通过时间
mediastinum	纵隔
mediolateral oblique	内外侧斜位
medullary	骨髓腔
meningioma	脑膜瘤
meniscus injury	半月板损伤
metastatic hepatic carcinoma	转移性肝癌
metastatic tumors of the brain	脑转移瘤
mismatch	错配
mitral stenosis，MS	二尖瓣狭窄
mitral regurgitation	二尖瓣关闭不全
mitral valve	二尖瓣
M-mode	M 型
MR myelography，MRM	MR 脊髓造影
mucous cystadenocarcinoma	黏液性囊腺癌
multiplanar reformation/reconstruction，MPR	多平面重建
myocardial infarction	心肌梗死
myocardial ischemia	心肌缺血
myxoma	黏液瘤

N

nasopharyngeal carcinoma	鼻咽癌
neurogenic tumors	神经源性肿瘤
nodule	结节
nonenhanced CT	CT 平扫
nuclear decay	核衰变
nuclear magnetic resonance，NMR	核磁共振

O

obstructive atelectasis	阻塞性肺不张
occult fracture	隐匿骨折
one-stop-shop	一站式

opposed phase	反相位
osteoblast	成骨细胞
osteochondroma	骨软骨瘤
osteocyte	骨细胞
osteogenic sarcoma	成骨肉瘤
osteomalacia	骨质软化
osteonecrosis	骨质坏死
osteoporosis	骨质疏松
osteosarcoma	骨肉瘤
osteoclast	破骨细胞
otomastoiditis	中耳乳突炎
ovarian carcinoma	卵巢癌
ovarian cyst	卵巢囊肿
ovarian hyperstimulate syndrome	卵巢过度刺激综合征
ovarian tumor like condition	卵巢瘤样病变

P

pancoast tumor	肺上沟瘤
pancreatic carcinoma	胰腺癌
para-pelvic cyst	肾盂旁囊肿
pathological fracture	病理性骨折
peptic ulcer disease	溃疡病
percutaneous bone biopsy	骨活检术
percutaneous liver biopsy	肝活检术
percutaneous lung biopsy	肺活检术
percutaneous transhepatic choledochus drainage，PTCD or PTD	经皮肝穿胆道引流
percutaneous transrenal pyelotomy	经皮肾穿肾盂造口术
perforation of gastrointestinal tract	消化道穿孔
perfusion weighted imaging，PWI	灌注成像
pericardial effusion，PE	心包积液
pericarditis	心包炎
periosteal proliferation	骨膜增生
periosteal reaction	骨膜反应
periosteum	骨膜
petechial bleed	淤血
phase contrast，PC	相位对比
pheochromocytoma	嗜铬细胞瘤
physical half life	物理半衰期
pituitary adenoma	垂体瘤
pixel	像素
pulsatility index，PI	搏动指数
plain CT scan	CT 平扫
pleural effusion	胸腔积液

pleura	胸膜
pneumothorax	气胸
polycystic kidney	多囊肾
polycystic ovarian syndrome，PCOS	多囊卵巢综合征
positron emission tomography	正电子发射断层显影技术
postero-anterior view	后前位
post-primary pulmonary tuberculosis	继发性肺结核
precession	进动
pressure half-time，PHT	压力减半时间
primary complex	原发复合征
primary pulmonary tuberculosis	原发型肺结核
primary hepatic carcinoma	原发性肝癌
primordial uterus	始基子宫
prostate	前列腺
prostate cancer/ prostatic carcinoma	前列腺癌
prostatic enlargement	前列腺增大
prostatic hypertrophy	前列腺增生
proton	质子
proton density weighted image，PDWI	质子密度加权像
peak systolic velocity，PSV	收缩期峰值流速
patent ductus arteriosus，PDA	动脉导管未闭
pulmonary abscess	肺脓肿
pulmonary congestion	肺充血
pulmonary edema	肺水肿
pulmonary embolism，PE	肺栓塞
pulmonary heart disease，PHD	肺源性心脏病
pulmonary oligemia	肺缺血
pulmonary passive congestion	肺淤血
pulmonary tuberculosis	肺结核
pulmonary abscess	肺脓肿
pulmonary congestion	肺充血
pulmonary edema	肺水肿
pulmonary embolism，PE	肺栓塞
pulmonary heart disease，PHD	肺源性心脏病
pulmonary hypertension	肺动脉高压
pulmonary lobe	肺叶
pulmonary segment	肺段
pulmonary valve	肺动脉瓣
pulmonary venous	肺静脉
pulse sequence	脉冲序列
pyogenic arthritis	化脓性关节炎

R

radio frequency，RF	射频

radioactive nuclide or radionuclide	放射性核素
radioactivity	放射性活度
radiography	摄影
re-entry	再破口
renal abscess	肾脓肿
renal angiomyolipoma	肾血管平滑肌脂肪瘤
renal arterial aneurysm	肾动脉瘤
renal calculus	肾结石
renal carcinoma	肾癌
renal cell carcinoma，RCC	肾细胞癌
renal cyst	肾囊肿
renal hamartoma	肾错构瘤
renal hematoma	肾血肿
renal hypofunction	肾功能减退
renal major calyces	肾大盏
renal pelvic carcinoma	肾盂癌
renal pelvis	肾盂
renal tuberculosis	肾结核
renal tumor	肾肿瘤
renalcyst	肾囊肿
repetition time，TR	重复时间
restrictive cardiomyopathy	限制型心肌病
retrograde cystography	逆行膀胱造影
retrograde pyelography	逆行肾盂造影
retrograde urography	逆行性尿路造影
rheumatic heart disease，RHD	风湿性心脏病
rhinosinusitis	鼻窦炎
rice body formation	米粒状改变
right atrial	右心房
right ventricular	右心室
resistance index，RI	阻力指数
rudimentary horn of uterus	残角子宫

S

Schmorls node	许莫氏结节
secondary pulmonary lobule	次级肺小叶
secondary tumors of liver	肝转移癌
selective renal arteriography	选择性肾动脉造影
seminal vesicles	精囊
seminal vesicles angles	精囊角
serous cystadenocarcinoma	浆液性囊腺癌
simple cyst of kidney	单纯性肾囊肿
single photon emission computed tomography	单光子发射计算机断层成像

small intestine	小肠
soft tissue	软组织
spatial resolution	空间分辨率
specific absorption ratio，SAR	射频特殊吸收率
spiculation	毛刺征
spin echo，SE	自旋回波
spin-lattice-relaxation	自旋 – 晶格弛豫
spin-spin-relaxation	自旋 – 自旋弛豫
splenic cyst	脾囊肿
splenic hemangioma	脾血管瘤
splenic infarction	脾梗死
splenic lymphoma	脾脏淋巴瘤
splenic metastasis	脾转移瘤
splenic trauma	脾外伤
spongy bone	松质骨
stomach	胃
stress fracture	应力骨折
subarachnoid hemorrhage，SAH	蛛网膜下腔出血
subdural hematoma，SDH	硬膜下血肿
superior vena cava	上腔静脉
superparamagnetic iron oxide，SPIO	超顺磁性氧化铁
surface shaded display，SSD	表面遮盖显示
swelling of joint	关节肿胀

T

T_1-weighted image，T_1WI	T_1 加权像
T_2-weighted image，T_2WI	T_2 加权像
target scan	靶扫描
teratoma	畸胎瘤
tesla	特斯拉
tetralogy of Fallot，TOF	法洛四联症
thin slice scan	薄层扫描
thoracic cage	胸廓
thymoma	胸腺瘤
thymus	胸腺
thyroid associated orbitopathy	甲状腺相关性眼病
thyroid tumors	甲状腺肿瘤
time of flight，TOF	时间飞跃
time to peak，TTP	最大峰值时间/峰值时间
time-density curve，TDC	时间 – 密度曲线
tomography	体层摄影
tracer	示踪剂
trachea	气管

trans-abdominal scanning，TAS	经腹壁扫查
transcatheter embolization	经导管栓塞术
transcatheter perfusion drug therapy	经导管灌注药物治疗
transrectal scanning，TRS	经直肠扫查
transvaginal scanning，TVS	经阴道扫查
transversal magnetization	横向磁化
transversal relaxation	横向弛豫
traumatic fracture	创伤性骨折
tricuspid valve	三尖瓣
tuberculoma	结核球
tuberculosis of bone and joint	骨关节结核
tuberculosis of spine	脊柱结核
tuberculosis of urinary bladder	膀胱结核
tuberculous pleuritis	结核性胸膜炎
two dimension	二维

U

ultrasound field	声场
ureteral calculus	输尿管结石
ureteral obstruction	输尿管梗阻
ureteral tuberculosis	输尿管结核
ureters	输尿管
urinary bladder	膀胱
urinary calculus / urolithiasis	泌尿系结石
urinary tract	泌尿系统
uterine leiomyoma	子宫肌瘤
uterus	子宫
uterus bicornis	双角子宫
uterus didelphys	双子宫
uterus septus	纵隔子宫
uterus unicornis	单角子宫

V

ventricular septal defect，VSD	室间隔缺损
volume rendering，VR	容积再现
volume	容积
voxel	体素

W

window level，WL	窗位
window width，WW	窗宽
woven bone	非层板骨

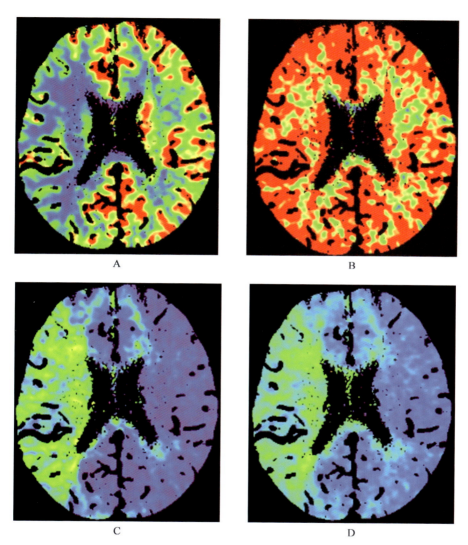

彩图 1－2－1 大脑中动脉分布区异常灌注
A. 右侧大脑中动脉分布区 CBF 下降；B. CBV 略升高；C. MTT 延长；D. TTP 延长

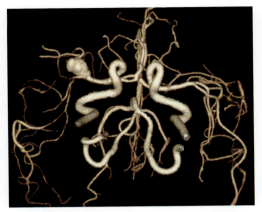

彩图 1 - 2 - 2　右侧大脑中动脉动脉瘤

CTA 示病灶起自右侧大脑中动脉水平段

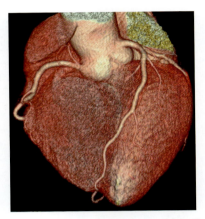

彩图 1 - 4 - 1　冠状动脉 CT 重建图像

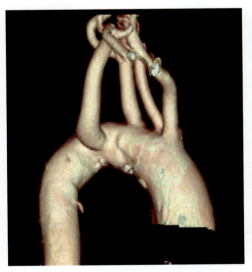

彩图 1 - 4 - 2　主动脉弓异常，

迷走右锁骨下动脉

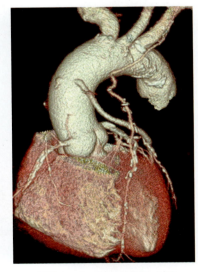

彩图 1 - 4 - 3　CABG 术后

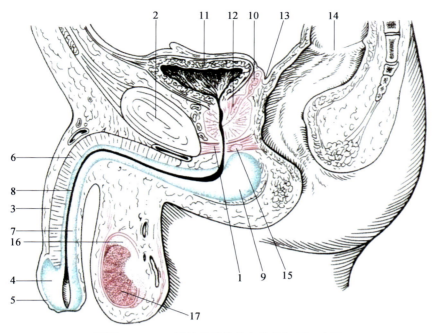

彩图 1 − 7 − 1   男性盆腔结构矢状位切面示意图

1. 尿生殖隔；2. 耻骨联合；4. 龟头；5. 包皮；6. 阴茎海绵体；7. 尿道海绵体；8. 尿道海绵体部；9. 球海绵体肌；
10. 精囊；11. 膀胱；12. 前列腺；13. 直肠膀胱陷凹；14. 直肠；15. 尿道球腺；16. 附睾；17. 睾丸

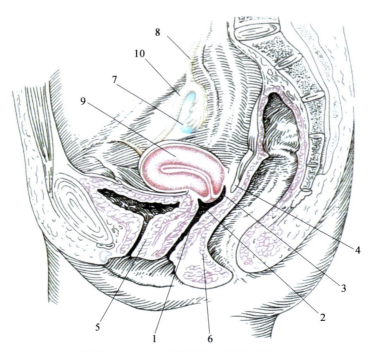

彩图 1 − 7 − 2   女性盆腔矢状位切面示意图

1. 阴道；2. 阴道前穹隆；3. 阴道后穹隆；4. 直肠子宫陷凹；5. 尿道口；
6，7. 卵巢；8. 直肠；9. 子宫；10. 输卵管

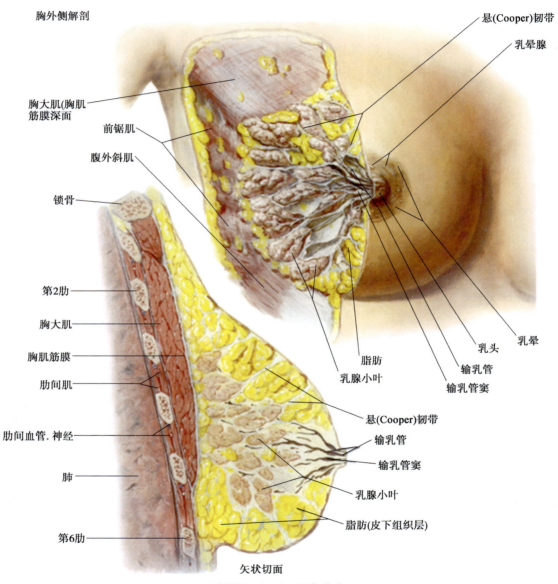

胸外侧解剖

悬(Cooper)韧带

乳晕腺

胸大肌(胸肌筋膜深面)

前锯肌

腹外斜肌

锁骨

第2肋

胸大肌

胸肌筋膜

肋间肌

肋间血管.神经

肺

第6肋

脂肪

乳腺小叶

乳头

乳晕

输乳管

输乳管窦

悬(Cooper)韧带

输乳管

输乳管窦

乳腺小叶

脂肪(皮下组织层)

矢状切面

彩图 1 – 9 – 1　正常乳腺

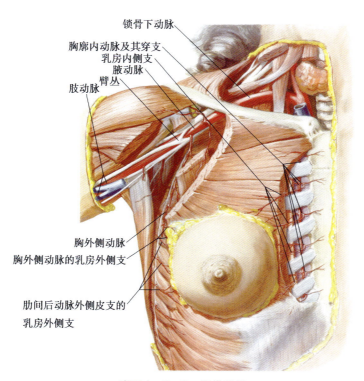

锁骨下动脉
胸廓内动脉及其穿支
乳房内侧支
腋动脉
臂丛
肢动脉
胸外侧动脉
胸外侧动脉的乳房外侧支
肋间后动脉外侧皮支的
乳房外侧支

彩图 1 - 9 - 2　正常乳腺

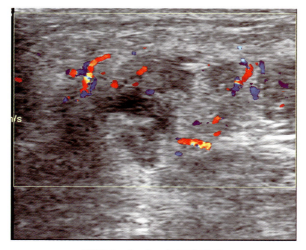

彩图 1 - 9 - 3　急性乳腺炎

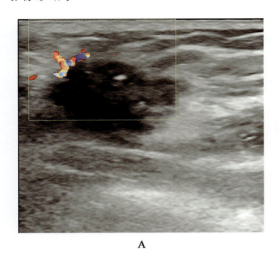

彩图 1-9-4　乳腺癌

A. 乳腺肿块周边可见粗大血管穿入；B. 患侧腋窝下见增大淋巴结，皮质增厚，
皮髓质分界不清，淋巴门结构偏移，并可见异常丰富血流信号

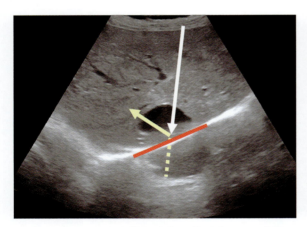

彩图 2-1-1　膈上镜面伪像及其形成原理示意图

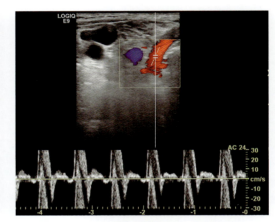

彩图 2-1-2　PW 频谱失真（频谱混叠）

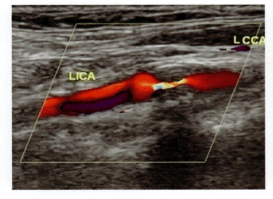

彩图 2-1-3　CDFI 显示颈内动脉起始段
狭窄处的镶嵌样血流

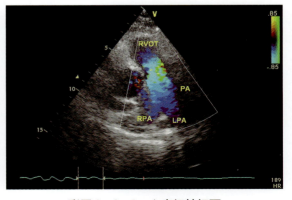

彩图 2-3-1　心底短轴切面

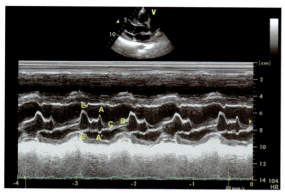

彩图 2-3-2　二尖瓣波群

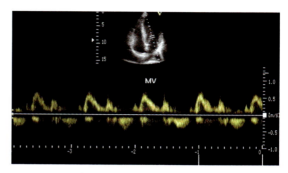

彩图 2-3-3　二尖瓣频谱

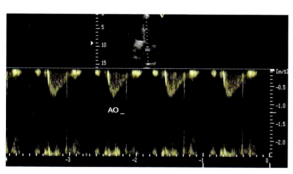

彩图 2-3-4　主动脉瓣频谱

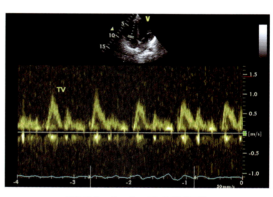

彩图 2-3-5　三尖瓣频谱

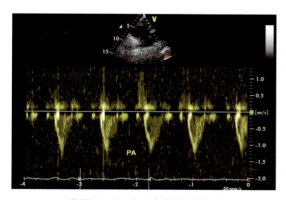

彩图 2-3-6　肺动脉瓣频谱

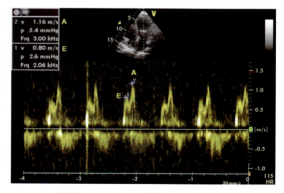

彩图 2-3-7　二尖瓣口血流频谱

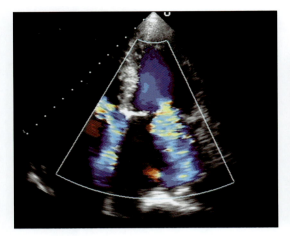

彩图 2 – 3 – 8 二尖瓣关闭不全

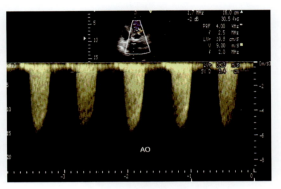

彩图 2 – 3 – 9 主动脉瓣狭窄

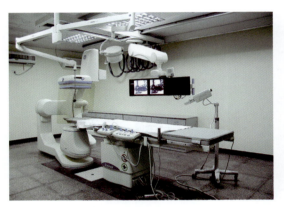

彩图 3 – 1 – 1 数字减影 X 线机

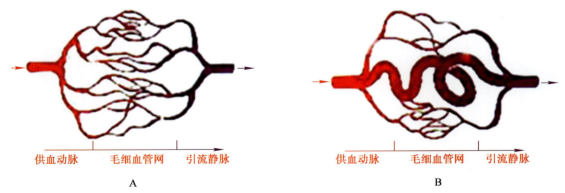

A

B

彩图 3 – 3 – 1 A. 正常动静脉之间沟通；B. AVM 时动静脉之间沟通

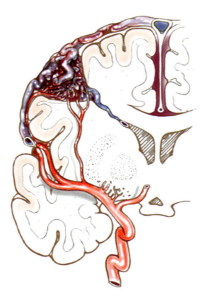

彩图 3－3－2　脑动静脉畸形